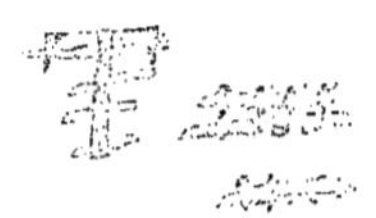

OBSERVATIONS

DE

MÉDECINE PRATIQUE

SUR

LE CHOLERA MORBUS.

IMPRIMERIE DE E. J. BAILLY ET Cⁱᵉ,
Place Sorbonne, 2.

OBSERVATIONS

DE

MÉDECINE PRATIQUE

SUR

LE CHOLÉRA MORBUS DE PARIS

EN 1832 ET 1833.

PAR M. J. BERTHELOT,

Docteur en médecine de la Faculté de Paris; membre titulaire de la
Société de Médecine pratique, et du Cercle médical; médecin
du Bureau de bienfaisance du sixième arrondissement.

Non est in medico semper relevetur ut æger,
interdùm doctâ plus valet arte malum.

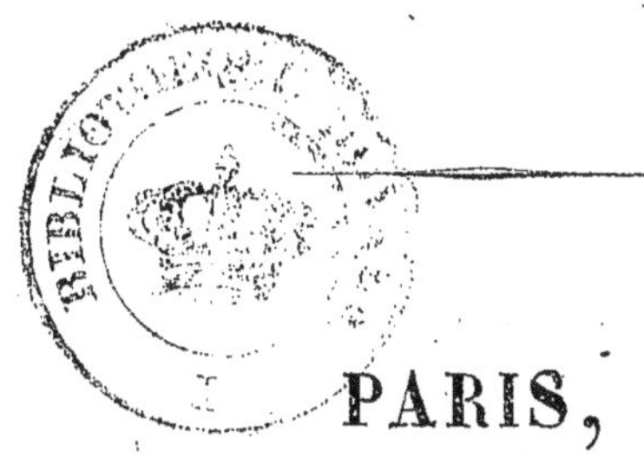

PARIS,

LIBRAIRIE DES SCIENCES MÉDICALES

DE JUST ROUVIER ET LE BOUVIER,

Rue de l'École-de-Médecine, 8.

—

1835.

AVIS.

Toutes les observations consignées dans
cet ouvrage, sont tirées de ma clientelle.
Pendant la durée de l'épidémie, je tins
note de mes malades. Lorsque le choléra
eut cessé ses ravages à Paris, je mis mes
observations au net; et les résultats favorables que j'avais obtenus, m'engagèrent à
les rassembler en un tout qui pût être
utile dans l'avenir, si cette affreuse maladie
se représentait. Je fis alors cet ouvrage, et

le creux de l'estomac ; puis je me retirai. La malade ne fut visitée par aucun médecin. Le soir même, les symptômes cholériques avaient cessé, et cette femme a très bien guéri.

Depuis cette époque, jusqu'en 1830, je n'eus plus occasion de voir de nouveaux cholériques. Dans les premiers jours de juillet de cette année, je donnais des soins, avec M. le docteur Moret, à M. Delarue, graveur, rue des Fossés Montmartre, n. 12. Cet homme portait une tumeur carcinomateuse dans le rectum ; je l'en avais débarrassé : il ne restait que quelques petites végétations qui ne voulaient pas disparaître par un traitement antisiphilitique, parcequ'on croyait leur origine vénérienne. M. Nauche m'ayant fait part des bons effets de la dissolution concentrée de bi-chromate de potasse, appliquée sur les végétations siphilitiques, j'introduisis dans le rectum une grosse boulette de charpie imbibée de cette dissolution. Une heure après l'introduction de ce médicament, il survint une très forte attaque de choléra ; le malade alla au moins quarante fois du haut et du bas, dans l'espace d'une heure ; il eut des crampes vives, devint froid, et sa figure se décomposa d'une manière très remarquable. Les potions à la glace, les lavemens opiacés et

(3)

la limonade à la glace , arrêtèrent les progrès
de cette maladie. Le lendemain le sieur Delarue
ne conservait plus qu'une grande faiblesse.

Pendant les chaleurs des trois journées de
juillet 1830 , et les premiers jours du mois
d'août, tout le monde sait que la population
parisienne s'agita beaucoup; qu'un grand nombre d'individus les passa sur les places publi-
ques à faire le coup de feu, sans manger, en ne
prenant que de mauvais alimens et du vin.

Dans le commencement du mois d'août, je
fus appelé à donner des soins à plusieurs cholériques. Alors j'avais plus d'expérience, car
depuis cinq ans j'étais reçu docteur en médecine, et j'exerçais dans Paris.

Le premier malade que je soignai était un porteur d'eau, logé rue de Marivaux, 1. Cet homme,
jeune, fort et robuste, allait continuellement du
haut et du bas ; il était très abattu, sa voix était
faible, des crampes vives lui torturaient les
mollets ; il éprouvait dans le ventre des coliques très douloureuses ; sa langue était blanche, son pouls très faible , sa figure fatiguée,
amaigrie et froide, ainsi que ses mains seulement.

Je lui fis mettre quinze sangsues au creux de
l'estomac, donner un quart de lavement d'eau

de son, d'amidon et de tête de pavot, administrer toutes les demi-heures une cuillerée
d'une potion calmante opiacée à la glace, et de
temps en temps de la glace dans la bouche.
Pendant quelques heures on ne donna pas
d'autre boisson. Le lendemain le malade était
bien ; tous les symptômes cholériques avaient
disparu. Trois ou quatre jours après, il reprit
ses occupations habituelles.

Le même jour, un ouvrier teinturier, rue de
la Calandre, 4, en la Cité, après avoir eu très
chaud, commis des excès de vin et éprouvé beaucoup de fatigue, fut pris de diarrhée abondante, d'abord brune, puis liquide comme de
l'eau. Il survint ensuite des vomissemens fréquens de même nature et des crampes très
vives dans les mollets. Quand j'arrivai auprès
de lui, il éprouvait ces divers symptômes, n'u-
rinait plus, et les battemens du pouls ne se faisaient plus sentir ; s voixa était cassée, il était
froid et d'un bleu violet. Je crus d'abord que
cette teinte venait des matières colorantes dont
il se servait journellement ; mais en l'exami-
nant de près, je vis que cette couleur bleuâtre
provenait réellement de la stase du sang dans
le système capillaire. Jamais je n'avais observé
ce symptôme dans le choléra. Le malade éprou-

vait beaucoup d'oppression et d'agitation.

Je lui fis mettre trente sangsues au creux de l'estomac et des cataplasmes de farine de lin sur les piqûres, administrer un quart de lavement avec du *laudanum de Rousseau*, une potion calmante opiacée, par cuillerée, et pour tisane de la limonade sucrée à la glace.

Le soir tous les symptômes continuaient : je lui fis envelopper les mollets de sinapismes, administrer un second quart de lavement avec du laudanum, et continuer la potion opiacée. Le lendemain, la chaleur était revenue, ainsi que le pouls, et la couleur bleue avait disparu; mais il survenait encore, de temps à autre, des vomissemens, de la diarrhée et des crampes. Les symptômes cholériques n'ont cessé que le troisième jour, et le malade n'a été hors de danger que le septième.

Quelques jours après, un ouvrier de la rue du Marché-Palu, n. 22, fut atteint du choléra à onze heures du soir. Je lui portai de suite des secours, et le lendemain tout avait disparu. Vers dix heures, il mangea et sortit malgré ma défense; mais une heure après il rentra avec des vomissemens, de la diarrhée et des crampes. Je lui fis de nouveau administrer des secours semblables à ceux cités dans les autres.

observations, et le lendemain tout avait cessé. La convalescence dura deux ou trois jours.

Dans le même mois, le sieur Janicot, maître maçon, rue de Marivaux, n. 7, fut pris, vers quatre heures du matin, de vomissemens et de diarrhée avec crampes dans les mollets. A huit heures du matin, il avait été de trente à quarante fois du haut et du bas. Il était froid et sans pouls, on ne l'entendait plus parler, et ses urines avaient cessé de couler. Je mis en usage les mêmes moyens que chez les autres malades désignés ci-dessus, et il a, comme eux, promptement guéri.

Lorsque je vis le choléra arriver à Paris, en 1832, j'avais mon thême fait, et je croyais en triompher aussi facilement que de celui que j'avais déjà traité; mais je comptais, comme on dit vulgairement, sans mon hôte. Les symptômes étaient beaucoup plus intenses, plus rapides, et la mort plus prompte. Alors, je redoublai d'efforts, et quelques guérisons obtenues les premiers jours de l'invasion de l'épidémie, me convainquirent qu'il ne fallait pas désespérer.

Ce n'est pas dans un spécifique unique que j'ai cherché la guérison de mes malades, mai dans un ensemble de moyens appliqués avec

constance et discernement. Voici les raisonnemens que je me fis sur le choléra. Je raconte
naïvement ma manière de voir, et sur quoi je
basai mes moyens de guérison.

Nous ne connaissons pas la cause première
du choléra ; ainsi nous ne pouvons pas l'attaquer directement.

Nous ignorons quel organe est primitive-
ment et principalement lésé, et quel genre de
lésion la maladie détermine. Est-ce une inflammation de l'estomac, des intestins, de la moelle
épinière, du grand sympathique? Nous l'ignorons. Rien, jusqu'ici, ne nous prouve positive-
ment ces diverses opinions.

L'ouverture des cadavres ne nous a rien dé-
montré. Le traitement du choléra est un de ces
faits en médecine qui ne peut s'appuyer sur
l'anatomie pathologique, *et il n'est pas le seul.*

Tous mes instans étaien t tellement pris pendant le choléra, que je ne pouvais faire d'ouverture de cadavre ; je n'en fis qu'une seule (le
malade était mort dans les vingt-quatre
heures de l'invasion), et je n'ai observé que ce
qui suit : Congestion de sang noir dans les
poumons, dépôt de matières blanches comme
de la bouillie dans le canal intestinal, aucune
trace d'inflammation dans toute l'étendue de la

muqueuse de l'estomac et des intestins, vessie contractée sur elle-même et sans urine; rien de remarquable du côté du cerveau et de la moelle épinière; le cœur était plein de sang noir. Je disséquai avec soin le nerf trisplanchnique, et aucun de ses ganglions ne m'a offert de lésion , ni même de couleur autre qu'une teinte rose habituelle sur tous les cadavres. Cette maladie ne nous était et n'est encore connue que par des symptômes. Abandonnée à elle-même, elle donnait toujours la mort, du moins à ma connaissance.

Sept malades, dans mon quartier, ont été pris du choléra pendant la nuit. Enfermés dans leurs chambres, sans secours, tous les sept ont été trouvés morts, laissant autour d'eux et sur eux les traces de leur maladie , tels que restes de vomissemens, selles abondantes, désordre extraordinaire dans leurs lits et leurs vêtemens (ce qui indiquait clairement les douleurs des crampes qu'ils avaient éprouvées), couleur bleue des extrémités et figure horriblement amaigrie et décomposée.

La diarrhée et les vomissemens dépouillaient le sang de sa sérosité, partie indispensable à sa circulation. Alors il ne coulait plus dans les canaux circulatoires. L'hématose n'avait plus lieu, le sang s'arrêtait, puis le froid arrivait ainsi que la cyanose; la vie des organes était en quelque sorte suspendue. De plus, les crampes contribuaient, par les vives douleurs qu'elles déterminaient, à miner l'action du système nerveux en l'épuisant, et la mort survenait. C'est sur l'examen de ces divers phénomènes que j'ai basé mon mode de traitement.

Arrêtons, me suis-je dit, ces divers symptômes léthifères, et s'il survient quelques maladies secondaires, nous les combattrons plus rationnellement. On avait gagné beaucoup, quand on était parvenu à enrayer les symptômes cholériques si promptement mortels.

Lorsque les vomissemens et la diarrhée, qui privaient le sang de sa partie mobilisante, étaient supprimés, on pouvait, au moyen de boissons rendues supportables, lui rendre le sérum, son élément circulatoire dont il avait été privé. Alors la circulation reprenait son cours. Je secondais ce mouvement en réveillant le système nerveux engourdi par la présence du sang noir, en l'excitant puissamment par des sinapismes très actifs. Lorsque j'étais parvenu à obtenir ces divers résultats, je ne désespérais plus de la vie des cholériques.

Voilà sur quels raisonnemens je basai mon

traitement. Ce sont les faits seuls qui peuvent prouver si j'avais raison de penser et d'agir ainsi; et je crois que les résultats favorables que j'ai obtenus sont venus confirmer ma manière simple de considérer les faits. Ici, dans cet ouvrage, ce sont des faits en quelque sorte d'une vérité mathématique. J'ai suivi les malades depuis le commencement de la maladie jusqu'à la fin; les médicamens ont été fidèlement administrés, souvent je les ai administrés moi-même. J'en surveillais l'action avec la plus rigoureuse exactitude. Dans les premiers jours, pendant l'imminence du danger, je visitais les malades de deux heures en deux heures, jour et nuit, et à peine si pendant les vingt-deux premiers jours du mois d'avril j'ai pu dormir deux heures par nuit.

J'ai divisé mes observations en quatre sections, non pas que je reconnaisse diverses espèces de choléra; mais seulement ses degrés et les diverses formes sous lesquelles il s'est présenté à notre observation, et pour démontrer qu'on avait beaucoup plus de chance de guérison lorsqu'on l'attaquait, et qu'il n'était encore arrivé qu'à tel ou tel degré d'intensité.

Si, dans l'avenir, l'humanité a le malheur de se voir encore tourmentée par cette affreuse maladie, au moins, plus heureuse que de nos

jours, on pourra la secourir, car on aura des
notions qui jetteront un grand jour sur le traitement à mettre en usage. Il faut bien que les
hommes de l'art se persuadent que cette maladie réclame des soins et plus pressés et plus
assidus que toute autre ; qu'il ne suffit
pas de voir les malades une ou deux fois par
jour, mais qu'il est indispensable, dans les premiers jours, de les visiter, pour ainsi dire, de
deux heures en deux heures; et que ce n'est
qu'à la condition de surveiller tous les instans
des malheureux cholériques, que l'on parvien-
dra à en guérir un plus grand nombre. Le médecin ne devra qu'à son zèle et à sa grande activité dans l'administration des moyens propres
à guérir, de pouvoir se glorifier d'avoir été
utile à l'humanité. Ce n'est pas en voyant un
très grand nombre de malades, mais, je le ré-
pète, en les visitant souvent, qu'il sera assez
heureux pour triompher de la maladie.

En apportant dans le domaine public ces observations, fruit de mon travail et de mes veil-
les, je crois acquitter un devoir de conscience
dans l'intérêt à venir de l'humanité, mon intention n'étant pas d'en faire un objet de spé-
culation commerciale.

CHOLÉRINE.

Dans cette section j'ai classé tous les malades qui présentaient les symptômes suivans :

1° Malaise dans les membres et lassitude.

2° Coliques et bouillonnemens dans le ventre.

3° Diarrhée plus ou moins abondante, plus souvent liquide et blanchâtre, avec absence complète de rougeur de la langue.

Première Observation. Le sieur Bergeron, ouvrier, logé dans une chambre étroite, peu aérée, dans un quartier bas et humide, rue de la Vieille-Monnaie, n. 12, fut, le 31 mars 1832, après avoir bu et mangé à son ordinaire, pris de coliques, de bouillonnemens dans le ventre et de malaises dans les membres. Il était allé, me dit-il, au moins trente fois en diarrhée dans la journée. Le soir, lorsque je le vis, il était affaissé, très affaibli et effrayé. Son pouls était petit, très lent et sa langue blanche. Les matières qu'il rendait encore fréquemment, lors de ma visite, étaient liquides, blanchâtres comme de l'eau de riz.

Prescription. Vingt sangsues sur le bas-ventre, cataplasme de farine de lin sur les piqûres : diète sévère, un quart de lavement d'eau de son avec quinze gouttes de *laudanum de Rousseau;* tisane de riz et repos absolu au lit.

Le premier avril, la diarrhée et les coliques avaient disparu. Je tins, pendant trois jours, le malade à la diète, aux lavemens d'eau de son et d'amidon, aux cataplasmes de farine de lin sur le ventre et à la même tisane. Le sieur Bergeron n'a éprouvé aucun autre accident et s'est bien porté pendant toute la durée de l'épidémie, sauf un peu de difficulté à digérer pendant une quinzaine de jours.

Deuxième Observation. La dame Soyer, ouvrière, rue du Marché-Neuf, n. 10, en bon air, dans une chambre large, bien aérée, mais dans un quartier bas et humide, fut, le premier avril 1832, prise de malaises dans les membres, de coliques, de bouillonnemens dans le ventre, puis d'une diarrhée abondante, dix à douze fois dans la matinée.

Prescription. Je la tins à une diète sévère et au repos absolu, je lui fis poser douze sangsues sur le bas-ventre et des cataplasmes de farine de lin sur les piqûres, donner un quart de lavement d'eau de son, avec addition de 12 gouttes de *laudanum de Rousseau* et une légère tisane de riz.

En trois jours, la dame Soyer fut guérie, elle mit beaucoup de sobriété dans sa nourriture et ne s'est plus ressentie de rien pendant toute la durée de l'épidémie, qu'un peu de difficulté à digérer.

Troisième Observation. M. Jacot, horloger, logé dans une chambre étroite, peu aérée, dans un quartier bas et humide et mal aéré, rue de la Savonnerie, 13, fut, le 2 avril 1832, à trois heures du matin, pris de coliques et de bouillonnemens dans le ventre, suivis bientôt d'une diarrhée abondante, d'abord épaisse, puis liquide et blanchâtre, et de nausées avec brisement de tous les membres.

Prescription. Je lui fis poser seize sangsues sur le bas-ventre et des cataplasmes de farine de lin sur les piqûres, donner un quart de la-

vement d'eau de son avec quinze gouttes de *laudanum de Rousseau,* de la tisane de riz, garder la diète et le repos absolu. En deux jours,
tout disparut, et il ne resta pendant quelque
temps qu'un peu de difficulté à digérer.

Quatrième Observation. Madame Fleury,
marchande fripière, marché Saint-Jacques, logée dans une chambre étroite, peu aérée, dans
un quartier bas et humide, fut, le 9 avril 1832,
prise de courbatures dans tous les membres, de
coliques, de bouillonnemens dans le ventre, de
diarrhée abondante et liquide comme de l'eau,
avec des nausées. Elle était abattue, démora-
lisée, et avait une grande frayeur du choléra.

Prescription. Je lui fis mettre quinze sangsues sur le bas-ventre et des cataplasmes de farine de lin sur les piqûres, donner un quart de
lavement d'eau de son avec addition de douze
gouttes de *laudanum de Rousseau,* une tisane légère de riz, la diète sévère et le repos absolu au lit.

Le 10, les coliques, la diarrhée et les autres
symptômes avaient disparu ; on continua la
diète, les lavemens d'eau de son, les cataplasmes sur le ventre et le repos pendant 5 jours.
La malade se rétablit bien, en conservant néanmoins de la difficulté à digérer pendant quelque
temps.

J'ai donné des soins à *deux cent quarante-neuf* personnes atteintes de la cholérine. J'ai conservé toutes leurs notes dans mes manuscrits. Je ne cite avec quelques détails que les quatre observations qui précèdent. Il serait trop fatigant pour le lecteur de parcourir une si longue nomenclature. Ainsi je passerai sous silence tous ces faits, pour ne parler seulement que des observations générales que j'ai faites sur ces *deux cent quarante-neuf* cholérines.

NOTES SUR LA CHOLÉRINE.

Depuis le 31 mars 1832 jusqu'au 10 août de la même année, l'espace de 113 jours, j'ai donné des soins à 249 personnes atteintes de cholérine.

Sexe masculin . . . . 103.
Sexe féminin . . . . 146.

Ainsi la maladie paraît s'être attachée de préférence aux femmes.

Sur ces 249 personnes

La classe aisée a fourni . . . . . 74.
La classe pauvre ouvrière . . . . 175.

Il est aisé de voir, par ce simple exposé, que l'épidémie a attaqué de préférence la classe pauvre à la classe aisée. La solution de cette question peut se trouver facilement dans l'hygiène publique et privée des deux classes.

J'ai observé sur ces 249 malades que

229 habitaient des quartiers bas et humides.

20 seulement des quartiers secs et élevés.

145 des chambres étroites.

149 des chambres mal aérées.

76 des chambres aérées.

75 des chambres grandes.

Tous les individus de la classe ouvrière se nourrissaient mal, faute de moyens, parceque pendant tout le temps de l'épidémie, ils étaient privés de ressource par manque d'ouvrage.

Je dois ajouter encore que les ouvriers, dans Paris, pour la plupart, n'ont aucune propreté dans leur chambre, et qu'en général ils ne prennent aucune mesure hygiénique, pour rendre leur habitation plus salubre. Avant le choléra, j'ai, en qualité de médecin du Conseil de salubrité du quartier des Arcis, visité avec soin les habitations de ce quartier, et j'ai observé que dans presque toutes les chambres il y régnait beaucoup de malpropreté, que nulle part les latrines n'étaient couvertes, qu'elles exhalaient une odeur infecte, et que même on déposait les matières fécales sur les planches et le carreau de ces lieux d'aisances. Quelle cause d'insalubrité en temps ordinaires, et à plus forte raison en temps d'épidémie !

Tous les individus atteints de cholérine ont présenté, à peu de chose près, les mêmes symptômes, savoir :

Malaises dans tous les membres ;

Coliques et bouillonnemens dans le ventre ;

Abattement ; rarement des nausées.

Diarrhée plus ou moins abondante, tantôt brune, tantôt liquide, claire comme de l'eau et blanche.

J'ai vu des malades aller cinq à six fois par jour, d'autres dix, d'autres vingt et même soixante fois dans les vingt-quatre heures.

Chez tous, la langue était blanche, le pouls petit et faible, et les urines rares, mais non supprimées.

En général la maladie a cédé facilement à des moyens simples : à la diète, au repos absolu, aux lavemens d'eau de son et d'amidon avec dix à quinze gouttes de *laudanum de Rousseau* dans chacune des deux premières seule-

ment ; aux sangsues sur le, ventre et aux cataplasmes de farine de lin sur les piqûres. En trois
ou quatre jours la maladie cédait ; mais chez
presque tous la digestion resta pendant très
long-temps difficile. J'eus recours, avec beaucoup d'avantage, à l'eau de Seltz, qui a été d'un
grand secours pour rappeler l'appétit et rétablir les fonctions digestives.

Tous les malades atteints de cholérine confiés à mes soins ayant guéri sans exception, et
la cholérine étant, en quelque sorte, comme le
prélude, le premier pas, le premier degré du
choléra, sa première période, on peut conclure
de ces faits, de quel avantage on se privait en
négligeant ces premiers symptômes. Ce fait sera
encore bien plus frappant, quand on verra presque tous les cholériques atteints d'abord de cholérine et ensuite du choléra pour avoir négligé
de détruire ces premiers accidens par les moyens
convenables très faciles et d'une certitude mathématique pour arriver à la guérison du mal.

—

CHOLÉRA SIMPLE.

Dans cette section, j'ai classé tous les malades qui présentaient les symptômes suivans :

1.º Malaises et lassitudes générales ;

2.º Coliques et bouillonnemens dans le ventre dans le plus grand nombre des cas ;

3º Diarrhée plus ou moins abondante, le plus souvent liquide et blanchâtre, avec absence complète de la rougeur de la langue.

4º Diarrhée le plus souvent mêlée de pellicules blanchâtres.

5º Crampes dans les mollets et ailleurs ;

6º Absence des urines dans le plus grand nombre des cas ;

7º Vomissemens chez tous les malades, et le plus souvent blanchâtres, liquides ;

8º Rarement absence du pouls. — Conservation de la chaleur lorsque le pouls est conservé.

9º Il fallait, pour rester dans cette section, que la chaleur ou le pouls (l'un ou l'autre) fût conservé.

—

Première Observation. — Guérison. — Madame David, ravaudeuse, âgée de trente-six

ans, rue des Écrivains , 22, habitant un logement étroit, assez bien aéré , avait une peur
effroyable du choléra. Le premier avril 1832,
elle fut atteinte de diarrhée blanche qui dura
plusieurs jours. Elle continua de prendre quelques alimens. Bientôt des vomissemens de
même nature survinrent avec des crampes dans
un mollet seulement. Sa figure s'altéra profondément ; ses yeux portaient l'empreinte d'un
effroi extraordinaire ; ses urines ne coulaient
plus. Elle conserva toujours sa chaleur, le pouls
ne cessa jamais de battre, mais d'une manière
fort irrégulière, il était vite et petit. La langue
était rouge et le ventre tendu avec douleur et
bouillonnemens. J'ordonnai vingt sangsues sur
le ventre et des cataplasmes de farine de lin sur
les piqûres. On administra des lavemens émolliens d'eau de son. La malade but de l'infusion
de fleurs de guimauve adoucie avec du sucre.
Les vomissemens, la diarrhée et les crampes
cessèrent, et elle ne me parut plus soumise
qu'à une affection gastro-intestinale inflammatoire. Cependant il survint encore de temps à
autre des accidens cholériques, tels que diarrhée, vomissemens et affaissemens. Plusieurs
fois le ventre se tendit et devint douloureux.
Toujours nous revînmes au traitement émol-

lient et antiphlogistique, tels que des sangsues
sur le ventre, des cataplasmes de farine de lin,
des lavemens d'eau de son et des potions gom-
meuses. La malade recouvra sa santé; mais il
est vrai de dire qu'elle ne put supporter pendant près de trois mois d'autre nourriture que
du bouillon coupé, et encore avait-elle beaucoup de peine à le digérer. Ce n'est qu'après un
régime sévère, pendant quatre à cinq mois,
qu'elle put retrouvrer sa bonne santé antérieure.

A toutes les époques où il y eut des récidives
de choléra, telles qu'aux mois de juillet et de décembre 1832 et au mois de septembre 1833,
elle éprouva constamment des malaises d'estomac, des envies de vomir et une perte d'appétit.

Deuxième Observation. — Guérison. — Madame Duclos, blanchisseuse, âgée de 30 ans,
d'une faible constitution, demeurant rue de la
Vieille-Draperie, 9, en la Cité, quartier bas et
humide, rue étroite, mal aérée, ainsi que la
chambre habitée par la malade. Atteinte de
diarrhée dès la veille, elle vit dans la journée du
4 avril 1832, cette même diarrhée augmenter,
des vomissemens survenir. Les matières ren-

dues par bas étaient remplies de pellicules
blanchâtres ; celles rendues par en haut, de nature aqueuse, comme de l'eau de riz un peu
trouble. La figure de la malade était très fatiguée ; ses yeux retirés au fond des orbites et les
paupières brunes. Les pieds et les mains avaient
un peu perdu de leur chaleur, la langue était
chaude et le pouls continuait de battre, quoique faiblement. Les urines étaient complétement supprimées. Crampes dans une seule
jambe ; grande oppression. La dame Duclos
était très inquiète.

Sur-le-champ on administra *six grains d'o-
xide blanc de bismuth,* un par heure, dans une
cuillerée de tisane de riz, et un quart de lavement d'eau de son avec *douze gouttes de laudanum de Rousseau.* On répéta cette dose trois
fois dans la journée ; on mit des cataplasmes
de farine de moutarde aux jambes et on les
changea de place de demi-heure en demi-
heure. On donna pour boisson de la tisane de
riz, en petite quantité et chaude. L'effet des médicamens fut très prompt : les vomissemens,
les selles et les crampes furent arrêtées au bout
de quelques heures. La chaleur devint générale ; une sueur abondante survint par tout le
corps ; l'anxiété cessa. Le soir , douleur à

l'épigastre. Douze sangsues furent aussitôt appliquées sur cette région, et de larges cataplasmes de farine de lin sur les piqûres et sur tout le ventre. Diète sévère.

Le six, les urines coulèrent de nouveau. On continua la malade à la diète, à la tisane de riz, aux lavemens d'eau de son et aux cataplasmes de farine de lin sur le ventre.

Le 7, elle était bien. On donna quelques cuillerées de bouillon coupé avec moitié d'eau. La convalescence fut très bien établie, mais les forces digestives et l'appétit ne sont revenus que lentement.

Troisième Observation. — Guérison. — Le sieur Liger, tailleur de pierre, âgé de 32 ans, d'une forte constitution, logé rue de la Savonnerie, 13, rue étroite, humide et mal aérée, revint, le 4 avril 1832, de son travail avec la diarrhée. Dans la nuit du 5 avril, vers trois heures du matin, sa diarrhée augmenta ; des vomissemens abondans de matières brunes survinrent avec mélange de pellicules, ainsi que des crampes vives dans les mollets. Sa figure était fatiguée, ses traits allongés et ses yeux enveloppés d'un cercle brunâtre ; cependant le pouls et la chaleur n'avaient point cessé d'exister. Je ne

donnai que trois grains d'*oxide blanc de bis-*
muth, un par heure. On posa quinze sangsues
sur le creux de l'estomac et des cataplasmes de
farine de lin sur les piqûres; on administra un
quart de lavement d'eau de son avec dix gouttes de *laudanum de Rousseau,* et on donna
pour tisane une infusion de fleurs de guimauve.
On observa une diète sévère.

Sous l'influence de cette médication, les vomissemens ont cessé presque aussitôt, la figure
s'est ranimée, la diarrhée est devenue moins
abondante et a disparu dans la nuit du 6. Enfin le malade s'est rétabli en quelques jours
sans avoir rien éprouvé depuis.

Quatrième Observation. — Guérison. — Le
sieur Génaille, maçon, âgé de 64 ans, demeurant rue de Mariveau, 6, rue étroite et humide,
dans une maison infecte, une des plus malsaines
de Paris, éprouvait de la diarrhée depuis
plusieurs jours et cependant travaillait et mangeait comme en bonne santé.

Le 5 avril 1832, il ressentit des coliques vives, sa diarrhée augmenta; il cessa son travail.
Bientôt des vomissemens albumineux arrivèrent, ainsi que des crampes dans les jambes,
avec refroidissement des extrémités et de la

langue. Le tronc resta chaud, et le pouls, quoique faible, continua de battre. Il éprouvait beaucoup d'oppression, n'urinait plus ; la figure était très altérée et les yeux caves. On posa de suite quinze sangsues à l'épigastre et des cataplasmes de farine de lin sur les piqûres ; on administra un quart de lavement d'eau de son avec quinze gouttes de *laudanum de Rousseau*. On enveloppa successivement les mollets, les pieds, les genoux et les cuisses de cataplasmes de moutarde bien chauds, en les changeant de place d'heure en heure. On ne donna pas d'oxide blanc de bismuth, on se contenta de mettre une once de *sirop diacode* dans une potion de quatre onces d'eau de laitue. Le lendemain, la chaleur était revenue par tout le corps ; le pouls s'était relevé, et une sueur chaude et abondante couvrait le malade; les crampes, le vomissement et la diarrhée avaient complétement disparu. Pendant quatre jours, le sieur Génaille fut tenu à une diète sévère. On continua tout ce temps la tisane de fleurs de guimauve. Des demi-lavemens émolliens et des cataplasmes de farine de lin sur le ventre : puis on lui accorda du bouillon coupé qui passa bien, et au bout de douze jours le malade allait on ne peut mieux.

Cinquième Observation. —Guérison. — Le sieur Gueuret, journalier, âgé de 34 ans, portier, rue de la Heaumerie, 6, rue humide, mal aérée, dans un mauvais logement, atteint de diarrhée depuis plusieurs jours, fut pris, le 7 avril 1832, de vomissemens aqueux, blanchâtres, avec crampes dans les mollets.

Lorsque je le vis, les matières rendues par en haut et par en bas étaient très fréquentes, les urines supprimées, la voix très altérée, la figure fatiguée, et les yeux enfoncés dans les orbites. Cependant le malade conservait sa chaleur et son pouls; l'oppression était modérée. On appliqua aussitôt quinze sangsues à l'épigastre et des cataplasmes de farine de lin sur les piqûres; on donna pour boisson de la tisane de fleurs de guimauve en petite quantité à chaque fois; toutes les heures une cuillerée à bouche d'une potion gommeuse, avec une once de *sirop diacode* dedans, et un quart de lavement d'eau de son, avec quinze gouttes de *laudanum de Rousseau.* On appliqua des cataplasmes de farine de moutarde noire aux mollets, qui occasionèrent des douleurs très vives. Le malade se couvrit d'une sueur chaude très abondante; il était en quelque sorte dans un bain de vapeur. Dès ce moment les symptômes cholériques disparurent ; je fis garder au malade une diète sévère pendant quelques jours : on ne lui donna que de la tisane de guimauve; puis on fit prendre du bouillon coupé. On augmenta peu à peu la nourriture, et le sieur Gueuret s'est assez promptement rétabli, sans autre accident qu'un défaut d'appétit et quelque difficulté à digérer pendant cinq à six semaines.

Sixième Observation. — Guérison. — Je ne cite ce fait que pour montrer la puissance anti-émétique de l'oxide blanc de bismuth, et quel avantage il y avait à supprimer promptement l'action débilitante du vomissement dans le choléra. — Le sieur Cabot, âgé de 26 ans, artiste dramatique, d'une assez bonne constitution, très effrayé par le choléra, demeurant Quai aux Fleurs, 19, dans un appartement spacieux et bien aéré, fut, le 13 avril 1832, dans la soirée, pris subitement et sans cause connue de vomissemens répétés, liquides, blancs, savonneux, non mêlés d'alimens.

A mon arrivée, il avait déjà vomi quatre ou cinq fois et rempli une grande cuvette de matières blanches, liquides et moussées; sa figure était altérée et portait l'empreinte d'une vive terreur; ses yeux fatigués étaient enveloppés d'un cercle brunâtre. Le malade éprouvait de l'oppression et un grand malaise; il n'y avait ni diarrhée, ni crampes, ni refroidissement; le pouls était seulement petit et concentré. On donna de suite six grains d'*oxide blanc de bismuth*, un par demi-heure, dans une cuillerée de tisane de fleurs de guimauve. Trois grains seulement furent administrés, et les vomissemens s'arrêtèrent. Alors on cessa d'en faire prendre sur ma recommandation. Aussitôt que les vomissemens furent arrêtés, l'oppression et l'anxiété disparurent.

Le lendemain matin, le malade était très bien; il garda la diète, et le repos à la chambre, pendant quelques jours, et aucun autre symptôme cholérique ne se manifesta. On donna du bouillon, puis de légers potages, et au bout de cinq à six jours, le sieur Cabot avait repris ses occupations habituelles.

Septième Observation. — Guérison — Le sieur Vilette, maître boulanger, âgé de 65 ans, rue Saint-Jacques-la-Boucherie, 4, rue étroite et humide. Cet homme, d'une forte constitution, mais adonné outre mesure à l'usage du vin et des liqueurs fortes, fut, le 12 avril 1832, pris de coliques et de bouillonnemens dans le ventre, suivis de diarrhée. Il fit toujours excès de boissons; la diarrhée continua; et le 14 du mois, elle devint blanche, mêlée de pellicules blanchâtres. Bientôt des vomissemens abondans, blanchâtres, liquides, arrivèrent ainsi que des crampes dans les mollets; la figure s'altéra, les yeux s'enfoncèrent dans les orbites, la peau devint brune, la face se refroidit ainsi que les extrémités; mais la langue, de couleur blanche, conserva sa chaleur, et le pouls, quoique très faible, se faisait encore sentir. Une oppression très grande existait à la région sous-sternale; la peau avait beaucoup perdu de son élasticité; les urines étaient entièrement supprimées.

On administra six grains d'*oxide blanc de bismuth*, un par heure; un quart de lavement d'eau de son avec vingt gouttes de *laudanum de Rousseau*; une tisane de fleurs de guimauve adoucie avec du sucre, bue chaude et en petite quantité. On appliqua des sinapismes bien chauds aux mollets, aux pieds, aux genoux, renouvelés d'heure en heure; des bouteilles d'eau chaude furent mises sous les pieds, ainsi que quinze sangsues au creux de l'estomac et des cataplasmes de farine de lin sur les piqûres. Les vomissemens, la diarrhée et les crampes furent promptement supprimés; les piqûres de sang-

sues saignèrent abondamment. Les sinapismes furent renouvelés tout le jour et la nuit,
en les changeant continuellement de place.

Le 15 au matin , le froid et l'oppression
avaient entièrement disparu. Même tisane ,
diète sévère, deux demi-lavemens émolliens
dans la journée et des cataplasmes de farine de
lin sur le ventre. Pour soutenir la réaction on
promena, pendant la journée, des sinapismes
sur les jambes.

Le 16 , le malade était beaucoup mieux.
Diète sévère, même tisane , mêmes lavemens ,
mêmes cataplasmes de farine de lin sur le ventre; réapparition des urines.

Le 17 au matin , je trouvai le malade bu-
vant de l'eau et du vin, ne pouvant pas, dit-il,
s'en priver plus long-temps. Il n'en éprouva aucune incommodité.

Le 18, il demanda de la nourriture : je lui
permis du bouillon coupé par cuillerée. On
augmenta la dose de jour en jour, et il fut très
promptement rétabli. Sa constitution robuste
répara en très peu de temps les forces qu'il avait
perdues.

Huitième Observation. — Guérison. — Le
sieur Alexandre Nière, âgé de 26 ans, marchand

de vin, rue des Arcis, 60, dans une rue étroite et un logement très humide et sans air, fut, le 15 avril 1832, au matin, pris de diarrhée avec coliques et bouillonnemens dans le ventre. Le soir même sa diarrhée augmenta; des vomissemens liquides et blanchâtres arrivèrent bientôt ainsi que des crampes dans les mollets. Peu d'instans après l'apparition des vomissemens, l'oppression était très grande, l'anxiété extrême. Le malade se roulait sur un matelas placé à terre; ses yeux étaient retirés au fond des orbites; sa figure était froide et très altérée. Sa langue, blanche, conservait encore sa chaleur; les pieds étaient chauds, la peau n'avait pas encore perdu son élasticité; mais les mains étaient froides et les urines supprimées.

On appliqua quinze sangsues sur le ventre et des cataplasmes de farine de lin sur les piqûres aussitôt les sangsues tombées. On donna six grains d'*oxide blanc de bismuth*, un par heure, vingt-cinq gouttes de *laudanum de Rousseau* dans un quart de lavement d'eau de son et une tisane de fleurs de guimauve, bue chaude et en petite quantité. On enveloppa les mollets de sinapismes bien chauds qui firent beaucoup souffrir le malade.

Le lendemain 16 avril, tous les symptômes

cholériques avaient disparu comme par enchan-
tement, excepté que les urines ne coulaient pas
encore. Le malade but abondamment de la
même tisane ; on couvrit le ventre de cataplasmes de farine de lin, et on donna deux demi-
lavemens d'eau de son.

Le 17, les urines reparurent. Le sieur Nière
resta encore deux jours à la diète ; puis il prit
de légers bouillons qui passèrent bien. Il en
but davantage de jour en jour et fut très promptement rétabli, ainsi que les fonctions digestives.

Neuvième Observation. — Guérison. — La
dame Lebel, âgée de 26 ans, nourrice ; d'une
bonne constitution, rue des Ecrivains, 22,
éprouvait, depuis plusieurs jours, de la diarrhée
avec coliques et bouillonnemens dans le ventre.
Elle but de la tisane de riz , prit des lavemens
émolliens. La diarrhée se modéra sans cesser
entièrement. Cette dame continua d'allaiter son
enfant, de vaquer à ses affaires, et mangea
comme à l'ordinaire, lorsque, le 10 avril 1832,
la diarrhée augmenta, devint blanchâtre ; puis
des vomissemens de matières verdâtres la suivirent promptement ; elles étaient mêlées de pellicules blanches. Les mollets étaient le siége de
crampes très fortes et très douloureuses. La fi-

gure se décomposa, les yeux s'enfoncèrent dans les orbites, la face devint couleur olive et la malade éprouvait une oppression très pénible à la région précordiale et sous le sternum. La sécrétion du lait et des urines avait complétement cessé ; les seins s'affaissèrent ; on retira l'enfant, la peau des mains avait perdu presque toute son élasticité ; le pouls ne battait que très faiblement ; la langue était blanche et froide ainsi que les extrémités. On mit de suite des bouteilles d'eau chaude aux pieds, des sinapismes aux jambes, aux mollets, aux pieds, aux genoux et aux cuisses successivement, une heure à chaque endroit. On administra six grains d'*oxide blanc de bismuth*, un par heure, dans une cuillerée de tisane sucrée; deux quarts de lavemens d'eau de son avec vingt gouttes de *laudanum de Rousseau* et une tisane de fleurs de guimauve et de violette. Peu de temps après, on posa quinze sangsues sur le ventre, et des cataplasmes de farine de lin sur les piqûres. Les vomissemens et les selles furent promptement supprimés; les sinapismes firent cesser les crampes et ramenèrent la chaleur dans les membres.

Le 21 avril, le pouls s'était relevé et avait repris de la force; la figure était moins décomposée, et la chaleur se soutint. Néanmoins, il reparut des vomissemens de matières verdâtres, bilieuses, deux ou trois fois dans le jour. On continua les lavemens émolliens, non opiacés, la même tisane et les cataplasmes de farine de lin sur le ventre. Diète absolue.

Le 22, il y eut encore quelques vomissemens verdâtres et plusieurs selles brunes, moins liquides que les premières. Prescriptions de la veille.

Le 23, réapparition des urines, cessation des vomissemens. Diète sévère, même prescription.

Le 24, la malade se trouve très bien. Même ordonnance.

Le 25, la dame Lebel demande à manger. On lui donna quelques cuillerées de bouillon qui passa avec facilité; on en augmenta tous les jours la dose, et, au bout de huit jours, cette dame fut en pleine santé. Elle s'est très bien rétablie et a continué à se bien porter. La fluxion laiteuse n'eut pas lieu, ou si faiblement que la malade ne s'en aperçut pas. Le défaut d'appétit dura peu de temps.

Dixième Observation. — Guérison. — La dame Descroix, blanchisseuse, âgée de 42 ans, grande et fortement constituée, logée rue Saint-

Jacques-la-Boucherie, 6, quartier bas, humide et mal aéré, ainsi que sa maison, fut prise de diarrhée deux ou trois jours avant l'apparition du choléra. Elle n'y fit aucune attention et continua ses travaux, quoique très pénibles.

Le 22 avril 1832, au soir, elle fut atteinte de vomissemens aqueux, blanchâtres, moussés comme de l'eau de savon; elle éprouvait beaucoup d'anxiété et une grande oppression sous le sternum; sa figure et sa voix étaient très altérées. Ses yeux se cavèrent; les mains, les pieds et la figure se refroidirent. La langue, blanche, resta chaude; le pouls se fit toujours sentir; il n'y avait pas de crampes; la peau avait encore son élasticité, mais les urines étaient complétement supprimées.

De suite, on posa des bouteilles d'eau chaude aux pieds. On posa des cataplasmes émolliens sur le ventre; on donna six grains d'*oxide blanc de bismuth*, un par heure. On mit des sinapismes aux mollets seulement; on administra un quart de lavement d'eau de son avec vingt gouttes de *laudanum de Rousseau*, et une tisane de fleurs de guimauve bien chaude et en petite quantité. Pendant la nuit, tous ces moyens furent mis en usage; la diarrhée cessa ainsi que les vomissemens, et la chaleur se rétablit bien.

(38)

Le 23, la malade était hors de danger. On continua la tisane émolliente, la diète absolue, les cataplasmes de farine de lin sur le ventre et les demi-lavemens d'eau de son.

Le 24, les urines reparurent. Même prescription.

Le 25, on donna quelques cuillerées de bouillon qui passa très bien ; on en augmenta la dose tous les jours. La convalescence a été prompte, et en peu de temps l'appétit s'est très bien rétabli.

Onzième Observation.—Guérison—Le sieur Lacombe, homme d'une bonne constitution, âgé de 39 ans, charbonnier, rue Marivaux, 6, rue étroite et humide, habitant l'une des maisons les plus malsaines de Paris, fut pris, le 24 avril 1832, de diarrhée, d'abord brune, puis blanche, liquide, remplie de pellicules blanchâtres. Dans la même journée, il fut encore atteint de vomissemens très abondans, liquides, semblables à de l'eau de riz.

Lorsque je le vis, les selles et les vomissemens se renouvelaient très fréquemment, sa figure était très altérée, ses yeux enfoncés dans les orbites ; il éprouvait une grande oppression, et ses urines étaient supprimées. Il n'avait pas

de crampes et conservait encore sa chaleur,
quoique le pouls fût à peine sensible.

On lui donna de suite six grains d'*oxide blanc
de bismuth*, un par heure ; un quart de lavement d'eau de son avec quinze gouttes de *laudanum de Rousseau ;* de la tisane de fleurs de
guimauve, bue chaude et en petite quantité.
On mit des bouteilles d'eau chaude aux pieds,
des cataplasmes de moutarde noire aux mollets
seulement, quinze sangsues sur le ventre et des
cataplasmes de farine de lin sur les piqûres. Les
vomissemens cessèrent promptement, le pouls
se releva, les sinapismes agirent fortement, la
diarrhée, après le premier quart de lavement
opiacé s'arrêta ; mais elle reparut le lendemain. On continua les quarts de lavemens légèrement opiacés, les cataplasmes de farine de
lin sur le ventre, la même tisane et une diète
sévère.

Le troisième jour les urines revinrent ; tous
les symptômes cholériques s'étaient évanouis.

Le quatrième jour, on donna un peu de
bouillon qui passa bien ; on en augmenta successivement la dose, et le huitième jour de la
maladie, le sieur Lacombe, était, pour ainsi
dire, complétement rétabli, comme s'il n'avait
rien éprouvé.

Douzième Observation. — Guérison. — La dame Sollier, giletière, d'une faible constitution, âgée de 39 ans, rue des Écrivains, 22, quartier bas et humide, logée dans une chambre très propre, mais étroite, était prise de diarrhée depuis plusieurs jours. Très légère, elle s'en inquiétait peu; elle prenait de l'eau de riz et des lavemens émolliens; elle mangeait et continuait son travail, lorsque le 26 avril 1832, sa diarrhée augmenta, accompagnée de coliques et de bouillonnemens dans le ventre, et devint tout-à-fait liquide, blanchâtre, pelliculeuse. Bientôt des vomissemens de même nature survinrent, avec décomposition des traits de la figure, enfoncement des yeux dans les orbites, cessation des urines, et crampes dans les mollets. Les extrémités devinrent froides, mais le pouls ne cessa pas de battre, et la langue, qui était blanche, conserva sa chaleur.

On mit de suite des bouteilles d'eau chaude aux pieds, des sinapismes très chauds aux mollets; on donna six grains d'*oxide blanc de bismuth*, un par heure, un quart de lavement d'eau de son, avec quinze gouttes de *laudanum de Rousseau*, et une tisane de fleurs de violette, adoucie avec du sirop de gomme. La diarrhée et les vomissemens cessèrent, le pouls se re-

leva, ainsi que les traits de la figure, et les crampes disparurent.

Le lendemain 27, il revint quelques vomissemens verdâtres. On ne fit rien autre chose que
d'administrer des lavemens émolliens, une tisane de fleurs de violette, et d'observer une
diète sévère.

Le 28, plus de vomissemens ; retour des urines, continuation des mêmes moyens.

Le 29, la dame Sollier était bien, seulement
elle éprouvait une grande faiblesse, et réclamait quelque nourriture. On donna plusieurs
cuillerées de bouillon coupé ; il passa bien.

La convalescence s'est parfaitement établie,
mais l'estomac fut long-temps à reprendre,
comme il faut, ses fonctions digestives ; les alimens étaient lourds, pesans et l'appétit presque
nul.

Treizième Observation. — Guérison. — La
demoiselle Casimir, petite fille âgée de 6 ans,
demeurant Marché Saint-Jacques, quartier bas
et humide, mais dans un logement sec, propre
et bien aéré, fut, le 3 mai 1832, prise de diarrhée, avec coliques et bouillonnemens dans le
ventre. On lui donna de la tisane de riz, des
lavemens d'eau de son et d'amidon ; on lui mit
des cataplasmes de farine de lin sur le ventre,

et la diète fut sévèrement observée — Le 4, tout avait disparu, il n'y avait plus de diarrhée, de coliques, ni de bouillonnemens dans les intestins.

Le 5, on donna à manger à l'enfant ; le 6 au matin, la diarrhée reparut : elle était liquide, blanchâtre, remplie de pellicules de même couleur. Dans l'après-midi, il survint des vomissemens liquides, verdâtres, avec des crampes dans les mollets ; la face était décomposée, les yeux enfoncés dans les orbites. La malade éprouvait une grande oppression sous le sternum, les urines ne coulaient plus, la figure et les mains avaient perdu leur chaleur, mais le pouls battait toujours, quoique faiblement.

On donna de suite un quart de lavement d'eau de son avec dix gouttes de *laudanum de Rousseau*, quatre grains d'*oxide blanc de bismuth*, un par heure, et une tisane de riz, très légère, adoucie avec du sirop de gomme. On posa des sinapismes bien chauds aux mollets seulement, huit sangsues au creux de l'estomac et des cataplasmes de farine de lin sur le ventre. Dès-lors, les vomissemens cessèrent, ainsi que les crampes ; une chaleur générale se développa dans tout le corps, la malade se couvrit de sueur, sa figure abattue devint rouge et s'anima ; mais la diarrhée diminua seulement, sans cesser complétement..

Le 7, on continua la même tisane, les cataplasmes de farine de lin sur le ventre, des lavemens d'eau de son et d'amidon, non opiacés ; on fit diète sévère.

Le 8, la petite Casimir était bien ; on la tint encore à la diète et aux mêmes remèdes de la veille. Retour des urines.

Le 9, on lui accorda quelques cuillerées de bouillon coupé dont chaque jour on augmenta la dose. La convalescence s'est très bien établie et la guérison eut lieu promptement.

Quatorzième Observation.—Guérison.—La dame Groley, d'une faible complexion, âgée de 54 ans, portière, quai Voltaire, 13, quartier bien aéré, logée sainement, dans une petite chambre, mais très propre, fut, dans la nuit du 7 au 8 mai 1832, prise de diarrhée qui augmenta rapidement, devint blanchâtre et chargée de pellicules. Vers les neuf heures du matin, des vomissemens liquides, verdâtres, puis blanchâtres, écumeux, survinrent ; la malade éprouvait beaucoup d'anxiété et une oppression extraordinaire sous le sternum ; les mollets étaient le siége de crampes peu fortes. La figure

se décomposa promptement, les yeux se cavèrent, le pouls était presque insensible, la peau
conservait peu de chaleur et les urines étaient
supprimées. On donna une tisane de riz très
légère. Quatre grains d'*oxide blanc de bismuth*
suffirent pour arrêter les vomissemens. On
donna un quart de lavement d'eau de son avec
douze gouttes de *laudanum de Rousseau*. La
diarrhée diminua mais ne s'arrêta pas entièrement. On posa douze sangsues sur le ventre et
des cataplasmes de farine de lin sur les piqûres qui saignèrent abondamment ; on enveloppa les mollets de cataplasmes de farine de
moutarde, qui arrêtèrent les crampes, ramenèrent la chaleur dans tout le corps et relevèrent le pouls.

Le 9, la dame Groley était beaucoup mieux ;
mais il y avait encore de la diarrhée. On observa une diète sévère, on continua la même
tisane, les cataplasmes émolliens sur le ventre
et les lavemens d'eau de son, *sans laudanum*.

Le 10, plus de diarrhée, ni d'oppression.
Même prescription.

Le 12, on permit quelques cuillerées de bouillon, il passa bien. La convalescence s'établit ;
mais l'estomac de la malade fut long-temps faible
avant de bien digérer des alimens solides.

Quinzième Observation. — Guérison. — Le sieur Robinet, ouvrier, sans ouvrage depuis un an, âgé de 3o ans, d'une faible complexion; logé rue de la Vieille-Monnaie 13, rue humide, dans une maison mal aérée; fut, le 19 mai 1832, dès le matin, atteint de diarrhée avec coliques et bouillonnemens dans le ventre. Sur les quatre heures de l'après-midi elle augmenta considérablement; devint blanche et fut bientôt accompagnée de vomissemens de même nature; avec décomposition des traits de la face, enfoncement des yeux dans les orbites, ralentissement du pouls et suppression des urines. La langue était blanche et chaude.

J'ordonnai six grains d'*oxide blanc de bismuth*, un par heure; un quart de lavement d'eau de son avec quinze gouttes de *laudanum de Rousseau*, douze sangsues sur le ventre, des cataplasmes de farine de lin sur les piqûres, une tisane de fleurs de guimauve, adoucie avec du sucre, et la diète. On ne mit point de cataplasmes de farine de moutarde. Les vomissemens et la diarrhée furent supprimés ainsi que les coliques.

Le 10, la figure du malade était bien moins fatiguée. Cependant il survint dans la journée quelques selles liquides. On continua la même tisane, les cataplasmes de farine de lin sur le ventre et une diète sévère; on donna aussi des lavemens d'eau de son et d'amidon.

Le 11, sueurs abondantes, mieux bien notable; le pouls est plein et les urines reparaissent. On continua encore la tisane, les cataplasmes et les lavemens.

Le cinquième jour de la maladie, le sieur Robinet prit un peu de bouillon, puis davantage de jour en jour; et il s'est parfaitement rétabli.

Seizième Observation. — Guérison. — La dame Michaud, blanchisseuse, âgée de 40 ans, d'une forte constitution, demeurant rue des Arcis, 16, quartier bas et humide, atteinte de diarrhée, de coliques et de bouillonnemens dans le ventre, continuait toujours son pénible travail et mangeait comme à son ordinaire. Le 13 juillet 1832, elle vit sa diarrhée augmenter, devenir aqueuse, pelliculeuse et blanche comme de l'eau de riz; puis des vomissemens fréquens de même nature survinrent ainsi que des crampes dans les mollets; plus tard arrivèrent la décomposition des traits de la figure, l'enfoncement des yeux dans les orbites, enfin le refroidissement de la face et des mains. La langue, blanche, était chaude ainsi que les pieds; le pouls, quoique très faible, se faisait encore sentir; mais les urines ne cou-laient plus et il y avait de l'oppression.

On enveloppa les mollets de sinapismes qu'on y laissa une heure : ils produisirent de vives douleurs; on donna six grains d'*oxide blanc de bismuth*, un par heure, un quart de lavement d'eau de son, avec quinze gouttes de *laudanum de Rousseau*, et de l'eau de seltz froide, coupée avec de l'eau sucrée et gommée que la malade but avec beaucoup de plaisir; on posa douze sangsues sur le ventre et des cataplasmes de farine de lin sur les piqûres.

Le 14, tous les accidens cholériques avaient disparu. On continua la même boisson les cataplasmes de farine de lin sur le ventre, et les lavemens émolliens.

Le 15, les urines étaient revenues; la ma-lade n'éprouvait plus aucun malaise; elle était comme si elle n'eût éprouvé qu'une simple indisposition. Je n'ai pas vu de cholé-rique se rétablir aussi promptement. Elle prit du bouillon et en quelques jours elle fut com-plétement guérie.

Dix-septième Observation. — Guérison. — Le sieur Dubourg, âgé de 3o ans, est d'une forte constitution, marchand brossier, rue

Saint-Denis, 60, alla, dans la journée du 16 juillet 1832, se baigner à l'eau froide, se portant bien; il eut froid, rentra chez lui, et bientôt après, il fut pris de diarrhée et de vomissemens. La diarrhée était liquide, blanchâtre et pelliculeuse; les vomissemens d'abord verdâtres, devinrent clairs et blanchâtres comme de l'eau de riz; tout son corps était d'un froid de glace, sa figure décomposée, ses yeux enfoncés dans les orbites et ses urines supprimées; cependant le pouls battait toujours.

On mit des bouteilles d'eau chaude aux pieds, des cataplasmes de farine de moutarde très chauds aux mollets, trente sangsues sur le ventre et des cataplasmes de farine de lin sur les piqûres; on administra quatre grains d'*oxide blanc de bismuth*, un par heure; un quart de lavement d'eau de son avec quinze gouttes de *laudanum de Rousseau;* on donna une tisane d'eau sucrée et gommée, froide, coupée avec moitié d'eau de seltz, que le malade but avec plaisir. En peu de temps les vomissemens cessèrent ainsi que la diarrhée.

Le 17, les vomissemens ne se sont pas renouvelés, mais la diarrhée a reparu. On fit prendre un second quart de lavement d'eau de

son avec dix gouttes de *laudanum de Rousseau*. On continua les cataplasmes émolliens
sur le ventre et la même tisane.

Le 18, plus de diarrhée, réapparition des urines; le malade est bien. Continuation des mêmes
moyens pendant deux jours, puis on donna du
bouillon qui passa bien. La convalescence a
été courte, et le sieur Dubourg s'est parfaitement et très promptement rétabli.

Dix-huitième Observation. — Guérison. —
Sellier, petit garçon de deux ans, rue de la
Vieille-Monnaie, 5, rue humide et basse, avait
la diarrhée depuis plusieurs jours, lorsque, le
19 juillet 1832, cette diarrhée augmenta tout-
à-coup, devint claire, blanchâtre et remplie de
pellicules. Elle fut promptement suivie de vomissemens bilieux, verdâtres, avec mélange de
pellicules blanchâtres.

Cet enfant était très abattu; sa figure était
décomposée, ses yeux enfoncés dans les orbites; il respirait avec peine, était très agité,
jetait ses membres çà et là et n'urinait plus. Sa
langue était blanche et chaude, son pouls battait encore, quoique la surface cutanée fût
considérablement refroidie.

On lui donna de suite un petit lavement d'eau

de son avec cinq gouttes de *laudanum de Rousseau,* trois grains d'*oxide blanc de bismuth,* un
par heure, et de la tisane de fleurs de guimauve
sucrée ; on posa aux jambes des cataplasmes de
farine de moutarde, et l'on observa une diète
sévère. Les vomissemens et la diarrhée s'arrêtèrent et le malade se couvrit d'une sueur abondante.

Le 20, l'enfant paraissait beaucoup mieux.
On continua les lavemens émolliens, *sans laudanum,* la même tisane et la diète sévère.

Le 21, le petit Sellier était très agité et brû-
lant ; il battait la campagne et poussait des cris
par intervalle ; son pouls était très fréquent,
ses yeux renversés sous les paupières supérieures, sa respiration fréquente, et de temps
en temps suspirieuse.

Je combattis cette deuxième maladie par des
sangsues derrière les oreilles, une tisane émolliente, la diète, de larges vésicatoires aux mollets et derrière le cou. Avec ces moyens le petit garçon s'est très bien rétabli.

Dix-neuvième Observation. — Guérison. —
Le sieur Perdreau, ouvrier journalier, âgé de
3o ans, rue aux Fers, 20, éprouvait depuis deux
jours de la diarrhée ; il continuait à travailler

et à manger à son ordinaire, lorsque le 27 juillet 1832, sa diarrhée augmenta, et fut accompaguée de coliques et de bouillonnemens dans le ventre. Vers les huit heures du soir, il survint des vomissemens aqueux, verdâtres, puis semblables à de l'eau de riz; sa figure était décomposée, jaune, terreuse, ses yeux enfoncés dans les orbites, son pouls très faible; il n'urinait plus, éprouvait beaucoup d'oppression dans la région du cœur; mais la peau était chaude et il n'y avait pas encore de crampes.

J'ordonnai de suite six grains d'*oxide blanc de bismuth*, un par heure, un quart de lavement d'eau de son avec quinze gouttes de *laudanum de Rousseau* et douze sangsues sur le ventre, des cataplasmes de farine de lin sur les piqûres, de l'eau de riz pour boisson et une diète sévère.

Le 28 au matin, il n'y avait plus de vomissemens, mais encore un peu de diarrhée. On continua la diète, les cataplasmes de farine de lin sur le ventre, des lavemens d'eau de son et d'amidon. Je changeai la tisane d'eau de riz en eau de gomme sucrée, froide et coupée avec moitié d'eau de Seltz que le malade but avec plaisir.

Le 29, les urines revinrent, tous les acci-

dens cholériques avaient cessé. Le sieur Perdreau prit un peu de bouillon ; le 30, on en augmenta la dose de jour en jour ; et en très peu
de temps, le malade s'est parfaitement rétabli.

Vingtième Observation. — Guérison. — La
demoiselle M..., âgée de 25 ans, demeurant
rue....., quartier bas et humide, dans une chambre petite, propre et peu aérée, donnant sur une
cour étroite, fut, pendant huit à dix jours, at-
taquée de diarrhée abondantè, tantôt brune,
tantôt jaune, tantôt blanchâtre, avec coliques
et bouillonnemens dans le ventre. Elle observa
une diète sévère, prit de l'eau de riz, des lavemens d'eau de son où l'on avait mis quelques
gouttes de *laudanum de Rousseau.* La diarrhée
diminua, disparut et revint à plusieurs reprises.

La malade fit des écarts de régime.

Le 29 juillet 1832, la diarrhée augmenta
considérablement ; il survint des vomissemens
verdâtres, liquidés et mêlés de pellicules blanchâtres ; la figure était jaune, pâle, décomposée
et les yeux enfoncés dans les orbites, le pouls
battait faiblement. Les urines se supprimèrent ;
il y avait beaucoup d'oppression à la région précordiale, mais il ne se manifesta ni crampes,
ni refroidissement, et la langue était blanche et

chaude. Cette demoiselle avait une grande frayeur du choléra.

On changea la tisane, qui fut remplacée par de l'eau sucrée, gommée, froide et coupée avec moitié d'eau de Seltz. Elle prit six grains d'*oxide blanc de bismuth*, un par heure et un quart de lavement d'eau de son avec quinze gouttes de *laudanum de Rousseau*.

Je fis appliquer quinze sangsues sur le ventre et des cataplasmes de farine de lin sur les piqûres. Les vomissemens et la diarrhée cessèrent sous l'influence de cette médication.

Le 3o, diète sévère, même tisane, lavemens émolliens et cataplasmes de farine de lin sur le ventre.

Le 31, les vomissemens verdâtres reparaissent ainsi qu'une diarrhée brune, le pouls est petit et fréquent. On continue la diète sévère, les lavemens d'eau de son. La malade se tourmente beaucoup ; elle veut une tisane acide, et on lui accorde de l'orangeade coupée avec de l'eau de Seltz.

Le premier août, il survint un hoquet pénible, fréquent et très opiniâtre. Retour des urines. Pendant trois jours, je combattis inutilement le hoquet avec l'*acétate de morphine*, un quart de grain, matin et soir. Alors je fis placer sur le creux de l'estomac une vessie pleine de glace cassée par petits morceaux qu'on laissa toute la nuit, ayant la précaution de la renouveler aussitôt qu'elle se trouvait fondue. On mit continuellement dans la bouche de la malade un petit morceau de glace, et le hoquet cessa sous l'influence du froid entretenu toute la nuit.

Il survint encore quelques vomissemens verdâtres, mais le hoquet ne reparut plus. La demoiselle M..., devenue plus raisonnable, observa une diète sévère pendant cinq à six jours, puis on lui donna du bouillon de poulet, ensuite du bouillon de bœuf coupé avec moitié d'eau, une cuillerée par heure. Les premiers jours, il passa assez difficilement, puis il fut mieux digéré, et la digestion s'est très bien établie, quoique fort lentement.

J'ai tu le nom de cette malade pour des raisons que le médecin ne peut faire connaître.

Vingtième Observation. — Guérison. — La dame Baudard, âgée de 73 ans, sans état, logée rue du faubourg Saint-Denis, 21, dans une chambre étroite et peu aérée, fut prise subitement de diarrhée, dans la nuit du 12 août 1832, vers minuit. A trois heures du matin, il survint des vomissemens et des crampes dans les mollets ; la figure devint froide, les yeux se ca-vèrent et la malade éprouvait beaucoup d'op-pression ; la peau des mains était froide et avait perdu presque toute son élasticité ; les urines ne coulaient plus , la langue était blanche et chaude et le pouls battait toujours , quoique très faiblement.

Lorsque je la vis, sur les six heures du ma-tin, les vomissemens avaient cessé d'eux-mêmes, mais la diarrhée continuait toujours ainsi que les crampes. Je fis envelopper les mollets de ca-taplasmes de farine de moutarde noire, bien chauds, et donner un quart de lavèment d'eau de son avec quinze gouttes de *laudanum de Rousseau*, et pour boisson de l'eau de riz froide, sucrée et coupée avec de l'eau de Seltz.

Le 19, au matin, la diarrhée n'existait plus, mais la langue était rouge et sèche et le ventre très douloureux. On posa de suite quinze sang-sues sur l'abdomen, avec des cataplasmes de farine de lin sur les piqûres. On administra une tisane de fleurs de guimauve et des lavemens émolliens. Une diète sévère fut expressément recommandée.

Pendant trois jours la malade continua la diète, la même tisane, les lavemens émolliens et les cataplasmes de farine de lin sur le ventre. Le pouls qui était fréquent diminua, et la dame Baudard, se trouvant beaucóup mieux, réclama de la nourriture.

Il lui fut accordé quelques cuillerées de bouillon coupé dont la dose fut augmentée chaque jour, et le 26 du même mois elle était en pleine convalescence.

Vingt-deuxième Observation. — Guérison. — Mlle. Coquerel, âgée de 5 ans, passage Vivienne, en face la Bibliothèque royale, fut prise, le 19 août 1832, vers midi, de diarrhée avec coliques et bouillonnemens dans le ventre. Trois heures après, il survint des vomissemens fréquens, liquides, verdâtres et pelliculeux. La diarrhée était claire et blanche comme de l'eau de riz. Bientôt la figure de cette petite fille se décomposa, ses yeux s'enfoncèrent dans les orbites, les paupières devinrent brunes, les urines ne coulèrent plus, et l'oppression était très grande. Les mains et la face étaient froides, il y avait beaucoup d'abattement, mais la langue resta chaude ainsi que tout le reste du corps, et le pouls, quoique très faible, se faisait encore sentir. La petite malade se plaignait des mollets sans que je puisse être certain qu'elle éprouvât des crampes.

On administra de suite quatre grains d'*oxide blanc de bismuth*, un par heure, dans une cuillerée d'eau sucrée; un quart de lavement d'eau de son avec 8 gouttes de *laudanum*, et une très petite quantité d'eau sucrée coupée avec de l'eau de Seltz. On posa six sangsues sur le creux de l'estomac et des cataplasmes de farine de lin sur les piqûres, plus, des cataplasmes de farine de moutarde aux mollets.

Aussitôt après l'administration du lavement opiacé et de l'oxide blanc de bismuth, la diarrhée et les vomissemens cessèrent.

Le 20, cette petite était bien réchauffée, les traits de sa figure relevés. Même tisane, lavemens émolliens, cataplasmes de farine de lin sur le ventre, diète absolue.

Le 21, elle eut un peu de diarrhée brune, les urines reparurent. On donna de l'eau de riz sucrée, de petits lavemens d'eau de son et d'amidon; la diète fut observée et les cataplasmes sur le ventre, continués. — Même prescription pour le 22.

Le 23, on permit un peu de bouillon coupé, il passa bien. On en fit prendre tous les jours davantage, et la petite Coquerel s'est en peu de temps parfaitement rétablie.

Vingt-troisième Observation. — Guérison.
— Le sieur ...... ouvrier journalier, âgé de
36 ans, frère de la mercière, rue du Monceau
Saint-Gervais, 13, quartier humide, logé dans
une chambre obscure et peu aérée, arrivé à
Paris depuis quelques jours, venant de la Lor-
raine, où il avait perdu, six semaines avant,
son père et sa mère du choléra, fut pris, le 20
août 1832, de diarrhée pendant la nuit; elle
continua jusqu'à neuf heures du matin. Alors il
survint des vomissemens blanchâtres remplis
de pellicules, et des crampes dans les mollets.
Bientôt la figure se décomposa, devint froide,
et les yeux s'enfoncèrent dans les orbites. La
langue était blanche et chaude, le pouls très
faible et les urines supprimées. Il éprouvait
des coliques et des bouillonnemens dans le
ventre.

J'ordonnai pour tisane de l'eau sucrée
froide, coupée avec de l'eau de Seltz; des cataplasmes de farine de moutarde aux mollets,
quinze sangsues sur le ventre, des cataplasmes
de farine de lin sur les piqûres, un quart de
lavement d'eau de son avec quinze gouttes de
laudanum de Rousseau, et une diète sévère.

Le 21, il n'y avait plus de vomissemens,
le pouls était relevé, et la face plus ani-

mée ; mais il revenait encore de temps à autre quelques selles liquides. On continua la même tisane , les lavemens émolliens , les cataplasmes de farine de lin sur le ventre et la diète.

Le 22 , les urines étaient revenues , la diarrhée n'existait plus , et tous les symptômes cholériques avaient cessé d'exister. Mêmes prescriptions que la veille.

Le 23 , le malade prit quelques légers bouillons et la convalescence s'est en peu de tems parfaitement établie.

Vingt-quatrième Observation. — Guérison. — Le sieur Ferré, âgé de 30 ans, ouvrier journalier , logé rue Saint-Jacques-la-Boucherie, 1 , quartier bas et humide, dans une chambre étroite, peu aérée, fut, le 30 août 1832, pris, le soir, de diarrhée abondante et de vomissemens brunâtres, après un excès de vin.

Lorsque j'arrivai, je le vis couché à la renverse sur son lit, la figure toute décomposée, les yeux enfoncés dans les orbites, se plaignant de coliques et de crampes vives dans les mollets ; il n'urinait plus et éprouvait une grande oppression sous-sternale ; la langue était brune, chaude, et le pouls battait encore, quoique très faiblement.

Je lui fis donner de suite un quart de lavement d'eau de son avec vingt gouttes de *laudanum de Rousseau*, six grains *d'oxide blanc de bismuth*, un par heure, et une tisane de riz froide et sucrée; on posa des sinapismes aux mollets, quinze sangsues au creux de l'estomac et des cataplasmes de farine de lin sur les piqûres.

Pendant la nuit, on mit ces divers médicamens en usage, et le lendemain matin, le malade ne vomissait plus, n'avait plus de crampes et était couvert de sueur; la figure avait repris un aspect plus animée, et les urines leur cours. Dans la journée, il y eut encore quelques selles brunes, liquides : on ne mit en usage que des lavemens émolliens, des cataplasmes de farine de lin sur le ventre, de l'eau sucrée bue, alors, chaude ; et l'on observa une diète sévère.

Le troisième jour de la maladie, le sieur Ferré ne ressentait plus rien, et les accidens cholériques avaient complétement disparu. Au bout de trois jours il reprit ses travaux, n'éprouvant d'autre malaise que de la faiblesse.

(61)

Vingt-cinquième Observation. — Guérison.
— La dame Jutelle, nourrice sans état, âgée
de 26 ans, demeurant rue de la Vieille-Monnaie, 2, quartier bas et humide, dans une
chambre étroite, fut prise subitement, dans la
nuit du 7 au 8 avril 1833, de diarrhée liquide,
abondante et très fréquente; puis de vomissemens liquides avec pellicules blanchâtres.
Bientôt des crampes survinrent dans les mollets avec refroidisement des extrémités et de la
face. Absence des urines; la face, les pieds et
les mains d'un brun foncé, grande oppression
à la région précordiale, décomposition des
traits de la figure, teinte très brune des paupières et renfoncement des yeux dans les orbites. La langue resta chaude et blanche; le
pouls, quoique petit et fréquent, ne cessa
jamais de battre; mais la peau avait perdu une
grande partie de son élasticité.

On mit de suite des bouteilles d'eau chaude
aux pieds; on administra un quart de lavement
d'eau de son avec douze gouttes de *laudanum
de Rousseau*, et une infusion de fleurs de tilleul sucrée; douze sangsues furent apposées
sur le creux de l'estomac, et des cataplasmes
de farine de lin sur les piqûres, plus un cataplasme de farine de moutarde à chaque mollet
pendant une heure.

Je prescrivis également six grains *d'oxide blanc de bismuth*, un par heure ; mais pendant que l'on mettait en usage les autres médica-mens, les vomissemens s'apaisèrent, et cette circonstance me fit défendre l'oxide blanc de bismuth dont l'action devenait inutile par la cessation des vomissemens.

Ainsi, sous l'influence de ces médicamens, vers 9 heures du matin, le 8 avril, les crampes, la diarrhée et les vomissemens avaient disparu, le pouls s'était rélevé ainsi que la chaleur; cependant la couleur brune, presque violette, d el a faceetdes extrémités, ainsi que la décom-position de la figure, existaient encore.

On continua une diète sévère, les lavemens émolliens, la même tisane et les cataplasmes de farine de lin sur le ventre.

Le 9, la langue devint d'un rouge vif à ses bords et à sa pointe, la diarrhée reparut avec des coliques et des douleurs épigastriques. Sans perdre de temps, je fis appliquer dix sangsues sur le ventre, cinq de chaque côté du nombril, et des cataplasmes de farine de lin sur les piqûres; je fis continuer une diète sé-vère, changer la tisane de fleurs de tilleul en une infusion de fleurs de guimauve, et admi-nistrer des lavemens d'eau de son et d'amidon, matin et soir.

Le 10, mieux bien prononcé; retour des urines; la face reprend un aspect plus animé, la teinte brune des paupières diminue; la rougeur de la pointe de la langue disparaît, et les douleurs abdominales ainsi que la diarrhée n'existent plus. Diète sévère, mêmes prescriptions.

J'avais fait retirer l'enfant des seins qui ne contenaient plus de lait. Le 11, la fièvre de lait se déclara, les seins se gonflèrent, elle dura de 24 à 36 heures, comme d'habitude. Continuation du mieux, mêmes prescriptions.

Le 12, la malade demande à manger; refus formel d'alimens, mêmes prescriptions.

- Le 23, on accorde quelques cuillerées de bouillon.

Le 14, la malade entra en convalescence, on augmenta un peu, chaque jour, la quantité de bouillon, et la dame Jutelle s'est très bien rétablie.

Vingt-sixième Observation. — Guérison. — La dame Loisiel, femme de campagne, habituée à ses travaux, âgée de 62 ans, d'une bonne constitution, logée rue Saint-Denis, 63, quartier bas et humide, chez le sieur Brohan son gendre, dans une chambre étroite pour une nombreuse famille, arriva à Paris, le 21 juin 1833, venant de Provins, avec un enfant en bas âge, qui contracta en route la petite vérole. Cette femme éprouva, pendant le voyage, beaucoup de fatigue, à cause de l'enfant malade qu'elle portait sur elle.

Le 23 juin, deux jours après son arrivée, elle fut prise, dans l'après-midi, de diarrhée abondante, brune, liquide, pelliculeuse et comme moussée, avec coliques et bouillonnemens dans le ventre. Bientôt il survint des vomissemens fréquens, liquides blanchâtres et remplis de pellicules blanches, ainsi que des crampes très vives dans les mollets; la soif était ardente, la langue sèche et comme brûlée; la figure se refroidit, se décomposa, les paupières devinrent brunâtres et les yeux s'enfoncèrent dans les orbites; les urines se supprimèrent complétement ; mais le pouls continua de battre et la peau ne perdit point son élasticité.

On appliqua de suite des cataplasmes de farine de moutarde aux mollets, pendant une heure, quinze sangsues au creux de l'estomac et des cataplasmes de farine de lin sur les piqûres. J'ordonnai pour tisane de l'eau froide sucrée et coupée avec moitié d'eau de Seltz;

après plusieurs verres de cette tisane, les vomissemens cessèrent, et peu de temps après
l'application des sinapismes, les crampes disparurent également. La diarrhée diminua,
changea de couleur, devint jaune et hui-
leuse; la figure se réchauffa et la langue devint
humide. A 9 heures du soir, la malade est
mieux; elle est couverte de sueur. Pendant
toute la nuit on donna une infusion tiède de
fleurs de guimauve, à la place de l'eau sucrée,
froide, coupée avec de l'eau de Seltz. On observa une diète sévère.

Le 24, la malade se trouva bien; on continua la diète, les cataplasmes de farine de lin
sur le ventre; et l'on donna des lavemens
émolliens. Le soir, les urines reparurent.

Le 25, mieux bien prononcé; même prescription. ..

Le 26, on accorde un peu de bouillon dont
on augmente la dose les jours suivans, et la
dame Loisiel s'est très promptement rétablie.

NOTES SUR LE CHOLÉRA SIMPLE.

—

Vingt-six personnes en ont été atteintes, savoir :

Du sexe masculin,	13
Du sexe féminin,	13
D'une forte constitution,	17
D'une faible constitution,	9
De la classe aisée,	6
De la classe ouvrière,	20
Adonnés aux boissons alcoholiques,	2
Sobres, ou réputées telles,	24
Logées dans des chambres étroites,	22
— dans des chambres grandes,	4
— dans des chambres peu aérées,	18
— dans des chambres aérées,	8
— dans des quartiers bas et humides,	24
— dans des quartiers élevés et secs,	2

AGE.

De	1 an à	20	ans,	3
De	20 à	40	ans,	16
De	40 à	50	ans,	3
De	60 à	80	ans,	4
De	80 à	100	ans,	»

Les deux sexes ont eu leur nombre égal de malades.

La constitution forte a eu le double de la constitution faible.

La classe pauvre, ouvrière, trois fois et demie autant que la classe aisée.

Les ivrognes n'ont été que pour un treizième, tandis que les $12/13^e$ étaient des personnes sobres.

Les quartiers humides, les chambres étroites, mal aérées, ont fourni les $4/5^e$ des malades.

L'âge qui a donné le plus de malades est l'âge viril de 20 à 40. Il a fourni quatre fois autant de malades que les autres âges de la vie.

Symptômes.

19 ont présenté, au début, des coliques et des bouillonnemens dans le ventre.

7 en ont été exempts.

Chez *huit*, le choléra s'est déclaré d'emblée: la diarrhée ne l'ayant précédé que de peu d'instans.

Tous ont eu des vomissemens.

19 en ont offert de blanchâtres.

2 de brunâtres.

5 de verdâtres.

Vingt-quatre ont eu la diarrhée.

Chez *quinze*, elle était blanchâtre, et chez *neuf*, brunâtre; DEUX seulement en ont été exempts.

16 avec des pellicules blanchâtres dans les matières rendues.

10 sans aucune trace de pellicules.

Crampes.

18 seulement ont été tourmentés de cram-pes dans les mollets.

8 n'en n'ont pas éprouvé.

La voix n'a été altérée que chez *deux* malades.

Tous les *vingt-six* ont eu la figure décom-posée et les yeux enfoncés dans les orbites.

Urines.

Chez *vingt-trois*, les urines ont cessé de cou-ler; *trois*, seulement, ont conservé la sécrétion de ce même liquide.

Le froid de la face et des extrémités n'a at-teint que *quatorze* individus, tandis que *douze* ont conservé leur chaleur, quoiqu'elle se fût fortement affaiblie.

Le pouls, quoique très faible, est resté chez *vingt-quatre* des malades de cette section; *deux* seulement ont cessé d'avoir des pulsations aux artères des membres.

La langue est restée blanche 22 fois sur 26. *Trois* fois seulement elle a été rouge et *une* fois brune. Elle a conservé sa chaleur 23 fois et *trois* fois seulement elle s'est refroidie.

Sur les 26 malades, l'air expectoré a été toujours chaud.

Dans 24 cas, l'oppression a tourmenté les malades et n'a fait grâce qu'à *deux*.

La peau n'a perdu son élasticité que *quatre* fois sur 26, et n'est devenue violette qu'*une* seule fois.

Je n'ai rencontré de l'agitation que *trois* fois sur 26, dans cette section.

Le hoquet ne s'est présenté qu'*une* seule fois.

Sur les 13 sujets du sexe féminin, il y avait *deux* nourrices. J'ai été forcé de retirer les deux enfans du sein, parceque la maladie avait arrêté la sécrétion du lait, qui n'a reparu que le quatrième jour, en déterminant une fièvre de lait ou fluxion laiteuse.

Causes.

Cause première, directe : — *Inconnue.*
Causes secondaires, accidentelles :
— Ecarts de régime, 1
— Excès de vin, 2
— Arrivé à Paris, depuis peu, 1

— Bain froid, 1
— Fatigue, 3
— Diarrhée négligée, 18
— Insalubrité des habitations et des quartiers, 24

Traitement.

Tisane émolliente, bue chaude et en petite quantité chaque fois ; sur 26 cas, 18 fois.

Tisane : eau froide sucrée, avec de l'eau de Seltz, sur 26 cas, 8 fois.

J'ai employé la tisane chaude pendant le temps froid, et la tisane froide pendant la chaleur.

J'ai fait mettre des bouteilles d'eau chaude aux pieds de tous les malades qui étaient froids.

J'ai mis en usage les quarts de lavemens d'eau de son sur 24 malades qui avaient tous la diarrhée, et dans ces quarts de lavemens j'y ai fait ajouter du *laudanum de Rousseau,* de *six* à *trente* gouttes, suivant l'âge de l'individu et la violence de la diarrhée. Sur 24, — 16 fois la diarrhée a été arrêtée par ce médicament, et 8 fois seulement elle a diminué.

Chez 26 cholériques, je n'ai mis en usage l'*oxide blanc de bismuth* que 19 fois et toujours les vomissemens ont été promptement suppri-

més par ce moyen. Chez les 7 autres malades ,
comme les vomissemens avaient moins de violence, ils ont cessé, sans avoir recours à l'oxide
blanc de bismuth, seulement à l'eau de Seltz et
à de légères potions opiacées.

Sinapismes.

Sur 26 malades je n'ai employé les sinapismes que 20 fois.

Sur 14 malades atteints du froid, ils ont rétabli la chaleur 10 fois.

Sur 18 malades atteints de crampes, ils les
ont évidemment fait cesser 9 fois, — et 9 fois
elles ont disparu d'elles-mêmes, sans le secours
de ce puissant révulsif. Dans ces divers cas , je
ne les ai fait appliquer qu'aux mollets, parceque les crampes et le froid n'avaient pas atteint
une grande intensité.

Sangsues.

Je n'ai employé les sangsues que 21 fois sur
les 26 malades de cette seconde section, et toujours de larges cataplasmes de farine de lin sur
les piqûres , et constamment leur application à
l'épigastre a diminué l'oppression.

Chez 5 malades, je n'ai point jugé à propos

de les faire appliquer, parceque l'oppression était nulle ou faible.

Les 26 malades ont tous observé une diète sévère.

Retour des Urines.

Sur 23 cas de suppression d'urines, elles sont revenues le *cinquième* jour chez 2, le *quatrième* jour chez 8 et le *troisième* jour chez 13.

Sur les 26 malades, *un* seul a eu le hoquet, et il a été arrêté par l'application de la glace pilée, déposée dans une vessie, sur le creux de l'estomac.

Sur ces 26 cholériques, deux seulement ont présenté des symptômes de gastrique aiguë, après la disparition totale des accidens cholériques. Je les ai traités par des sangsues, des applications émollientes sur le ventre, de la tisane de fleurs de guimauve, la diète et les lavemens d'eau de son.

Sur les 26, tous ont guéri, 12 ont éprouvé beaucoup de difficulté à recouvrer leurs fonctions digestives, considérablement détériorées par la maladie, 14 seulement ont eu peu de difficulté à les recouvrer.

Chez 11 malades, la convalescence a été longue et difficile. Chez 15, elle a été courte et facile.

TROISIÈME SECTION.

—

CHOLÉRA ALGIDE.

Dans cette Section, j'ai classé tous les malades qui présentaient les symptômes suivans :

1º Malaises et lassitudes générales ;

2º Coliques et bouillonnemens dans le ventre, dans le plus grand nombre des cas ;

3º Diarrhée constante ;

4º Diarrhée presque toujours blanchâtre, avec absence complète de la rougeur de la langue ;

5º Diarrhée mêlée de pellicules blanchâtres, dans le plus grand nombre des cas ;

6º Vomissemens presque constans ;

7º Crampes dans les mollets, presque constamment ;

8º Extinction de la voix dans tous les cas ;

9º Absence d'urines dans tous les cas ;

10º Froid de la face et des extrémités, presque constamment ;

11º Absence du pouls, presque constamment ;

12e Perte de l'élasticité de la peau ;

13º En un mot, pour rester dans cette classe, il fallait que le pouls eût cessé complétement de battre, ou que le froid existât, à défaut de l'absence du pouls.

1ʳᵉ OBS. — *Choléra algide.* (Mort.) — Le sieur Cheix, maçon , âgé de 17 ans , d'une faible constitution, rue Jean-Pain-Mollet, 2, rue étroite et humide, logé dans une chambre assez bien aérée, travaillait depuis plusieurs jours et continuait à manger, malgré la diarrhée, des coliques et des bouillonnemens dans le ventre. Il but du vin et des liqueurs pour chasser ses coliques.

Le 3 avril 1832, il fut pris de vomissemens aqueux semblables à de l'eau de riz. Losrque je le vis, il était tourmenté de crampes dans les mollets ; il allait continuellement du haut et du bas ; sa figure et ses membres étaient froids et pâles ; sa voix peu altérée ainsi que sa figure ; sa langue était chaude ; le pouls, quoique très faible, battait encore ; mais les urines étaient entièrement supprimées. On mit, sur le champ, des bouteilles d'eau chaude aux pieds et douze sangsues sur le ventre avec des cataplasmes de farine de lin sur les piqûres ; on donna *six grains d'oxide blanc de bismuth*, un par heure, et un quart de lavement d'eau de son avec quinze gouttes de *laudanum de Rousseau*. Diète absolue, tisane de fleurs de guimauve ou de riz, à boire chaude, adoucie avec du sucre, mais peu à la fois, dans la crainte d'exciter le vomissement. Des cataplasmes de farine de moutarde noire furent appliqués aux pieds, pendant une heure, et successivement aux mollets, aux genoux et aux cuisses, avec la précaution de ne les laisser à chaque place que le même temps. Le soir, la chaleur des membres avait reparu, les vomissemens et la diarrhée cessé, ainsi que les crampes. Le malade fut mieux; on continua la même tisane toute la nuit.

Le lendemain, les vomissemens reparaissent, ainsi que le froid qui gagne tout le corps; le pouls disparaît, le malade s'affaisse, se tourmente, s'agite, se découvre continuellement. On applique de nouveaux sinapismes très chauds; ils ne produisent plus aucune douleur, et le malade succombe pendant la nuit.

2ᵉ OBS. — *Choléra algide, suivi de fièvre ty-phoïde*. (Guérison.)—Madame Lecuyer, garde malade, âgée de 45 ans, place Maubert, 25, quartier bas et humide, logeait dans une chambre propre et bien aérée. Cette dame d'une bonne constitution, atteinte de diarrhée avec coliques et bouillonnemens dans le ventre, sept à huit jours avant le premier avril, y fit peu d'attention.

Le premier avril 1832, sa diarrhée, blanche comme savonneuse, augmenta considérablement, et le lendemain, des vomissemens blanchâtres, albumineux, survinrent, ainsi que des crampes qui envahirent les mollets. La langue et les extrémités devinrent froides; le pouls était insensible, et les urines avaient cessé de couler. Sa figure n'était plus reconnaissable; elle était tirée, jaune et terreuse, de fraîche et colorée qu'elle était la veille. Les yeux étaient enfoncés dans les orbites et la voix presque éteinte. Elle éprouvait beaucoup d'agitation et d'oppression.

Sur le champ, on administra six grains *d'oxide blanc de bismuth*, un par heure, dans une cuillerée de tisane de riz, légère, édulcorée avec du sirop de gomme, un quart de lavement d'eau de son avec addition de 25 gouttes de *laudanum de Rousseau*. Ce lavement fut répété deux fois dans la journée. On appliqua des cataplasmes de farine de moutarde noire, délayée à l'eau bouillante, aux mollets, pendant une heure, ensuite aux pieds, aux genoux et aux cuisses successivement, et une heure à chaque endroit. Douze sangsues furent posées au creux de l'estomac et des cataplasmes de farine de lin sur les piqûres; elles saignèrent d'abord peu; mais à mesure que la chaleur revint, elles coulèrent en plus grande abondance.

Le lendemain matin, les selles, les vomisse-

mens et les crampes avaient disparu ; la chaleur était revenue ainsi que le pouls ; la voix ,
quoique très faible encore, reprenait son timbre habituel ; les traits de la figure s'étaient un
peu relevés ; la malade éprouvait beaucoup de
mieux. Cet état, assez satisfaisant, continua
pendant trois jours , et je ne donnais toujours
à madame Lecuyer, que de la tisane de fleurs
de guimauve et de l'eau de riz adoucie avec du
sucre ou du sirop de gomme. Retour des urines.

Le quatrième jour , il reparut des vomissemens verdâtres , liquides , trois ou quatre par
jour. Douze sangsues furent de suite appliquées
au creux de l'estomac. Pendant trois jours , les
vomissemens se répétèrent ; puis la malade
tomba dans un coma profond : elle restait dans
son lit, sans parler, l'œil fixe et les pupilles très
resserrées. On ne pouvait, qu'avec peine, la retirer de cet état, où elle retombait aussitôt.
La lumière ne paraissait pas agir sur ses yeux.
Je fis mettre huit sangsues derrière les oreilles.

Le huitième jour de la maladie, je vis un phé-
nomène nouveau pour moi dans le choléra. Les
poignets de la malade étaient couverts de taches
rouges de la grandeur d'une ligne environ , peu
saillantes et à peu près rondes. Le lendemain ,
cette éruption cutanée avait gagné les avant-

bras, les bras, tout le corps, principalement le cou, la poitrine et la face. Diète sévère, même tisane. Ces taches rouges durèrent deux jours, et le troisième, elles s'affaiblirent et furent bientôt remplacées par un ictère général. A mesure que les taches rouges s'effacèrent, la malade alla de mieux en mieux; le coma disparut. Alors on lui donna quelques cuillerées de bouillon de bœuf, coupé avec moitié d'eau. On augmenta progressivement la nourriture, et elle entra en pleine convalescence. Pendant celle-ci, il lui survint une vive douleur dans le conduit auditif externe droit. Je le combattis par des sangsues, par des cataplasmes émolliens, par des bains de pieds sinapisés, des injections émollientes et de l'acétate de morphine; rien ne la fit cesser, qu'un petit abcès qui perça par ce conduit auditif externe. Cette oreille suppura pendant près de deux mois, et la suppuration ne fut arrêtée que par l'application d'un vésicatoire au bras droit et des injections saturnées dans l'oreille malade. L'estomac fut long-temps parésseux, et ce n'est qu'après plusieurs mois qu'il put bien digérer.

3ᵉ OBS. — *Choléra algide, suivi de fièvre typhoïde.* (Guérison.) — Picard, petit garçon, âgé de sept ans, rue d'Avignon, 6, rue très étroite, humide, fétide, mal aérée, logé dans une chambre où le jour pénètre difficilement, fut pris de diarrhée, vers la fin de mars 1832. On y fit peu d'attention ; il continua de manger comme d'habitude. Le 3 avril suivant, la diarrhée augmenta, devint blanche, des vomissemens aqueux, semblables à de l'eau savonneuse moussée, suivirent de près les selles blanches. Des crampes vives envahirent les mollets; les urines se supprimèrent; les yeux s'enfoncèrent dans les orbites, les traits de la face s'altérèrent profondément; la voix s'éteignit au point de ne pouvoir l'entendre parler, quetrès près de lui; l'oppression était très grande; l'haleine, la langue et les extrémités étaient froides et le pouls insensible. Le petit malade était si affaissé que je conservais peu d'espoir sur sa guérison. L'intelligence était intacte; la peau avait perdu son élasticité.

On administra de suite trois grains *d'oxide blanc de bismuth*, un par heure, puis deux quarts de lavement d'eau de son, avec dix gouttes de *laudanum de Rousseau* dans chaque. On mit des bouteilles d'eau chaude aux pieds et des cataplasmes de farine de moutarde, bien chauds, aux mollets, aux pieds, aux genoux et aux cuisses successivement, une demi-heure à chaque place. On donna pour tisane, une infusion de fleurs de guimauve, adoucie avec du sirop de gomme, à boire souvent et en petite quantité chaque fois. Pendant toute la journée, nous eûmes à lutter contre les vomissemens et la diarrhée qui ne s'arrêtèrent qu'en revenant aux lavemens opiacés et à deux autres grains d'oxide blanc de bismuth. Les vomissemens et la diarrhée s'apaisèrent; enfin, pendant la nuit du 3 au 4 avril, la chaleur se rétablit, le pouls reparut, et le lendemain matin, la figure du petit malade était moins fatiguée; sa parole était revenue ainsi que la chaleur de la langue. Cependant, il conservait toujours beaucoup d'agitation et éprouvait aussi une douleur assez vive au creux de l'estomac.

Diète absolue; huit sangsues furent de suite posées sur le creux de l'estomac et des cataplasmes de farine de lin sur les piqûres qui versèrent du sang en assez grande abondance.

Le troisième jour de la maladie, l'enfant était beaucoup mieux; les urines avaient reparu : il semblait vouloir entrer en convalescence.

La quatrième journée fut encore bonne. Je le conservai à la diète. On continua les cataplasmes émolliens sur le ventre et on ne donna plus que des lavemens d'eau de son.

Le cinquième jour, il fut pris de nouveaux vomissemens verdâtres et de selles liquides brunes et fétides ; la langue se chargea ; les dents se couvrirent d'une croûte fuligineuse ; les yeux devinrent chassieux, les paupières se collèrent. Le malade tomba dans un coma profond. On ne le faisait sortir de cet assoupissement qu'avec peine. Couché sur le dos, il était immobile et son intelligence très obtuse. Il allait involontairement sous lui ; ses pupilles étaient fortement contractées, insensibles à la lumière, et les conjonctives très rouges. Toute la surface du corps devint jaune, sans apparition de l'éruption rouge déjà signalée. On mit trois sangsues derrière chaque oreille et un vésicatoire à chaque mollet. Diète sévère. On donna pour toute boisson de l'eau sucrée froide, de petits lavemens d'eau de son, et je fis couvrir les piqûres du creux de l'estomac d'un emplâtre de poix de Bourgogne, saupoudré de tartre stibié. Le lendemain, pas de changement dans son état. Un vésicatoire à la nuque. Le 7, la tête se débarrassa un peu. Le 8, il allait mieux ; l'emplâtre avait fait sortir de gros boutons rouges, livides, sur les piqûres de sangsue

Le 9, il put supporter quelques cuillerées de bouillon coupé avec moitié d'eau, une cuillerée par heure. Même tisane.

La convalescence s'établit, mais elle fut fort longue. Les yeux furent long-temps le siége d'une ophtalmie chronique. Le petit malade partit à la campagne et s'y est très bien réta-bli, quoique lentement.

4ᵉ OBS. — *Choléra algide.* (Mort.)—Le sieur Delessement, fabricant d'amadou, âgé de 57 ans, logé rue Saint-Bon, 12, rue étroite, hu-mide et très peu aérée, arrivé depuis peu de la campagne, jouissait d'une mauvaise santé et portait une hypertrophie du cœur assez avan-cée; il se croyait asthmatique et prenait sou-vent des pilules de Franck, pour se débarras-ser, disait-il, des glaires qui l'incommodaient. Dans la journée du 3 avril 1832, il avala plu-sieurs de ces pilules qui lui occasionèrent un dévoiement considérable de matières blanches, semblables à de la lavure de chair.

Dans la matinée du 4, le dévoiement fut ac-compagné de vomissemens de même nature et très abondans; puis des crampes très doulou-reuses survinrent dans les mollets, les cuisses et même les flancs. Les extrémités, la langue et

l'air qui sortait de sa poitrine étaient d'un froid
de glace. Sa peau perdit bientôt toute son élasticité ; sa figure et sa voix s'altérèrent profon-
déemnt : on l'entendait à peine parler. Ses yeux
disparurent, pour ainsi dire, au fond des orbites. Le pouls ne se faisait plus sentir; la région
précordiale était le siége d'une oppression et
d'une agitation extraordinaire, et les urines
étaient complétement supprimées.

On donna de suite un quart de lavement
d'eau de son avec quinze gouttes de *laudanum
de Rousseau*, six grains d'*oxide blanc de bismuth*, un par heure, dans une cuillerée d'eau
sucrée. On posa des cataplasmes de farine de
moutarde noire, délayée à l'eau bouillante,
successivement et d'heure en heure, aux mollets, aux pieds, aux genoux, aux cuisses et le
long des flancs. Le malade est dans une agitation extrême et continuelle, il se découvre et
jette ses membres hors du lit. On posa douze
sangsues à la région précordiale et des cataplasmes de farine de lin sur les piqûres, qui laissèrent couler fort peu de sang. On appliqua des
briques chaudes et des bouteilles pleines d'eau
chaude sous les pieds et le long des flancs, et
l'on donna pour tisane une légère infusion de
fleurs de guimauve, bue chaude et en petite

quantité chaque fois. Sous l'influence du bismuth, les vomissemens cessèrent, ainsi que la
diarrhée, sous celle de l'opium, qui fut administré trois fois, à la dose ci-dessus prescrite,
dans trois quarts de lavement. Les crampes ré-
sistèrent aux cataplasmes de farine de moutarde.
Cependant la chaleur se réveilla, le pouls se fit
même un peu sentir aux artères radiales; le malade respirait plus facilement, et la figure se
couvrit d'une sueur abondante. Il reprit courage, quoique toujours agité et se remuant continuellement dans son lit. Pendant la nuit, les
crampes cessèrent et la chaleur se maintint par
tout le corps. Ces symptômes favorables me
donnaient l'espoir de le sauver.

Le 5, au matin, le froid reparut à la face et
aux extrémités, l'agitation devint des plus grandes; les sinapismes répétés sur les extrémités
et même sur le ventre, ne purent exciter le système nerveux; la langue était froide et le pouls
avait complétement cessé de battre. J'essayai
du café bien chaud, bu à petite dose, souvent
répétée. Le malade buvait tout et ne vomissait
plus rien. Sous l'influence de cet agent, il sem-
bla vouloir se ranimer : mais ce fut l'effet d'un
instant. Le froid, l'étouffement et l'agitation
reparurent presque aussitôt, et dans l'après-

midi, le sieur Delessement tomba dans un état
d'asphyxie extrême et expira ensuite tranquille-
ment, tout en conservant ses fonctions intellectuelles, presque jusqu'au dernier moment.

5ᵉ OBS. — *Choléra algide, suivi de symptômes cérébraux.* (Guérison.) — Chaudesolle,
petit garçon de 2 à 3 ans, demeurant rue des
Arcis, 17; quartier bas et humide, mais dans
un logement bien aéré et spacieux, avait la
diarrhée depuis plusieurs jours, avec coliques
et bouillonnemens dans le ventre. Malgré cette
indisposition, il continuait à jouer et à manger
comme d'habitude, lorsque le 7 avril 1832,
dans l'après-midi, il fut pris de vomissemens
abondans, verdâtres et ensuite albumineux,
semblables à de l'eau de savon claire, avec agitation des membres, comme s'il eût eu des
crampes dans les mollets qui devenaient durs
de temps à autre. L'enfant poussait des cris
étouffés; mais il était trop jeune encore pour
rendre compte de ce qu'il éprouvait. Sa figure
avait une couleur jaune foncé, ses yeux paraissaient retirés au fond des orbites; un froid de
glace s'était emparé des membres, de la face et
de la langue qui était blanche; les urines ne
coulaient plus; les selles, devenues très liqui-

des et incolores, coulaient involontairement sous le malade; il éprouvait une grande op- pression, et respirait très difficilement. On ne sentait plus son pouls et on l'entendait à peine parler.

On donna de suite un petit lavement d'eau de son avec six gouttes de *laudanum de Rousseau;* on posa des bouteilles d'eau chaude aux pieds et le long des côtés. On administra trois grains d'*oxide blanc de bismuth,* un par heure, une légère infusion de fleurs de guimauve, bue chaude et en petite quantité chaque fois. On appliqua des cataplasmes de farine de moutarde noire aux mollets et successivement aux pieds, aux genoux et aux cuisses, en ayant la précaution de ne les laisser qu'une demi-heure à chaque endroit et de les renouveler continuellement : ils firent beaucoup souffrir le petit malade.

Dans la soirée, la chaleur se ranima peu à peu, et vers dix heures, elle était revenue. Le pouls commençait à se faire sentir, quoique bien faiblement; les selles et les vomissemens avaient diminué, mais n'étaient pas complétement disparu et se renouvelaient à distance de quelques heures; ils devinrent verdâtres, bilieux; mais le pouls s'éleva. Je fis alors (dix heures du soir) poser six sangsues au creux de l'estomac, et des cataplasmes de farine de lin sur les piqûres.

Le 8, il existait encore quelques selles et vomissemens. On donna de petits lavemens légèrement opiacés et la même tisane. Diète très sévère. Le soir, persévérance des vomissemens: aussitôt, application d'un large vésicatoire sur le creux de l'estomac.

Le 9, le vésicatoire avait bien pris, et les vomissemens cessèrent complétement. On enleva l'épiderme, le vésicatoire fut pansé avec du cérat et il suppura bien. On continua la même tisane, une diète sévère et des petits lavemens d'eau de son.

Le 10, le cerveau s'embarrassa : du délire survint, les yeux se tournèrent sous les paupières supérieures, et le malade paraissait menacé d'une inflammation cérébrale. A l'instant même, on plaça derrière les oreilles trois sangsues de chaque côté. On laissa les piqûres saigner abondamment, et les symptômes cérébraux disparurent. Retour des urines.

Le 11, on observa une diète sévère, on continua la même tisane, les mêmes lavemens et les pansemens du vésicatoire.

Le 12, l'enfant demande à manger. Je lui accorde quelques cuillerées de bouillon coupé avec moitié d'eau ; même prescription.

Le 13, le mieux continua ; on augmenta la nourriture, et la convalescence s'est parfaitement établie.

(Le malade qui est le sujet de l'observation suivante, a été vu par plusieurs autres médecins, en même temps que moi ; mais comme j'étais son médecin habituel et que l'on a suivi en tout mes prescriptions, je dois prendre toute la responsabilité du traitement.)

6ᵉ OBS.—*Choléra algide.* — (Mort.) Le sieur Ruffet, âgé d'environ 40 ans, d'une forte constitution, marchand de beurre en gros, habitant un rez-de-chaussée, rue Neuve-Saint-Médéric, 15, quartier bas et humide, était dans l'aisance et ne souffrait d'aucune privation ; mais il avait une peur effroyable du choléra.

Tous les matins, en lisant le journal, il devenait pâle comme un linge, et cependant ne pouvait s'empêcher de le lire. Malgré les avis qu'il y puisait, il eut l'imprudence de garder deux jours une diarrhée assez abondante, sans y rien faire, continuant de vivre et de travailler comme en bonne santé.

Le 7 avril 1832, , vers trois heures de l'après-midi, il me fit mander ; je le rassurai ; je cherchai à le tranquilliser et à lui persuader que sa diarrhée n'avait rien de cholérique (elle était blanche et liquide). Il éprouvait des bouillonnemens dans le ventre et de légères coliques.

Je lui prescrivis de l'eau de riz pour tisane, la diète, des lavemens d'eau de son et 12 sangsues à l'anus. Une heure après, on vint me chercher de nouveau ; il était arrivé des vomissemens abondans, blanchâtres, savonneux, et des crampes très vives dans les mollets. La figure du malade portait l'empreinte d'une profonde consternation. Il avait lu des descriptions du choléra ; il n'y avait plus moyen de lui rien cacher. L'oppression précordiale était extrême, la diarrhée presque continuelle , ainsi que les crampes et les vomissemens qui se succédaient presque sans interruption. La figure se décomposa promptement, les yeux s'enfoncèrent dans les orbites, les urines se supprimèrent et la face devint d'une couleur jaune livide. La langue était blanche et froide ainsi que la figure et les extrémités.

La peau perdit toute son élasticité, la voix était considérablement affaiblie et cassée. Cependant le pouls battait encore. — Sur le champ , on posa vingt sangsues sur la région du cœur et le creux de l'estomac et des cataplasmes de farine de lin sur les piqûres. On donna six grains d'*oxide blanc de bismuth*, un par heure, et successivement deux quarts de lavement d'eau de son avec addition de vingt gouttes de *laudanum de Rousseau* dans chaque. On enveloppa alternativement de cataplasmes de farine de moutarde, délayée à l'eau bouillante, les mollets, les pieds, les genoux, les cuisses, en les changeant de place d'heure en heure.

Les piqûres de sangsues saignèrent abondamment, l'oppression diminua ; les vomissemens, la diarrhée et les crampes cessèrent. La nuit se passa à renouveler continuellement les sinapismes aux diverses parties indiquées; à faire boire, de temps en temps, quelques quarts de verre de tisane de fleurs de guimauve, et à tenir continuellement des bouteilles de grès, pleines d'eau chaude, aux pieds et le long des côtés du malade.

Le 8, au matin, le sieur Ruffet paraissait un peu mieux. Il était très altéré, éprouvait moins d'étouffement, sa figure était chaude, mais les extrémités restaient toujours froides et le pouls était à peine sensible.

A dix heures, il demanda un bain : on le lui accorda; il y resta à peine une demi-heure; placé dans son lit et enveloppé d'une couverture de laine. Au sortir du bain, il fut pris d'une sueur abondante avec développement général de chaleur. Je conçus alors beaucoup d'espoir; mais, vers midi, le froid revint par tout le corps, avec une grande oppression. Le malade s'agitait dans son lit d'une manière extraordinaire et ne pouvait rester en place. Aucune considération ne put le forcer à ne pas se découvrir. On posa de nouveau vingt sangsues à la région du cœur; on renouvela les sinapismes bien chauds sur les membres; mais tout fut inutile; à une heure et demie, il n'existait plus.

7ᵉ OBS. — *Choléra algide.* (Mort.)—La dame Razurel, âgée de 57 ans, propriétaire, vivant dans l'aisance, et demeurant rue de la Savonnerie, 13, rue étroite, humide et mal aérée, avait une grande frayeur du choléra, sans vouloir y croire en apparence. Elle était, depuis long-temps, atteinte d'une hypertrophie du cœur, portée à un degré assez élevé, et d'une santé habituellement mauvaise.

Dans les premiers jours d'avril 1832, elle me consulta pour savoir si elle pouvait aller à sa campagne, située à Belleville. Il y avait dans cette localité un air assurément bien meilleur que celui qu'elle respirait dans son habitation de Paris. Sur mon avis, elle partit.

Le 7 du même mois, elle revint à Paris, vers midi, avec une diarrhée blanche et liquide qui la tourmentait depuis deux jours. Elle arriva chez moi : « Je ne crois pas, » dit-elle, « au « choléra ; j'ai la diarrhée ; que faut-il faire ? » Je lui conseillai la diète, de la tisane de riz, des lavemens d'eau de son et d'amidon et le repos absolu. Elle suivit mes conseils.

Vers quatre heures du soir, elle me fit appeler chez elle. Sa position était horriblement changée : on ne l'entendait presque plus parler, tant sa voix était cassée. Sa figure était jaune, tirée, ses yeux caves, sa langue était blanche et avait perdu toute sa chaleur ainsi que la face et les extrémités, le pouls ne battait plus ; la diarrhée, presque continuelle, était accompagnée de vomissemens blancs et liquides comme de l'eau de riz ; des crampes vives lui torturaient les mollets ; les urines ne coulaient plus et la peau avait perdu toute son élasticité.

On mit de suite des bouteilles d'eau chaude aux pieds, on frictionna les mollets avec un liniment composé d'*eau de laurier cerise*, trois onces ; d'*extrait de belladone,* un gros, et d'*alcohol,* une once. On donna six grains d'*oxide blanc de bismuth,* un par heure, deux quarts de lavement d'eau de son avec quinze gouttes de *laudanum de Rousseau* dans chaque. Les frictions refroidissaient la malade, en introduisant de l'air dans le lit, et n'arrêtaient pas les crampes. — Je fis alors poser des sinapismes aux mollets, aux pieds, aux genoux, aux cuisses, successivement une heure à chaque place, et les crampes s'arrêtèrent. Les vomissemens cessèrent promptement, mais la diarrhée diminua sans disparaître entièrement. On donna pour tisane une légère infusion de fleurs de guimauve et de violette ou de riz, par intervalle, au désir de la malade. La chaleur et le pouls ne revenaient pas ; l'oppression et l'anxiété étaient extrêmes : la malade s'agitait beaucoup dans son lit et se découvrait continuellement.

Je fis placer quinze sangsues sur le creux de l'estomac et des cataplasmes de farine de lin sur les piqûres. Pendant la nuit, on renouvela continuellement les sinapismes, mais leur action fut peu marquée. — Le 8, au matin, l'état de la malade est toujours fort grave. Elle est couverte d'une sueur froide et éprouve plusieurs vomissemens de matières verdâtres.

On couvre les piqûres de sangsues d'un large vésicatoire dont l'effet est nul.

Vers deux heures de l'après-midi, madame Razurel tomba dans un accablement extraordinaire : son intelligence, jusque-là bien conservée, s'engourdit, et vers quatre heures du soir, elle mourut presque sans agonie.

8ᵉ OBS. — *Choléra algide.* (Guérison.) — André fils, âgé de 7 ans, d'une faible constitution, logé rue Saint-Germain l'Auxerrois, 10, quartier bas et humide, dans une chambre mal aérée, fut, le 8 avril 1832, pris des symptômes du croup. Il éprouvait une grande difficulté à respirer et une toux rauque, dure et parfois glapissante dans l'expiration, et il ne pouvait rien expectorer. Reconnaissant de suite toute la gravité de la maladie, je fis part aux parens de mes craintes sur les dangers et les suites funestes qui pouvaient arriver. Le bruit se répandit aussitôt, dans le voisinage, que cet enfant avait le choléra, et alla même jusqu'à la mairie du 4ᵉ arrondissement, qui envoya plusieurs médecins du conseil de salubrité de ce quartier. Ces Messieurs visitèrent l'enfant en mon absence et reconnurent, comme moi, une affection bronchiale que l'on pouvait appeler le croup et non une attaque de choléra ; ils tranquillisèrent le voisinage alarmé. J'avais ordonné dix sangsues au cou, autour du larynx, des sinapismes aux pieds, un large vésicatoire à la nuque et une tisane émolliente, chaude. Cette médication réussit parfaitement. Y avait-il formation de la membrane croupale? Je ne le pense pas.

Le lendemain, tous les symptômes du croup avaient disparu; il ne restait plus qu'une angine qui s'en alla avec de la tisane émolliente, des bains de pieds sinapisés, des cataplasmes de farine de lin autour du cou, la diète et l'entretien du vésicatoire.

Le petit malade allait très bien, lorsque le 11, dans l'après-midi, sa mère vint me chercher, tout effrayée. Son enfant venait d'être pris subitement de diarrhée et de vomissemens liquides, blancs et grisâtres, accompagnés de crampes dans les mollets. Il était renversé sur son lit, sans force; sa figure était tirée, ses yeux enfoncés dans les orbites; un froid de glace s'était emparé de la face et des extrémités; la langue était encore chaude et blanche, mais la voix était éteinte et le pouls ne se faisait plus sentir. Cet enfant respirait avec peine, sa peau avait perdu presque toute son élasticité, et les urines étaient complétement supprimées.

On administra de suite *trois grains d'oxide blanc de bismuth*, un par heure, un quart de lavement d'eau de son avec *six gouttes de laudanum de Rousseau*; on enveloppa de sinapismes, les mollets, les genoux et les cuisses, en les changeant de place d'heure en heure; ils déterminèrent de très vives douleurs. Les crampes s'arrêtèrent, les vomissemens et la diarrhée cessèrent, la chaleur se ranima. On couvrit le ventre de larges cataplasmes de farine de lin et l'on plaça des bouteilles d'eau chaude aux pieds, qu'on eut soin d'entretenir.

Le 12, au matin, le petit malade était beaucoup mieux. On continua une diète sévère, les cataplasmes de farine de lin sur le ventre et une tisane de fleurs de guimauve, bue chaude et en petite quantité. Dans la soirée, le pouls reparut; il était petit et fréquent.

Le 13, la diarrhée revient. On donna un petit lavement d'eau de son avec dix gouttes de *laudanum de Rousseau*, matin et soir. Même prescription.

Le 14, la diarrhée cessa complétement; mais il survint des douleurs dans le ventre. On appliqua six sangsues autour du nombril et des cataplasmes de farine de lin sur les piqûres. Mêmes prescriptions que les jours précédens.

Le 15, il n'existe plus aucune douleur dans le ventre, les urines reparaissent et coulent en abondance. Lavemens émolliens, même tisane, diète sévère et cataplasmes sur le ventre.

Le 16, le malade demande à manger : on lui donne du bouillon de poulet. Le 17, une cuillerée de bouillon de bœuf par heure.

On continua cette alimentation pendant plusieurs jours; et le jeune André s'est bien rétabli, quoique très lentement, sans autre accident qu'un petit abcès sous le menton.

9ᵉ obs. — *Choléra algide, chez un paraplégique.* (Guérison.) — Le sieur Aubert, fils, âgé de 15 ans, demeurant rue Dauphine, dans un logement sain, propre et bien aéré, paralysé des extrémités inférieures, depuis 18 mois, fut, dans les premiers jours d'avril 1832, atteint d'une diarrhée peu abondante, et continuait de manger, quoique fort peu, selon son régime, lorsque le 9 du même mois, elle augmenta et devint blanche, remplie de pellicules de même couleur. Bientôt elle fut accompagnée de vomissemens très fréquens, liquides, blanchâtres moussés et chargés de quelques pellicules de même couleur. Le malade éprouvait une grande oppression et rendait involontairement ses selles sous lui. Sa figure était toute décomposée, ses yeux caves et sa langue, blanche, était froide ainsi que les extrémités. Sa peau avait perdu toute son élasticité, sa voix était presque éteinte, le pouls avait cessé de battre et les urines de couler. Toute la superficie du corps était d'un pâle mat, terne. Il n'y avait pas de crampes dans les mollets. (Les jambes étaient paralysées), la maladie antérieure du jeune Aubert rendait cette attaque de choléra bien plus grave : sa faiblesse était extrême.

On administra quatre grains *d'oxide blanc de bismuth*, un par heure; successivement deux quarts de lavement d'eau de son, avec dix gouttes *de laudanum de Rousseau* et une tisane de fleurs de guimauve sucrée, bue chaude.

On posa des bouteilles d'eau chaude aux pieds et sous les mains; six sangsues au creux de l'estomac, des cataplasmes de farine de lin sur les piqûres et des sinapismes sur les jambes, car, quoique les mouvemens de ces parties fussent détruits, la sensibilité n'avait jamais disparu.

Les vomissemens furent assez promptement

supprimés par l'effet de l'oxide blanc de bismuth, et les selles considérablement diminuées
par celui des lavemens opiacés. Les cataplasmes de farine de moutarde se firent vigou-
reusement sentir.

Le 10, la chaleur était revenue, et la voix
avait un peu repris de force ainsi que le pouls
que l'on sentait très faiblement ; l'oppression
était moins grande, et la figure du malade un
peu plus animée. On renouvela les cataplasmes
de farine de moutarde, afin de soutenir la réaction qui se faisait lentement ; on administra
la même tisane, les lavemens d'eau de son,
et on continua des cataplasmes de farine de lin
bien chauds sur le ventre.

Le 11, la chaleur revint complétement ; le
malade se couvrit d'une sueur abondante et
chaude ; dans la soirée, il existait toujours un
peu de diarrhée. Même prescription que la
veille.

Le 12, le pouls et la chaleur étaient à leur
état naturel, la figure et les yeux avaient perdu
cet aspect cadavéreux si prononcé chez les cholériques. Les urines reparurent, mais en très
petite quantité. Même prescription.

Le 13, le malade paraissait très content
il exprimait tout le bonheur d'un individu

échappé à un grand péril; sa position était satisfaisante. Il observa une diète sévère et suivit la même prescription : tisane émolliente, lavement d'eau de son, cataplasmes de farine de lin sur le ventre.

Le 14, le mieux continue; il demande un peu d'alimens, je lui accorde quelques cuillerées de bouillon coupé, et les jours suivans on augmenta peu à peu la nourriture. La santé du sieur Aubert fils est revenue, mais très lentement, et la paraplégie resta, après le choléra, ce qu'elle était avant. Quinze mois après, il succomba, asphyxié par une paralysie croissante qui monta jusqu'au cou.

10ᵉ OBS. — *Choléra algide.* — (Mort.) La dame Gauthier, âgée de 50 ans, dans son époque critique, marchande de légumes à la halle, logée rue Saint-Denis, 48, quartier bas et humide, dans une chambre étroite et mal aérée, était d'une santé habituellement mauvaise, et avait, depuis peu de temps, échappé à une pneumonie grave. Prise de diarrhée avec coliques, dans les premiers jours d'avril 1832, elle fut saignée par un médecin du bureau de secours du quartier, et la diarrhée s'apaisa ; quelques jours après, la diarrhée reparut à la suite d'une trop grande alimentation, et, le 9 avril 1832, elle fut prise de vomissemens blanchâtres très fréquens; elle allait presque continuellement du haut et du bas. Les liquides rendus étaient blanchâtres et pelliculeux. Les mollets étaient torturés par des crampes très vives, ainsi que les doigts; la figure avait une teinte jaune foncé; les yeux étaient retirés dans les orbites, la voix presque éteinte, la peau sans élasticité, la face et les extrémités froides ainsi que la langue, qui était blanche; les urines ne coulaient plus et l'on ne sentait plus qu'un très léger frémissement à l'artère radiale.

On posa de suite des bouteilles d'eau chaude sous les pieds, des sinapismes aux mollets et successivement aux genoux, aux cuisses et aux pieds, en les changeant de place d'heure en heure; douze sangsues au creux de l'estomac et des cataplasmes de farine de lin sur les piqûres; on administra six grains *d'oxide blanc de bismuth*, un par heure, deux quarts de lavement d'eau de son avec quinze gouttes de *laudanum de Rousseau* dans chaque, et une tisane de fleurs de violette et de guimauve.

Les vomissemens et la diarrhée continuèrent malgré la médication; les sinapismes produisirent peu d'excitation; ils furent à peine sentis.

La malade était d'une extrême faiblesse, on ne l'entendait plus parler, qu'en approchant l'oreille près de sa bouche. Pendant toute la nuit, on continua les sinapismes et on donna de nouveau six grains *d'oxide blanc de bismuth.*

Le 10, la malade était dans le même état, sans pouls et sans chaleur ; les crampes seulement avaient cessé. Dans la journée, les vomissemens cessèrent d'eux-mêmes ; mais les selles se renouvelaient de temps en temps ; enfin elle tomba dans une espèce d'assoupissement profond, l'intelligence s'obscurcit, et la dame Gauthier s'éteignit dans la nuit, sans avoir pu obtenir le moindre amendement.

Les sinapismes, qui furent renouvelés continuellement aux pieds, aux mollets, aux genoux, aux cuisses et même sur le ventre, ne produisirent aucune réaction, et tous les médicamens, mis en usage, ont paru sans vertu sur la maladie.

11ᵉ OBS. — *Choléra algide.* (Mort.) — Le sieur Prudhomme, âgé de 67 ans, gardien de nuit à la halle, logé rue Jean-Pain-Mollet, 29, rue étroite et humide, mais dans une chambre propre et bien aérée, était atteint de diarrhée depuis plusieurs jours, et continuait malgré cela son service de nuit.

Le 9 avril 1832, au matin, en rentrant chez lui, il fut pris de vomissemens fréquens blanchâtres et liquides. Sa diarrhée était aussi très fréquente, liquide comme de l'eau de riz et remplie de pellicules blanchâtres. Sa figure était très décomposée, ses yeux caves, sa voix profondément altérée, le pouls éteint, les urines supprimées et l'oppression très grande; mais la langue était blanche et chaude, et il n'y avait encore ni froid ni crampes.

Sur le champ, on donna six grains *d'oxide blanc de bismuth*, un par heure, un quart de lavement d'eau de son avec 25 gouttes de *laudanum de Rousseau*, une infusion de fleurs de guimauve, bue chaude et en petite quantité chaque fois. Malgré cela les selles et les vomissemens continuèrent; des crampes survinrent dans les mollets et les avant-bras; bientôt le froid arriva et s'étendit sur la figure et les extrémités, et la peau perdit son élasticité.

Je fis appliquer des sinapismes bien chauds, constamment répétés, aux mollets, aux pieds, aux genoux et aux cuisses. Les crampes diminuèrent d'intensité, mais ne cessèrent pas. On donna un second quart de lavement avec vingt-cinq gouttes de *laudanum de Rousseau* et six nouveaux grains d'*oxide blanc de bismuth*, sans succès; on renouvela pendant toute la nuit les sinapismes; on appliqua quinze sangsues sur le creux de l'estomac et des cataplasmes de farine de lin sur les piqûres; mais l'état du sieur Prudhomme alla toujours de pis en pis : son intelligence s'obscurcit; il était très agité, il étouffait, et à six heures du matin il avait cessé d'exister.

12ᵉ OBS. — *Choléra algide, suivi d'une irruption considérable de furoncles. (Guérison.)* —Le sieur Vidailla, âgé de 26 ans, d'une forte constitution , maçon, logé dans un hôtel garni proprement tenu, rue des Arcis, 5, quartier bas et humide, arrivé depuis quelques jours de son pays avec trois de ses camarades, qui tous trois ont eu le choléra et dont deux sont morts, avait une grande frayeur de cette maladie. Il fut pris de diarrhée dans les premiers jours d'avril 1832; le 6, il cessa son travail, et de retour à son hôtel garni, il me consulta. Je lui fis appliquer douze sangsues sur le ventre et des cataplasmes de farine de lin sur les piqûres. Il observa une diète rigoureuse, prit des demi-lavemens d'eau de son et de tête de pavot, but de l'eau de riz, resta couché pendant deux jours, et le

8, tout avait disparu. Il mangea un peu sans inconvénient.

Le 10, se croyant hors d'affaire, il alla, malgré ma défense, à Neuilly, pour chercher de l'ouvrage, y dîna avec de la viande ; son retour le fatigua beaucoup. Le soir, sa diarrhée reparut avec une extrême violence ; les vomissemens survinrent presque aussitôt. Les matières rendues par le haut et le bas étaient claires, liquides, blanchâtres, et remplies de pellicules de même couleur. Des crampes vives envahirent très promptement les mollets et les lombes ; sa figure se décomposa, devint jaune, terreuse, ses yeux s'enfoncèrent dans les orbites, sa voix s'éteignit, les urines cessèrent de couler, le pouls était très faible et presque insensible. La langue était blanche et chaude ainsi que les extrémités et tout le corps.

On administra, de suite, six grains d'*oxide blanc de bismuth,* un par heure et successivement deux quarts de lavement d'eau de son avec vingt gouttes de *laudanum de Rousseau* dans chaque ; on donna pour boisson une infusion de fleurs de guimauve ; on enveloppa les mollets, les genoux, les pieds, les cuisses de sinapismes très chauds, avec la précaution de ne les laisser qu'une heure à chaque place.

Au quatrième grain d'oxide blanc de bismuth, les vomissemens furent arrêtés; mais la diarrhée, quoique diminuée par les lavemens opiacés, ne cessa pas. Alors, la figure, la langue et les extrémités perdirent toute leur chaleur et la peau son élasticité. Le pouls disparut entièrement. On posa des bouteilles d'eau chaude aux pieds; on renouvela les sinapismes aux membres inférieurs, et les crampes cessèrent. L'oppression était devenue extrême. On fit poser quinze sangsues au creux de l'estomac, on couvrit de cataplasmes de farine de lin les piqûres qui versèrent du sang en abondance, et l'oppression diminua. Les derniers sinapismes occasionèrent de très vives douleurs.

Le 11, la chaleur et le pouls sont revenus; la figure du malade est moins décomposée, ses yeux moins enfoncés; mais il existe toujours des bouillonnemens dans le ventre et de la diarrhée de temps à autre. Le malade reste sous l'empire d'une grande frayeur de la mort, néanmoins, son intelligence ne s'est jamais troublée. J'ordonnai encore un quart de lavement opiacé avec douze gouttes de *laudanum de Rousseau*, des cataplasmes de farine de lin sur le ventre et une légère tisane de riz.

Le 12, vomissemens verdâtres répétés, refroidissement , cessation du pouls , anxiété des plus grandes. Le malade s'agite continuellement dans son lit; on ne peut le tenir en place. De suite , cataplasmes de farine de moutarde aux pieds et aux mollets. La chaleur et le pouls reparaissent; le malade désire boire froid : on lui donne une limonade froide; mais elle est rendue de suite. Je recommande de ne lui accorder que de l'eau pure , qui est mieux tolérée par l'estomac. On applique sur le ventre un large emplâtre de poix de Bourgogne, saupoudré de quarante grains de *tartre stibié.*

Le 13, il survient encore quelques légers vomissemens verdâtres, quelques selles liquides, brunes, mais très rares. Pendant la nuit, l'emplâtre a déterminé de vives douleurs et l'apparition de très gros boutons sur les piqûres de sangsues. Pour tisane , eau sucrée froide; pour lavemens, eau de son, et diète sévère.

Le 14, plus de vomissemens, retour des urines, plus de diarrhée, le malade se trouve bien , tous les dangers paraissent passés. Diète sévère, cataplasmes de farine de lin sur le bas-ventre, lavemens émolliens, tisane de fleurs de guimauve, bue tiède.

Le 15, même régime; le 16, on continue. Le 17, on donne au malade, qui les réclame à grands cris, quelques cuillerées de bouillon coupé qui passa bien. On continua les mêmes lavemens et les mêmes cataplasmes sur le ventre.

Le 18, il se fait aux fesses, aux cuisses et au dos une éruption de furoncles très gros, qui font horriblement souffrir le pauvre malade. Il y en avait au moins un cent, du volume d'un noyau de cerise à celui d'une grosse noix. Je les fis couvrir de cataplasmes de farine de lin. Au bout de quelques jours, ils s'amollirent, tombèrent en suppuration, tous étant remplis d'un bourbillon plus ou moins volumineux, suivant la grosseur du furoncle.

On augmenta peu à peu la nourriture, et le sieur Vidailla s'est fort bien rétabli, sans éprouver une convalescence aussi longue et aussi difficile que la plupart des autres cholériques confiés à mes soins.

13ᵉ OBS. — *Choléra algide.* (Guérison.) — Lucas (Charles), petit garçon de 6 ans, d'une faible constitution, logé rue des Arcis, 17, quartier bas et humide, dans une chambre bien aérée, assez spacieuse, mais habitée par huit personnes, fut pris de diarrhée, vers le 9 avril 1832; elle continua le 10 avec coliques et bouillonnemens dans le ventre.

Le 11 elle augmenta, devint blanche et liquide comme de l'eau de riz, et fut bientôt accompagnée de vomissemens de même nature et de crampes légères dans les mollets. La figure se décomposa promptement, les yeux s'enfoncèrent dans les orbites, les urines se supprimèrent et la peau perdit toute son élasticité; la langue était blanche et froide ainsi que la face et les extrémités. Lorsque je le vis, cet enfant était très pâle, on ne l'entendait presque plus parler; son pouls ne battait plus; il éprouvait une oppression extrême et était très abattu.

On donna trois grains d'*oxide blanc de bismuth*, un par heure, deux petits lavemens d'eau de son avec addition de six gouttes de *laudanum de Rousseau* dans chaque, administrés à une heure de distance. On posa des bouteilles d'eau chaude aux pieds, des sinapismes aux genoux et aux cuisses, vingt minutes à chaque endroit, six sangsues au creux de l'estomac et des cataplasmes de farine de lin sur les piqûres. J'ordonnai de renouveler continuellement les sinapismes, jusqu'à ce que la chaleur fût revenue. On donna pour boisson une légère infusion de fleurs de guimauve, bue tiède et en petite quantité chaque fois.

Sous l'influence de cette médication, conti-

nuée toute la journée et la nuit, les vomissemens disparurent, la diarrhée diminua et ne
revint qu'à de longs intervalles. L'oppression
cessa entièrement ainsi que les crampes. La
chaleur se réveilla et ne reparut complétement,
ainsi que le pouls, que le 12 au matin.

Le 12, on mit tout le jour des cataplasmes
de farine de lin sur le ventre; on donna de petits lavemens d'eau de son avec quelques gouttes de *laudanum de Rousseau* et la même tisane. Dans l'après-midi, la chaleur du corps
baissa. On revint de suite aux sinapismes qui
se firent fortement sentir et rappelèrent la chaleur promptement.

Le 13, le petit malade était mieux : sa figure
avait repris de l'expression. La diarrhée n'eut
lieu que deux fois : elle était brune. On conti-
tinua la même médication de la veille.

Le 14, les urines reviennent; disparution de
tous les symptômes cholériques; diète sévère
et même médication.

Le 15, on donna quelques cuillerées de bouillon coupé qui passa bien ; de jour en jour, on
en augmenta peu à peu la dose et le petit malade s'est très bien rétabli, quoique très lentement, son estomac digérant avec peine.

14ᵉ OBS. — *Choléra algide chez un phthisi-
que au troisième degré.* (Mort.) — Le sieur Fialon fils, âgé de 29 ans, maçon, logé rue Jean-
Pain-Mollet, 8, quartier bas et humide, dans
une chambre presque noire et mal aérée, toussait et crachait depuis long-temps des matières
puriformes abondantes. Il avait peu maigri et
portait une caverne pulmonaire sous la clavi-
cule droite. Il présentait les symptômes d'une
phthisie pulmonaire avancée, et cependant va-
quait encore à ses travaux, lorsque dans les
premiers jours d'avril 1832, il fut pris d'un vio-
lent point de côté, avec fièvre et crachemens de
sang. Je lui fis une légère saignée du bras et
poser douze sangsues sur le point douloureux.
Il resta deux jours à la diète et à la tisane de
fleurs de guimauve. Les symptômes de pleuro-
pneumonie disparurent, les crachats reprirent
leur couleur antérieure (blancs puriformes.) Il
prit des alimens, se leva, et le 10 avril il sortit
de chez lui et alla, à pied, se promener jusqu'aux Tuileries. Cette promenade le fatigua
beaucoup ; il rentra à sa chambre avec la diarrhée, des coliques et des bouillonnemens dans
le ventre.

Le 11, au matin, il survint des vomissemens
blanchâtres, aqueux, des crampes dans les mol-

lets et sa figure se cadavérisa avec une promptitude extraordinaire. Il devint froid comme le marbre, son pouls s'anéantit, sa voix s'éteignit entièrement, sa respiration était extrêmement gênée, sa peau perdit toute son élasticité; il n'urinait plus, était absorbé, ne s'occupait plus de rien et paraissait totalement privé d'intelligence. Son corps se couvrit d'une sueur froide et gluante. On lui prodigua tous les secours possibles; on lui fit prendre six grains d'*oxide blanc de bismuth*, on lui donna un quart de lavement d'eau de son avec vingt gouttes de *laudanum de Rousseau* et une tisane de fleurs de guimauve. On lui couvrit de sinapismes bien chauds, les mollets, les pieds, les genoux, les cuisses et même le ventre, une heure à chaque place, et ce, à plusieurs fois. Tout fut administré sans aucune apparence d'amélioration; et l'intelligence du malade qui s'était en quelque sorte anéantie dès l'invasion du choléra, ne fut point réveillée. La diarrhée et les vomissemens continuèrent tout le jour, cessèrent d'eux-mêmes pendant la nuit, et le sieur Fialon s'éteignit dans la nuit du 11 au 12 avril.

15e OBS. — *Choléra algide, suivi d'une péripneumonie latente.* (Guérison.)—Le sieur Nau,

âgé de 34 ans, confiseur, d'une bonne constitution, logé rue de la Ferronnerie, 3, lieu bas
et humide, dans une chambre aérée, mais
étroite, passait, depuis quelque temps, les jours
et les nuits auprès de son frère, atteint du choléra algide et cyanique dont il mourut, lorsque,
le 10 avril 1832, il fut pris de diarrhée blanchâtre avec coliques et bouillonnemens dans le
ventre.

*(J'ai soigné le malade avec M. le docteur
Gorse ; mais comme nous avons toujours été
d'accord sur le traitement, qu'il n'a différé en
rien de ma manière d'agir, et que , d'ailleurs,
je voyais le malade deux et trois fois par jour
et mon confrère une seule, avec moi, je puis
mettre cette observation au nombre des miennes
puisque l'on a suivi, en tout, le traitement que
j'avais l'habitude de mettre en usage.)*

Nous combattîmes la diarrhée par le repos,
la diète, la tisane de riz, les lavemens d'eau de
son et de tête de pavot et des cataplasmes de
farine de lin sur le ventre. Tout disparut en
trois jours ; mais le 13, après avoir mangé un
potage, elle reparut et devint très abondante.
Bientôt des vomissemens liquides, blanchâtres,
arrivèrent, chargés de pellicules blanches, grisâtres, accompagnés de crampes dans les mol-

lets. La figure se décomposa promptement, les yeux s'enfoncèrent dans les orbites, le froid gagna la figure, les extrémités et la langue dont la couleur était blanche ; les urines se supprimèrent ; le malade éprouvait une grande oppression et sa voix était presque éteinte.

Arrivé auprès du malade, le trouvant dans l'état ci-dessus décrit, je fis mettre des bouteilles d'eau chaude aux pieds, des sinapismes bien chauds aux mollets, aux genoux, aux pieds et aux cuisses successivement, une heure à chaque place, avec ordre de les répéter jusqu'à parfait réchauffement, en les renouvelant aux places où ils avaient été mis la première fois. J'ordonnai deux quarts de lavement d'eau de son avec vingt-cinq gouttes de *laudanum de Rousseau* dans chaque, le second pris à une heure de distance, si le premier ne produisait aucun effet ; six grains d'*oxide blanc de bismuth*, un par heure, et une tisane de fleurs de guimauve. Mon confrère arriva après moi et confirma mes prescriptions qui furent fidèlement exécutées. On mit aussi quinze sangsues sur le creux de l'estomac et cinq de chaque côté du bas-ventre, et des cataplasmes de farine de lin sur les piqûres. Les vomissemens cessèrent et la diarrhée diminua. Les sinapismes, renouvelés d'heure en heure, furent continués tout le jour et la nuit suivante.

Le 14, dès le matin, nous trouvâmes le malade mieux : sa figure était moins décomposée, sa voix un peu relevée; cependant, il éprouvait toujours beaucoup d'anxiété, la chaleur n'était pas encore tout-à-fait rétablie, il n'y avait pas d'urines, le pouls n'était qu'un simple frémissement de l'artère, mais les crampes avaient disparu. On renouvela les sinapismes ainsi que douze sangsues sur le ventre et des cataplasmes de farine de lin sur les piqûres, car il existait des douleurs abdominales. Le malade rendit dans la journée deux ou trois selles de consistance de purée, blanche comme de la bouillie un peu liquide. On donna des demi-lavemens d'eau de son et d'amidon. Il demanda à boire froid, et nous lui accordâmes de l'eau gommée sucrée, bue froide et coupée avec moitié d'eau de Seltz. La diète fut sévèrement observée.

Le 15, la chaleur était revenue par tout le corps, ainsi que le pouls. La journée fut assez bonne. On donna des demi-lavemens d'eau de son et d'amidon, la même tisane, et on continua une diète sévère.

Le 16, l'état du malade était très satisfaisant, la diarrhée avait presque disparu. Retour des urines. Même prescription. — Le 17, il survint dans la journée deux ou trois vomissemens de matières liquides, verdâtres. Le malade se tourmente, il rend quelques selles blanches de peu de consistance. Diète sévère, limonade sucrée, bue froide. Même prescription.

Le 18, encore quelques vomissemens ; difficulté de respirer ; son mat dans la partie inférieure droite de la poitrine, jusqu'au-dessous du sein; respiration nulle dans toute cette partie, anxiété, légère expectoration roussâtre avec quelques stries de sang, toux presque nulle et sèche. Saignée du bras de douze à quinze onces, le sang sort bien de la veine et se couvre d'une couenne inflammatoire. Diète sévère, tisane de fleurs de guimauve avec sirop de gomme, bue chaude. — Le 19, même prescription, hors la saignée; même état. — Le 20, pas d'amélioration. — Le 21, je propose un large vésicatoire à la base de la poitrine à droite. Nous avons une consultation, à trois heures, avec MM. Gorse et Rostan : ma proposition est acceptée, et de suite on applique un vésicatoire de six pouces de long sur quatre de large. Même prescription.

Le 22, le vésicatoire a déterminé une énorme vésicule pleine d'eau; la respiration est plus libre; on enlève l'épiderme; on panse avec de la poirée et du beurre, pour entretenir l'irritation cutanée et la suppuration. Le malade se sent plus à l'aise, le son est moins mat, mais on n'entend pas encore l'air. Même prescription.

De jour en jour, l'état de M. Nau s'améliore; on lui accorde quelques cuillerées de bouillon coupé qui est bien supporté. On entretient la suppuration du vésicatoire pendant une huitaine de jours; la respiration se rétablit bien dans le côté malade. La convalescence s'est long-temps prolongée, parceque l'estomac digérait difficilement; mais enfin la bonne santé a repris complétement le dessus.

(L'enfant qui fait le sujet de l'observation suivante fut pris du choléra, et également deux jours après son frère et sa sœur, dans la même chambre.)

16ᵉ OBS. — *Choléra algide, suivi de fièvre typhoïde.* (Guérison.) — Christophe fils, âgé de douze ans, d'une faible constitution, logé rue Perrin-Gaslin, 5, quartier bas et humide, dans une chambre étroite et peu aérée, habitée par cinq individus, avait, depuis quelques jours, de la diarrhée accompagnée de bouillonnemens dans le ventre et de légères coliques. Ses parens y firent peu d'attention.

Le 15 avril 1832, la diarrhée augmenta, devint liquide et blanche comme de l'eau de riz. Bientôt des vomissemens de même nature arrivèrent, ainsi que des crampes dans les mollets. La face et les extrémités se refroidirent, de même que la langue dont la couleur était blanche. La figure se décomposa rapidement, les yeux s'enfoncèrent dans les orbites, les urines cessèrent de couler, la peau perdit toute son élasticité et on ne sentait plus le pouls. Le petit malade éprouvait une grande oppression et se faisait à peine entendre, tant sa voix était affaiblie.

Je prescrivis, sur le champ, quatre grains d'*oxide blanc de bismuth*, un par heure, deux quarts de lavement d'eau de son avec douze gouttes de *laudanum de Rousseau* dans chaque, administrés à une heure l'un de l'autre, huit sangsues au creux de l'estomac et des cataplasmes de farine de lin sur les piqûres, des sinapismes bien chauds aux mollets, aux pieds, aux genoux et aux cuisses successivement, une heure à chaque endroit; des bouteilles d'eau chaude aux pieds et une tisane de fleurs de guimauve, bue chaude et en petite quantité chaque fois. Cette médication fut mise en usage pendant le reste de la journée et toute la nuit.

Le 16, à six heures du matin, lorsque je vis le malade, il ne vomissait plus, sa diarrhée était presque entièrement supprimée, les crampes avaient disparu, la chaleur et le pouls n'étaient pas encore rétablis; cependant la figure présentait moins d'altération. Je fis continuer les bouteilles d'eau chaude aux pieds, les sinapismes aux extrémités inférieures, la même tisane, une diète sévère, des lavemens d'eau de son et d'amidon et de larges cataplasmes de farine de lin sur le ventre.

Le 17, retour de la chaleur et du pouls. Même médication, excepté les sinapismes.

Le 18, il survient quelques légers vomissemens de matières verdâtres, plusieurs fois répétés dans la journée. Même médication, et le soir, un large vésicatoire sur le creux de l'estomac.

Le 19, le vésicatoire a bien pris, la chaleur est plus forte ainsi que le pouls. On panse le vésicatoire avec du cérat sans enlever l'épiderme. Les vomissemens ont cessé, la langue est rouge et sèche; le malade éprouve beaucoup de soif. On continue la tisane émolliente, les lavemens d'eau de son et la diète.

Le 20, le malade est mieux, les urines sont revenues pendant la nuit; tous les symptômes du choléra ont cessé. Je pensais que le malade allait entrer en convalescence. Même médication.

Le 21, il délire, ses yeux sont fixes, hébétés, les pupilles en sont fortement contractées et les conjonctives d'un rouge violet. Il répond avec peine aux questions qu'on lui adresse. Il éprouve une légère diarrhée brunâtre ; la surface du vésicatoire placé à l'épigastre paraissant vouloir suppurer, j'enlevai l'épiderme, afin d'entretenir la supuration.

Je prescrivis une diète sévère, des lavemens émolliens et de l'eau sucrée froide pour toute boisson. Les yeux devinrent chassieux, les paupières se collèrent et l'on fut obligé de les laver plusieurs fois, dans le jour, avec de l'eau tiède.

Le 22, il parut sur les poignets et ensuite sur la poitrine, la figure et tout le corps, une éruption rouge, presque semblable à une rougeole, mais plus élevée et d'un rouge moins vif. Dans les intervalles de cette éruption, la peau avait une teinte très jaune. Le malade urinait sous lui involontairement. Tisane émolliente à boire chaude, diète absolue, lavemens émolliens, entretien du vésicatoire. Cette éruption dura trois

jours, puis disparut, en laissant un ictère général, et les piqûres de sangsues formaient de
petites plaies profondes qui suppuraient abondamment.

Le 25, le jeune Christophe cessa de délirer;
il digéra quelques cuillerées de bouillon coupé
que l'on augmenta de jour en jour. Ses forces
sont revenues très lentement, ses yeux sont restés long-temps chassieux; mais enfin, il a fini
par se rétablir complétement et il jouit aujour-
d'hui d'une bonne santé.

17ᵉ OBS. — *Choléra algide.* (Mort.)— Madame Lemaire, âgée de 66 ans, d'une forte constitution, maîtresse de pension, logée dans un
appartement propre, assez bien aéré, mais dans
un quartier bas et humide, rue des Ecrivains,
22, fut prise, le 15 avril 1832, vers les deux
heures du matin, de coliques et bouillonnemens dans le ventre, suivis d'une diarrhée blanchâtre, pelliculeuse, abondante. A cinq heures,
trois heures après l'invasion, on me fit mander.
Je trouvai la malade dans l'état suivant : Des
vomissemens blanchâtres, liquides, venaient
d'arriver, la diarrhée coulait comme de l'eau,
presque continuellement et involontairement;
des crampes très douloureuses torturaient les

mollets; la figure était jaune, tirée, décomposée et déjà froide, ainsi que les pieds et les
mains, mais non violettes. Les urines ne coulaient plus et la peau avait perdu toute son élasticité. La malade éprouvait une grande oppression; on ne sentait le pouls que très faiblement
et sa voix était éteinte.

On mit de suite des bouteilles d'eau chaude
aux pieds, des cataplasmes de farine de moutarde aux mollets, aux pieds, aux genoux et aux
cuisses successivement, une heure à chaque endroit, puis on administra six grains d'*oxide
blanc de bismuth*, un par heure, un quart de
lavement d'eau de son avec vingt-cinq gouttes
de *laudanum de Rousseau* et une tisane légère
de fleurs de guimauve, bue chaude et en petite
quantité.

Sous l'influence de cette médication, les vomissemens et la diarrhée diminuèrent sans cesser complétement; mais les sinapismes, constamment répétés, n'arrêtèrent nullement les
crampes.

Vers dix heures, le pouls n'existait plus. On
posa quinze sangsues au creux de l'estomac et
des cataplasmes de farine de lin sur les piqûres.
On donna un quart de lavement avec vingt-
cinq gouttes de *laudanum de Rousseau*; on

continua la même tisane et je fis frictionner les mollets avec un liniment de trois onces d'eau distillée de *laurier cerise*, d'un gros d'*extrait de belladone* et d'une once d'*éther sulfurique ;* les crampes devinrent plus rares et moins fortes, mais ne cessèrent pas entièrement. Sur les deux heures, la malade reprit encore six grains d'*oxide blanc de bismuth*, un par heure ; on renouvela les sinapismes sur les jambes , et vers six heures, le froid, qui avait toujours persévéré, cessa, la malade se réchauffa. On sentit alors le pouls, il n'y avait plus de crampes , de diarrhée, ni de vomissemens ; les boissons passaient bien et j'espérais conserver la malade qui se couvrit d'une sueur chaude très abondante.

Vers dix heures du soir, le froid reparut, l'élasticité de la peau, qui s'était presque complétement rétablie, se perdit de nouveau. Dès-lors, la malade tomba dans un grand accablement moral ; elle s'agitait et se découvrait dans son lit. L'oppression se renouvela ; puis, vint un assoupissement profond. On recommença l'application des sinapismes sur les membres inférieurs sans aucun succès. La sensibilité paraissait éteinte, car rien n'annonçait qu'elle les sentît, et madame Lemaire s'éteignit doucement, le 16, vers deux heures du matin, vingt-quatre heures après l'invasion de la maladie.

18° obs. — *Choléra algide, suivi de fièvre typhoïde à la suite d'une application de sangsues,
pendant la convalescence.* (Mort.)— Le sieur
Villariau, âgé de 64 ans, adonné à l'usage im-
modéré des boissons alcoholiques, logé Marché Saint-Jacques, quartier bas et humide, fut
frappé de terreur à l'arrivée du choléra à Paris.
Dès les premiers jours d'avril, il m'envoyait
chercher deux ou trois fois par jour. Aussitôt
qu'il ressentait quelques légers malaises, il
croyait avoir le choléra et n'avait rien. Je le
tranquillisais autant que possible; mais le calme
de son esprit durait peu et l'effroi reparaissait
quelques heures après. Il devint jaune et semblait être atteint d'un ictère. Sans avoir la diarrhée, ses selles devinrent un peu plus liquides
que d'habitude. Il perdait, disait-il, ses forces
de jour en jour. Au moyen d'un régime assez
sévère, d'une tisane émolliente et de lavement
d'eau de son, tout disparut, et l'appétit perdu
revint un peu.

Il alla ainsi, sous l'influence de ses craintes,
sans cependant s'aliter et sans diarrhée, jusqu'au 16 avril 1832. Alors, il survint de la diarrhée blanchâtre pelliculeuse, avec coliques et

bouillonnemens dans le ventre. Quelques heures après, des vomissemens de même nature arrivèrent avec des crampes dans les mollets. La langue était blanche, le pouls s'affaiblissait considérablement, mais ne s'éteignit pas complétement; la peau ne perdait pas toute son élasticité; la voix était très faible, la respiration très gênée et accompagnée de beaucoup d'oppression ; les urines se supprimèrent promptement.

Je prescrivis de suite des bouteilles d'eau chaude aux pieds, des cataplasmes de farine de moutarde aux mollets et successivement aux genoux, aux pieds et aux cuisses, une heure à chaque endroit, six grains d'*oxide blanc de bismuth,* un par heure, dans une cuillerée d'eau sucrée. Tisane de fleurs de guimauve, adoucie avec du sirop de gomme, et un quart de lavement d'eau de son avec vingt-cinq gouttes de *laudanum de Rousseau.*

Le 17, le malade était mieux, il n'y avait plus de vomissemens ni de crampes, seulement un peu de diarrhée. Le pouls se releva, la figure se ranima et la chaleur revint. Pendant 3 jours, les 18, 19 et 20, l'état du malade fut à peu près le même : avec un pouls faible, une chaleur ordinaire et une légère diarrhée jaune. Il observa une diète sévère, ne prit que de la tisane émolliente, des lavemens d'eau de son, et on couvrit son ventre de cataplasmes de farine de lin.

Le 21, les urines reparurent, et comme le malade y attachait une grande importance, leur arrivée lui fit beaucoup de plaisir et rassurèrent un peu son moral. On continua les mêmes prescriptions.

Le 22, il survint un hoquet faible. Je ne lui opposai rien de particulier, espérant qu'il cesserait de lui-même, en conservant le malade à la diète, aux lavemens émolliens et à la tisane de fleurs de guimauve.

Le 23, le hoquet avait augmenté au lieu de diminuer. Même prescription, et de plus, deux larges vésicatoires à la base de la poitrine. Le 24, en levant le vésicatoire, je soulevai l'épiderme sans l'enlever et glissai dessous un demi-grain d'acétate de morphine; je continuai pendant deux jours à mettre, matin et soir, un demi-grain d'acétate de morphine sur la peau dénudée de son épiderme, que j'enlevai le second jour. Le hoquet diminua le premier jour et s'éteignit le troisième. Même prescription. Alors je permis un peu de bouillon de bœuf coupé avec moitié de bouillon de poulet. Depuis trois

jours, le malade prenait avec plaisir du bouillon et même de très légers potages à la fécule
de pommes de terre, lorsqu'à quatre heures du
matin, la garde du malade fit venir secrète-
ment un officier de santé qui crut reconnaître
à la rougeur de la pointe de la langue, une vive
inflammation de l'estomac, et sans renseigne-
ment sur l'état antérieur du sieur Villariau et
son état présent, sans savoir à quelle époque de
sa maladie il était arrivé, lui prescrivit sur le
champ trente sangsues à l'épigastre. Lorsque
j'arrivai, trois ou quatre heures après, le mal
était fait ; les piqûres de sangsues avaient versé
beaucoup de sang, le malade était tombé dans
un grand affaissement. Il survint de la stupeur,
les yeux étaient fixes, immobiles, les pupilles
contractées fortement et toute la surface cutanée d'un jaune foncé. Les urines s'arrêtèrent
de nouveau. J'ordonnai de larges vésicatoires
aux mollets, des lavemens avec une décoction
de quinquina.

Le lendemain, il survint quelques taches
rouges sur les poignets et la figure, mais d'une
teinte peu prononcée, et j'eus la douleur de
voir succomber, trois jours après l'application
des sangsues, un malade dont la convalescence
s'établissait franchement et lorsque tout an-

nonçait une guérison assurée. Je suis d'autant plus porté à le penser que cet affaissement et cette fièvre typhoïde parurent immédiatement après la perte de sang et bien plus long-temps après l'invasion du choléra, que je n'avais l'habitude de l'observer.

19ᵉ obs. — *Choléra algide.* (Mort.) La demoiselle Mélanie Petit, âgée de 16 ans, blanchisseuse de fin, logée dans une chambre étroite avec six autres personnes, rue des Arcis, 25, quartier bas et humide, était atteinte de diarrhée depuis plusieurs jours, et ne voulait rien faire ni cesser de manger pour se guérir ; aussi, le 16 avril 1832, dans l'après-midi, sa diarrhée augmenta considérablement, et lorsque je la vis, sur les 3 heures, elle était presque continuelle, ainsi que les vomissemens. Les matières rendues par haut et par bas etaient blanches, liquides, semblables à de l'eau de son et remplies de pellicules blanchâtres. Des crampes vives torturaient les mollets ; la peau de la figure, des pieds et des mains était froide, ainsi que la langue, dont la couleur était blanche. La face considérablement amaigrie avait une teinte jaune pâle ; les yeux paraissaient cachés au fond de leurs orbites, le pouls ne battait plus, la peau avait perdu toute son élasticité, les urines ne coulaient plus, l'oppression était extrême et la voix presque éteinte.

On posa, de suite, 12 sangsues à l'épigastre et des cataplasmes de farine de lin sur les piqûres, des bouteilles d'eau chaude aux pieds et sous les mains et des sinapismes aux mollets, aux pieds, aux genoux et aux cuisses successivement, et une heure à chaque endroit. On donna six grains d'*oxide blanc de bismuth*, un par heure, un quart de lavement d'eau de son avec 25 gouttes de *laudanum de Rousseau*, et une tisane de fleurs de guimauve, bue tiède et en petite quantité chaque fois. On exécuta fidèlement toutes les prescriptions.

Vers 9 heures du soir, les vomissemens et la diarrhée diminuèrent; mais tous les autres symptômes cholériques persévérèrent. On insista sur les sinapismes bien chauds pendant toute la nuit sans aucun résultat favorable. La malade s'agitait continuellement, se découvrait, ne pouvait rester en place, et à 3 heures du matin, le 17, elle rendit le dernier soupir.

20ᵉ OBS. — *Choléra algide.* (Mort.) — La petite Christophe, âgée de 11 ans, logée dans une chambre étroite et mal aérée, avec cinq autres personnes, rue Perrin-Gaslin , 5 , quartier bas et humide, fut prise , le 15 avril 1832 , de diarrhée abondante , puis de vomissemens aqueux, blanchâtres , remplis de pellicules de même couleur. Bientôt il survint des crampes dans les mollets , peu fortes à la vérité ; mais elle devint froide, très agitée et éprouvait beaucoup d'oppression. Sa figure se décomposa promptement, ses yeux se cavèrent. Le froid s'empara des extrémités ainsi que de la face et de la langue , dont la couleur resta blanche, la peau perdit toute son élasticité , la voix s'éteignit et les urines ne coulaient plus.

Lorsque j'arrivai, tous ces symptômes existaient déjà, quoique cette petite fille ne fût atteinte du choléra que depuis quelques heures. On donna de suite un petit lavement d'eau de son avec dix gouttes de *laudanum de Rousseau*, et 4 grains d'*oxide blanc de bismuth* , un par heure ; on posa six sangsues au creux de l'estomac et des cataplasmes de farine de lin sur les piqûres, des briques chaudes aux pieds, des sinapismes bien chauds aux mollets, aux genoux, aux pieds, aux cuisses, une demi-heure à chaque endroit. On administra de l'eau de riz pour boisson, en petite quantité chaque fois. Les vomissemens furent supprimés, mais la diarrhée

ne s'arrêta point : elle coulait involontairement, comme de l'eau, sous la malade ; le froid
et l'oppression augmentèrent au lieu de disparaître.

On donna dans la nuit un second lavement
avec dix gouttes de *laudanum de Rousseau*. On
renouvela continuellement les cataplasmes de
moutarde aux extrémités inférieures, et malgré
tout, le 17 au matin , la petite Chritophe périt
sans avoir pu obtenir aucun amendement.

21ᵉ OBS. *Choléra algide.* (Mort.)— André
fils, âgé de 4 ans, logé dans une chambre étroite
avec son frère qui venait d'avoir le choléra, et
dans un quartier bas et humide, rue Saint-Ger-
main-l'Auxerrois, 10, fut pris de diarrhée vers
le 12 avril 1832. Nous combattîmes cette affection par de la tisane de riz, des lavemens
légèrement opiacés, la diète et des cataplasmes
de farine de lin sur le ventre, et tout disparut.
Mais, le 16, il fit une imprudence de régime et la
diarrhée revint, au point que lorsque je fus appelé auprès du malade, il allait du haut et du bas
continuellement et rendait des matières liquides
et chargées de pellicules blanchâtres ; l'abattement était extraordinaire ; il éprouvait une grande oppression et une extinction presque complète

de la voix. Le froid s'était emparé de la figure, des extrémités et de la langue dont la couleur était blanche ; les urines ne coulaient plus, le pouls avait complétement cessé de battre, la face était horriblement décomposée et amaigrie, les yeux étaient retirés dans les orbites, mais il n'y avait pas de crampes : généralement elles étaient très faibles chez les enfans.

On donna, sans différer, un quart de lavement d'eau de son avec six gouttes de *laudamum de Rousseau*, trois grains d'*oxide blanc de bismuth*, un par heure, une tisane de fleurs de guimauve, bue chaude. On enveloppa les extrémités inférieures de sinapismes que l'on changea de place de demi-heure en demi-heure en les promenant sur toute la longueur du membre. On mit aux pieds des bouteilles d'eau chaude, le tout sans aucun succès. Les vomissemens et la diarrhée continuèrent ainsi que le froid qui s'empara de tout le corps.

Le matin du 17, cet enfant succomba ou pour mieux dire s'anéantit paisiblement.

Je ne lui fis point poser de sangsues parceque je le trouvai très faible en raison de sa diarrhée antérieure et de la diète qu'il avait observée à son occasion.

22ᵉ OBS. — *Choléra algide.* — (Guérison.)
Christophe, petite fille, âgée de 5 ans, logée
dans une chambre étroite, peu aérée, habitée
par cinq personnes et dans un quartier bas et
humide, rue Perrin-Gaslin, lieu où son frère
et sa sœur avaient eu le choléra, fut prise le
jour même de la mort de cette dernière, 17 avril
1832.

Depuis quelques jours, elle avait de la diarrhée ; mais ses parens étaient si occupés à donner des soins à son frère et à sa sœur, qu'ils ne
s'aperçurent pas de son indisposition. Cette petite fille continuait à manger selon son habitude ; mais bientôt sa diarrhée augmenta considérablement. Tout-à-coup, il survint des vomissemens. Lorsque je la vis pour la première
fois, elle allait presque continuellement sous
elle et rendait des matières liquides comme de
l'eau, sans se sentir. Elle vomissait très fréquemment des matières liquides et blanchâtres ; elle se plaignait des jambes (si elle avait
des crampes elles étaient peu prononcées) ; sa
figure était très décomposée, terne et considérablement amaigrie ; ses yeux enfoncés dans les
orbites et environnés d'un cercle d'une couleur
très brune ; sa langue, blanche et froide ainsi
que les mains et les pieds ; l'oppression très

grande et la voix presque éteinte. Les urines ne coulaient plus, la peau avait perdu son élasticité et le pouls ne battait plus. La malade s'agitait beaucoup, se tourmentait dans son lit, on ne pouvait la tenir en place et elle se découvrait continuellement.

Je fis de suite poser quatre sangsues sur le creux de l'estomac et des cataplasmes de farine de lin sur les piqûres, qui d'abord saignèrent peu; donner trois grains d'*oxide blanc de bismuth*, un par heure, et deux petits lavemens d'eau de son avec six gouttes de *laudanum de Rousseau* dans chaque, à une heure de distance, et une tisane de riz, sucrée et chaude; appliquer des bouteilles d'eau chaude aux pieds, des sinapismes très chauds aux mollets, pendant vingt minutes, et successivement le même temps aux pieds, aux genoux et aux cuisses. Les vomissemens et les selles furent supprimés après l'administration du laudanum en lavement et de l'oxide blanc de bismuth par en haut. On continua les sinapismes toute la nuit, avec la précaution de les changer continuellement de place et de ne revenir au premier lieu d'application, qu'après avoir parcouru tous les autres.

Le 18, la chaleur avait reparu à la figure et

aux extrémités ; le pouls commençait à se faire sentir, mais la diarrhée était revenue, peu abondante à la vérité. Cataplasmes de farine de lin sur le ventre, lavemens d'eau de son, même tisane et diète absolue.

Le 19, les yeux sont plus animés, moins enfoncés dans les orbites, la respiration se fait avec facilité. Même prescription. Retour des urines.

Le 21, continuation du mieux, la petite Christophe demande à manger : on lui accorde quelques cuillerées de bouillon coupé avec moitié d'eau, une toutes les deux heures. La nourriture fut augmentée de jour en jour ; enfin elle alla à la campagne, où elle s'est parfaitement bien rétablie.

23ᵉ OBS. —*Choléra algide.* (Guérison.)— La dame Giraux, culottière, âgée de 45 ans, d'une faible constitution et d'une mauvaise santé habituelle, logée dans une chambre étroite, peu aérée, rue de la Savonnerie, 16, quartier bas et humide, avait eu plusieurs fois la diarrhée pendant le mois d'avril et de mai. Elle s'en était débarrassée par la diète, la tisane de riz et des lavemens émolliens.

Le 12 juin 1832, sa diarrhée revint brusquement et en abondance. Bientôt, elle fut accompagnée de vomissemens liquides, verdâtres et contenant des pellicules blanchâtres.

Lorsque je la vis, sa figure était d'un jaune terreux, décharnée, ses yeux enfoncés dans les orbites et sa voix presque éteinte. Elle allait presque continuellement du haut et du bas, n'urinait plus et éprouvait des crampes très vives dans les mollets. Un froid de marbre s'était emparé de la face, des extrémités et de la langue dont la couleur était blanche; le pouls ne battait plus, elle éprouvait une grande oppression sous-sternale et sa peau avait perdu toute son élasticité.

Je prescrivis, sur le champ, des briques chaudes aux pieds, des sinapismes bien chauds aux mollets et successivement aux pieds, aux genoux et aux cuisses, une heure à chaque endroit, un quart de lavement d'eau de son avec quinze gouttes de *laudanum de Rousseau*, six grains d'*oxideblanc de bismuth*, un par heure, et une tisane de fleurs de guimauve bue chaude. Peu après, la malade réclama une boisson froide à la glace; elle la but avec plaisir.

Le 13, les vomissemens avaient cessé ainsi que les crampes; mais le pouls ainsi que la chaleur ne s'étaient point encore rétablis. La diarrhée, brune, quoique moins fréquente,

existait encore. On continua les briques chaudes aux pieds, des sinapismes aux extrémités
inférieures, la même tisane.

Le 14, le pouls commença à se faire sentir et
la chaleur revint par tout le corps ; mais la malade était d'une extrême faiblesse, à peine si on
l'entendait parler ; sa figure, quoiqu'un peu
plus animée, était d'une maigreur extraordinaire. On continua les briques chaudes aux
pieds, la même tisane, la diète, les lavemens
émolliens et quelques sinapismes de temps en
temps, pour soutenir la chaleur et la sensibilité
qui menaçaient à chaque instant de disparaître.

Le 15, les urines reparurent en petite quantité, mais il survint des nausées et quelques légers vomissemens liquides. On administra de
l'eau sucrée froide, coupée avec moitié d'eau
de Seltz ; les vomissemens cessèrent et la chaleur et le pouls devinrent plus prononcés. On
continua les lavemens émolliens.

Le 16, les urines coulèrent abondamment ;
l'état de la malade était bien plus satisfaisant
et sa voix reprit un peu de corps. Je fis donner
quelques cuillerées de bouillon coupé, il passa
bien, et une infusion de fleurs de guimauve sucrée pour tisane. Le 17 et le 18, on augmenta
la quantité de bouillon, et la malade entra en

convalescence; mais elle fut très longue. Son estomac supportait avec beaucoup de peine une nourriture même peu solide, tels que de légers potages, et ce n'est qu'à la campagne, en Normandie, où la dame Giraux s'est retirée, qu'elle s'est complétement rétablie, ce, après deux mois de convalescence, selon le rapport de son mari qui est venu me voir pour m'en donner des nouvelles.

24ᵉ OBS. — *Choléra algide suivi de gastrite.* (Guérison.) — La dame veuve Garon, d'une faible constitution, âgée de 42 ans, cuisinière, logée dans un cabinet noir très peu aéré, rue de la Vieille-Monnaie, 17, fut prise, le 13 juillet 1832, presque subitement, de diarrhée liquide, chargée de pellicules blanchâtres avec coliques et bouillonnemens dans le ventre. Quelques heures après, vers huit heures du soir, il survint des vomissemens de même nature; le pouls et la chaleur n'avaient pas disparu, la figure n'était pas décomposée, la peau n'avait pas perdu son élasticité, il n'existait pas de crampes; cependant les urines ne coulaient plus.

J'ordonnai de suite quinze sangsues, cinq au creux de l'estomac, cinq de chaque côté du bas-ventre et des cataplasmes de farine de lin sur les piqûres, une légère tisane de riz, un quart de lavement d'eau de son avec vingt gouttes de *laudanum de Rousseau* et six grains d'*oxide blanc de bismuth,* un par heure.

A onze heures du soir, on vint me chercher. L'état de la malade s'était beaucoup aggravé et les médicamens n'avaient enrayé aucun des symptômes cholériques : à cette heure elle vomissait continuellement, allait à la garde-robe sous elle, presque sans se sentir et sans pouvoir se retenir ; les extrémités, la figure et la langue étaient froides, la couleur de cette dernière était blanche, la peau avait perdu son élasticité, des crampes vives torturaient les mollets, il n'y avait plus de pouls ; la malade éprouvait une grande oppression et une extinction presque complète de la voix.

Je fis aussitôt poser des bouteilles d'eau chaude aux pieds, des sinapismes bien chauds aux mollets, aux pieds, aux genoux et aux cuisses, une heure à chaque place. On continua l'oxide blanc de bismuth, six grains en sus de ceux déjà prescrits ; on donna dans la nuit deux quarts de lavement d'eau de son avec quinze gouttes de *laudanum de Rousseau* dans chaque, une tisane composée d'eau sucrée froide , coupée avec moitié d'eau de Seltz, parceque la malade ne pouvait supporter celle de riz, ni aucune autre tisane chaude.

Le 14, l'état de la malade était peu amendé, elle vomissait et allait moins souvent à la garde-robe, mais ces deux symptômes n'étaient pas arrêtés; le pouls et la chaleur ne reparaissaient pas; la perte de l'élasticité de la peau n'avait pas disparu; néanmoins, l'oppression était moins grande. Je prescrivis la même tisane, la continuation des bouteilles d'eau chaude aux pieds, des sinapismes aux extrémités inférieures et des lavemens légèrement opiacés. La malade était très agitée, se retournait continuellement dans son lit et se croyait perdue sans ressource.

Le 15, la chaleur était un peu revenue et le pouls légèrement sensible. Il n'y avait ni vomissemens, ni diarrhée. L'oppression et l'agitation avaient considérablement diminué. Je fis continuer la même tisane, je donnai des lavemens seulement émolliens, de larges cataplasmes de farine de lin sur le ventre, des bouteilles d'eau chaude aux pieds, et de temps à autre quelques sinapismes aux jambes, laissés peu de temps, de crainte de trop irriter.

Le 16, le mieux continua, le pouls était plus

élevé, la chaleur se répandit par tout le corps et se soutint, et l'élasticité de la peau se rétablit parfaitement. Même prescription de la veille, sauf les sinapismes.

Le 17, les urines reparurent et la malade semblait vouloir entrer en convalescence. Sa langue n'était pas rouge ; elle réclamait à manger. Je la tins encore à la diète. Le 18 et le 19 même régime.

Le 20, des vomissemens verdâtres reparurent trois ou quatre fois avec des selles liquides, brunes et fétides, et la malade tomba dans l'accablement. Il survint de la douleur à l'épigastre. Je prescrivis une diète sévère, 12 sangsues sur le lieu de la douleur, des cataplasmes de farine de lin sur les piqûres et une tisane de fleurs de guimauve, bue tiède et en petite quantité. Les urines ne cessèrent pas de couler.

Le 21 , continuation des vomissemens et de la diarrhée. Diète sévère, même tisane , cataplasmes de farine de lin sur le ventre et lavement d'eau de son et d'amidon. La langue restait toujours blanche.

Le 22, même état. Même prescription, et de plus , un large vésicatoire de cinq pouces de diamètre à l'épigastre sur les piqûres de sangsues.

Le 23, le vésicatoire avait bien pris, les vomissemens et la diarrhée étaient suspendus ;
mais les bords et la pointe de la langue étaient
d'un rouge vif. La malade était très altérée. On
lui donna une légère infusion de fleurs de guimauve et des lavemens émolliens. On continua
la diète et les cataplasmes de farine de lin sur
le ventre. Le vésicatoire fut pansé avec de la
poirée enduite de beurre frais et de pommade
de garou.

Je fis continuer la diète et le même régime
pendant quatre à cinq jours, puis, la malade
éprouvant le besoin de manger, je lui fis donner
quelques cuillerées de bouillon qui, les premiers jours, passa difficilement, mais ensuite il fut bien supporté. On augmenta progressivement la nourriture, et la dame Garon
ne fut complétement guérie que le 13 août suivant, un mois après l'invasion de la maladie.

Pendant les deux mois qui suivirent son rétablissement, elle éprouva beaucoup de difficulté à digérer.

25e obs. — *Choléra algide.* (Mort.) — La
dame Dollet, âgée de 31 ans, passementière,
logée dans une petite chambre habitée par
quatre personnes, dans un quartier bas et hu-

mide, rue Jean-Pain-Mollet, 27, avait, depuis quelques jours, de la diarrhée avec des coliques et des bouillonnemens dans le ventre, lorsque, le 16 juillet 1832, elle augmenta, après avoir mangé des fruits rouges acides; puis, il survint des vomissemens liquides et blanchâtres comme de l'eau de riz. Je la vis vers deux heures de l'après-midi : elle lâchait sous elle presque involontairement; elle vomissait très souvent et éprouvait des crampes vives dans les mollets ; les urines ne coulaient plus, la figure était fortement décomposée, les yeux enfoncés dans les orbites et la voix presque éteinte ; le pouls existait encore, la peau n'avait pas perdu toute son élasticité, la langue conservait sa chaleur avec une couleur blanche; cependant les extrémités étaient froides.

Sur le champ, on posa des bouteilles d'eau chaude aux pieds, des sinapismes très chauds aux mollets, aux pieds, aux genoux et aux cuisses successivement, et une heure à chaque endroit. On donna un quart de lavement d'eau de son avec 20 gouttes de *laudanum de Rousseau*, six grains *d'oxide blanc de bismuth*, un par heure, et pour boisson de l'eau sucrée froide, coupée avec moitié d'eau de Seltz.

Le 17, au matin, la malade était mieux, les

vomissemens et la diarrhée avaient cessé sous l'influence de l'opium et de l'*oxide blanc de bismuth*, les crampes sous l'action des sinapismes. La figure était moins décomposée, la chaleur s'était rétablie par tout le corps , et la malade espérait sa guérison. On continua la même tisane, une diète sévère et des bouteilles d'eau chaude aux pieds.

Vers une heure de l'après-midi, la diarrhée revint en abondance, un froid de glace s'empara de tout le corps, le pouls cessa de battre, la peau perdit son élasticité, la voix s'éteignit, et la face se décomposa horriblement. La malade éprouvait une grande oppression , beaucoup d'agitation et ne pouvait rester en place dans son lit.

On posa vingt sangsues à l'épigastre et des cataplasmes sur les piqûres , qui répandirent peu de sang. On renouvela continuellement les sinapismes aux extrémités inférieures , on donna un quart de lavement d'eau de son avec quinze gouttes de *laudanum de Rousseau.* On entretint sans cesse des bouteilles d'eau chaude aux pieds et sous les mains. La diarrhée s'arrêta ; mais les autres symptômes cholériques allèrent toujours en augmentant ; les sinapismes, quoique très chauds, ne purent rappeler la chaleur ni la sensibilité ; cette dernière paraissait entièrement éteinte.

Vers minuit, la malade tomba dans un coma profond, et cessa d'exister le 18, à deux heures du matin.

26ᵉ OBS. — *Choléra algide.* (Guérison.)— Rousselle, petite fille, âgée de 13 mois, logée dans un quartier bas et humide, et dans une chambre peu aérée, rue Jean-Pain-Mollet, 17, avait de la diarrhée depuis environ huit jours.

Le 16 juillet 1832, elle augmenta tout d'un coup d'une manière effrayante, et l'enfant rendait sous elle, sans se sentir, un liquide blanchâtre comme de l'eau de riz. Sa figure se décomposa rapidement, et en quelques heures, elle fut tellement amaigrie qu'elle semblait avoir la peau collée sur les os. La face et les extrémités étaient froides, ainsi que la langue dont la couleur était blanche ; la peau avait perdu toute son élasticité ; les urines ne coulaient plus, il y avait beaucoup d'étouffement, le pouls avait cessé de battre, et les cris de la petite malade étaient à peine perceptibles.

Je fis, de suite, donner un petit lavement d'eau de son avec dix gouttes de *laudanum de*

Rousseau, couvrir le ventre d'un large cataplasme de farine de lin et envelopper les mollets de sinapismes pendant vingt minutes ; on les porta ensuite aux pieds, aux genoux, et aux cuisses successivement, et le même espace de temps à chaque place ; on mit aux pieds des bouteilles d'eau chaude, et l'on administra pour boisson une infusion de fleurs de guimauve sucrée. Je ne fis pas poser de sangsues ; cette petite fille était si faible, si abattue, si décomposée, que je ne croyais pas la trouver en vie le lendemain.

Le 17, au matin, il n'y avait plus de diarrhée, la figure de l'enfant paraissait moins altérée, ses cris étaient plus forts, et elle avait repris de la chaleur ; mais le pouls n'existait pas encore. On continua la même tisane, les bouteilles d'eau chaude, les cataplasmes de farine de lin sur le ventre et de petits lavemens d'eau de son et d'amidon.

Le 18, au matin, le pouls était revenu, la chaleur avait repris son empire dans toutes les parties du corps et la peau son élasticité, quoique faiblement. Vers le milieu du jour, les urines reparurent. On continua la diète, la tisane, les cataplasmes et les lavemens émolliens.

Le 19, la petite Rousselle me parut tout à fait bien, mais extrêmement faible. Je lui fis donner du lait coupé avec moitié d'eau; il passa bien. On en augmenta de jour en jour la quantité, et elle s'est parfaitement bien rétablie.

27ᵉ obs. — *Choléra algide.* (Guérison.) — Baudoin fils, âgé de 11 ans, d'une bonne constitution, logé dans un cabinet étroit et peu aéré, dans un quartier bas et humide, rue des Écrivains, 4, fut pris subitement de diarrhée, le 18 juillet 1832, dans l'après-midi, et le soir, vers six heures, d'un vomissement liquide, blanchâtre, rempli de pellicules de même couleur et de crampes vives dans les mollets. Bientôt après, sa figure se décomposa, ses yeux s'enfoncèrent dans les orbites, les urines cessèrent de couler et la voix s'affaiblit considérablement. Cependant la peau n'avait pas perdu son élasticité, le pouls et la chaleur existaient encore, mais il éprouvait déjà beaucoup de gêne dans la respiration, caractérisée par une grande oppression.

Je fis donner de suite un quart de lavement d'eau de son avec douze gouttes de *laudanum de Rousseau*, quatre grains *d'oxide blanc de bismuth*, un par heure; pour boisson, de l'eau de Seltz coupée avec moitié d'eau sucrée froide, poser douze sangsues sur le ventre, des cataplasmes de farine de lin sur les piqûres, et des sinapismes aux mollets. A dix heures, les vomissemens et la diarrhée avaient considérablement diminué; mais les autres symptômes cholériques s'étaient beaucoup aggravés; la chaleur avait abandonné la figure, les extrémités et la langue dont la couleur était restée blanche. Le pouls cessa de battre, l'oppression était extrême, la peau avait perdu son élasticité et le malade ne pouvait rester en repos dans son lit, les yeux se cavèrent.

J'ordonnai un second quart de lavement avec douze gouttes de *laudanum de Rousseau*, quatre nouveaux grains *d'oxide blanc de bismuth*, la même tisane, des cataplasmes de farine de lin sur le ventre, des sinapismes aux jambes, continués toute la nuit en les changeant de place toutes les demi-heures, et des bouteilles d'eau chaude aux pieds.

Le 19, au matin, les vomissemens et la diarrhée avaient complétement disparu ainsi que les crampes; la figure du malade était moins accablée, il y avait de la chaleur, mais pas encore de pouls, et si les mains restaient hors du lit, elles se refroidissaient complétement.

Je prescrivis une tisane de guimauve, bue chaude (le malade ne vomissait plus), des cataplasmes de farine de lin sur le ventre, des lavemens d'eau de son non opiacés, de temps à autre quelques sinapismes aux jambes et une diète sévère.

Le 20, le pouls était revenu, la chaleur bien rétablie ainsi que l'élasticité de la peau. Mêmes prescriptions que la veille, excepté les sinapismes. Dans la journée les urines reparaissent.

Le 21, le malade est beaucoup mieux, il réclame à manger ; diète sévère, mêmes prescriptions.

Le 22, on accorda du bouillon coupé avec moitié d'eau, une cuillerée par heure ; il passa très bien. On augmenta les jours suivans la quantité du bouillon et le jeune Baudoin a repris promptement sa bonne santé habituelle.

28ᵉ OBS. — *Choléra algide.* (Guérison.) — Le sieur Paris, âgé de 56 ans, horloger, demeurant rue de la Colombe, 4, en la Cité, quartier bas, humide et malsain, mais dans une chambre assez bien aérée, ayant vue sur le quai, fut pris de diarrhée, le 19 juillet 1832, avec coliques et bouillonnemens dans le ventre.

Le 20, cette diarrhée augmenta considérablement, devint liquide et remplie de pellicules
blanchâtres. Vers deux heures de l'après-midi,
elle fut accompagnée de vomissemens verdâtres, liquides, mêlés de pellicules blanches,
et très fréquens.

Peu de temps après, lorsque je le vis, il allait souvent du haut et du bas, il éprouvait
beaucoup d'oppression, et cependant la chaleur et le pouls existaient encore. La figure
était décomposée, les yeux enfoncés dans les
orbites, des crampes vives torturaient les mollets, les urines ne coulaient plus ; mais la peau
conservait encore son élasticité, et la langue,
de couleur blanche, sa chaleur.

Je fis donner pour boisson de l'eau de Seltz
coupée avec de l'eau sucrée froide, un quart
de lavement d'eau de son avec quinze gouttes
de *laudanum de Rousseau*, six grains d'*oxide
blanc de bismuth*, un par heure et des sinapismes bien chauds aux mollets seulement. On
mit tous ces moyens en usage pendant la soirée et la nuit.

Le 21, au matin, le malade était bien ; il n'a-
vait plus de crampes, de vomissemens ni d'oppression, mais seulement quelques selles éloi-
gnées. *Prescription* : même tisane, diète sévère,

lavemens émolliens et repos absolu au lit.

Dans l'après-midi, sans que je puisse savoir s'il y avait eu quelque imprudence de commise, les vomissemens et la diarrhée reparurent abondamment. Les extrémités, la figure et la langue se refroidirent promptement, le pouls cessa de battre, l'oppression devint très grande, la peau perdit son élasticité, la face se décomposa d'une manière horrible, les crampes se renouvelèrent et la voix s'éteignit. *Prescription :* même tisane, six nouveaux grains *d'oxide blanc de bismuth*, un quart de lavement d'eau de son avec vingt gouttes de *laudanum de Rousseau*, quinze sangsues au creux de l'estomac ; des cataplasmes de farine de lin sur les piqûres ; des bouteilles d'eau chaude aux pieds, des sinapismes aux mollets, aux genoux, aux pieds, aux cuisses successivement et une heure à chaque place.

Le 22, les crampes avaient cessé, les accidens graves diminué ; les vomissemens et la diarrhée se renouvelaient encore de temps à autre, mais ne contenaient plus de pellicules ; le pouls n'avait pas reparu, et cependant les extrémités et la face étaient moins froides ; il n'y avait pas autant d'oppression. On continua la diète, la même tisane, les cataplasmes

de farine de lin sur le ventre, les bouteilles aux pieds et quelques sinapismes aux jambes.

Le 23, les vomissemens et la diarrhée avaient
disparu, la chaleur était bien rétablie et le pouls,
quoique très faible, se faisait sentir. Même prescription que la veille, excepté les sinapismes.

Le 24, les urines reparaissent, mais le malade éprouve encore une grande faiblesse ; il
est anéanti, ne peut se tenir sur son séant sans
se trouver mal ; sa voix est faible et le pouls
très petit et misérable. Il n'y a de douleur nulle
part et la langue est blanche.

J'eus une consultation avec le docteur Roy.
Nous résolûmes de donner au malade, matin
et soir, un quart de lavement fait avec une décoction de quinquina et de lui continuer les autres prescriptions. Il s'en trouva bien et ses forces se relevèrent. Le 25 et le 26, on continua
la même décoction.

Le 27, il réclama à manger. Je lui fis donner
quelques cuillerées de bouillon coupé avec moitié d'eau. Les jours suivans, on augmenta la
nourriture. Enfin, le sieur Paris, entra en convalescence et s'est très bien rétabli.

29ᵉ OBS. — *Choléra algide.* (Guérison.) — La

dame Vergniat, âgée de 5o ans d'une faible constitution, confiseur, logée dans un appartement assez grand, mais dans un quartier bas et humide, rue des Ecrivains, 24, fut prise de diarrhée, vers le 10 août 1832, avec coliques, malaises et bouillonnemens dans le ventre.

Je combattis cette indisposition par le repos absolu, la tisane de riz, les lavemens d'eau de son, d'amidon et de têtes de pavot, et par des cataplasmes de farine de lin sur le ventre.

Le 12, tout avait disparu; mais le 14, après une perte pénible (une perte considérable d'argent placé), la diarrhée revint subitement, très abondante, liquide, blanchâtre et chargée de pellicules de même couleur.

Vers quatre heures du soir, lorsque je fus mandé, je fis donner sur-le-champ un quart de lavement d'eau de son avec vingt gouttes de *laudanum de Rousseau*, six grains d'*oxide blanc de bismuth*, un par heure. On posa des sinapismes aux mollets. On administra pour boisson de l'eau de Seltz coupée avec moitié d'eau sucrée froide. A huit heures du soir, les accidens, au lieu de diminuer, redoublèrent d'intensité. Les vomissemens, la diarrhée et les crampes qui avaient presque disparu, revinrent plus fréquemment; la figure se décomposa, les yeux s'enfoncèrent dans les orbites, le pouls cessa de battre, la voix était très faible, la peau avait perdu son élasticité et la malade éprouvait une grande oppression. Un froid de marbre s'était emparé des extrémités, de la face et de la langue dont la couleur était blanche; elle se tourmentait beaucoup et s'agitait continuelle-ment dans son lit.

Je fis mettre quinze sangsues au creux de l'estomac et des cataplasmes de farine de lin sur les piqûres; donner un second lavement avec vingt-cinq gouttes de *laudanum de Rousseau*, ajouter quatre grains d'*oxide blanc de bismuth* aux six déjà prescrits, poser des bouteilles d'eau chaude aux pieds, des sinapismes aux mollets, aux pieds, aux genoux et aux cuisses, une heure à chaque place et la même tisane.

Le 15, au matin, les vomissemens avaient cessé complétement, mais la diarrhée revenait encore de temps à autre; les crampes avaient disparu. La malade était très altérée et buvait beaucoup; la figure était un peu moins décomposée, le pouls ne battait pas encore d'une manière appréciable, et cependant l'oppression avait presque disparu. La face et les extrémités étaient moins froides, mais la chaleur n'était pas encore rétablie. On continua la même tisane, une diète sévère, des cataplasmes de farine de lin sur le ventre, des sinapismes aux jambes, répétés de temps à autre, des bouteilles d'eau chaude aux pieds et des lavemens faits avec une décoction de son, d'amidon et de têtes de pavot.

Le 16, la diarrhée était complétement arrêtée ; on commençait à sentir le pouls, quoique faiblement ; la chaleur était rétablie par tout le corps, mais pour peu que les mains restassent à l'air, elles avaient beaucoup de facilité à se refroidir. Même prescription que la veille ; seulement les sinapismes ne furent renouvelés que deux ou trois fois.

Le 17, les urines reparurent ; l'état de la malade était satisfaisant. Diète sévère, cataplasmes de farine de lin sur le ventre, lavemens émolliens, tisane de guimauve tiède, plus de sinapismes.

Le 18, la malade n'est pas aussi bien que la veille, elle éprouve des nausées et des vomissemens de matières verdâtres. Il y a chez elle de l'abattement, de l'inquiétude ; elle se croit atteinte du choléra une seconde fois. Diète sévère, tisane d'eau de Seltz coupée avec de l'eau sucrée froide, lavemens émolliens et cataplasmes sur le ventre.

Le 19, même état, mêmes prescriptions.

Enfin le 20, les vomissemens cessèrent complétement. On continua la même médication le 21 et le 22.

Le 23, on donna du bouillon coupé avec moitié d'eau, une cuillerée par heure; il passa difficilement le premier jour, mais le jour suivant il fut mieux digéré.

Le 25, la dame Vergniat entra en convalescence. Quelques jours plus tard, elle partit pour la campagne. Deux ou trois jours après son arrivée, elle éprouva encore quelques accidens, de la diarrhée et de légers vomissemens après avoir mangé, je pense, un peu trop. Heureusement ces accidens n'eurent pas de suite, et elle s'est parfaitement rétablie, quoique son estomac eut long-temps de la difficulté à bien digérer.

30ᵉ OBS. — *Choléra algide.* (Mort.) — La dame Dalès, âgée de 24 ans, d'une très faible constitution, habitant Lille en Flandre, arrivée à Paris, vers la fin de juillet 1832, pour voir sa famille, vint se loger chez ses parens, rue de la Haumerie, 8, quartier bas et humide.

Le 8 août, elle fut prise d'une douleur vive et continuelle dans le côté gauche de la tête et du front, avec des élancemens qui redoublaient

(157)

de violence plusieurs fois dans les vingt-quatre heures. Je prescrivis, matin et soir, une pilule contenant un quart de grain d'acétate de morphine. La douleur ne disparut point, mais affecta le type intermittent quotidien, en revenant tous les jours à midi. Je l'en débarrassai complétement, en trois jours, au moyen de trois grains de sulfate de quinine, pris, chaque jour, une heure avant l'accès.

Pendant trois jours, la dame Dalès n'éprouva aucune douleur ; mais, le 16 du même mois, elle fut prise de bouillonnemens dans le ventre, de malaises et de lassitudes dans les membres , de légères coliques et d'une diarrhée abondante de matières blanches, aqueuse s.

J'ordonnai un repos absolu, une diète sévère, des cataplasmes de farine de lin sur le ventre ; de l'eau de riz très légère, adoucie avec du sirop de gomme, pour boisson, et matin et soir, un quart de lavement d'eau de son avec addition de dix gouttes de *laudanum de Rousseau* dans chaque. Sous l'influence de cette médication, tout alla mieux : la diarrhée et les autres malaises cessèrent promptement. Je ne lui permis, pour toute nourriture, que deux cuillerées de bouillon froid, par heure, le jour seulement. Ses forces revinrent et elle put prendre une

alimentation plus abondante. Je cessai de la voir
en lui recommandant beaucoup de prudence
dans sa nourriture, et surtout de ne pas pousser
ses exercices jusqu'à la fatigue.

Le 23 août, elle sortit à neuf heures du matin
et ne rentra qu'à dix heures du soir, profitant
de son bon état pour aller voir ses parens et des
amis. Dans une de ses visites de l'après-midi, elle
mangea du poulet, passa une mauvaise nuit,
pendant laquelle elle eut de la diarrhée.

Le 24, à 7 heures du matin, elle fut prise de
vomissemens bilieux, jaunes avec augmentation
considérable de diarrhée qui paraissait remplie
de pellicules blanches. Des crampes survinrent
dans les mollets et les mains, elle se refroidit
promptement ; le pouls disparut, la figure se
cadavérisa, la peau devint d'un jaune pâle et
perdit son élasticité ; la voix s'éteignit et les
urines cessèrent de couler. La malade s'ef-
frayait beaucoup ; elle disait qu'elle ne rever-
rait plus Lille. Ses yeux se tournèrent sous les
paupières, ses fonctions intellectuelles s'affaiblirent considérablement sans cesser entièrement, car elle répondait juste quand on lui
parlait haut et fort. Sa langue était blanche et
roide, et elle éprouvait beaucoup d'oppression.

Je fis poser sur le ventre douze sangsues, et couvrir les piqûres de cataplasmes de farine de lin ; mais il ne s'en écoula presque pas de sang. On donna deux quarts de lavement d'eau de son avec quinze gouttes *de laudanum de Rousseau* dans chaque, à une heure de distance ; la diarrhée ne cessa qu'après le second. Je fis également administrer six grains *d'oxide blanc de bismuth*, un par heure ; mais les vomissemens ayant cessé après le troisième, on laissa de côté les trois autres. On plaça les sinapismes très chauds pendant une heure à chaque pied, et les crampes cessèrent. On les continua aux mollets aux genoux et aux cuisses, une heure à chaque endroit. La malade ne les sentit point, et les places où ils avaient été mis ne rougirent pas. On lui donna pour toute boisson de l'eau à la glace coupée avec moitié d'eau de Seltz, et de temps en temps un petit morceau de glace dans la bouche. Elle trouvait cette boisson très agréable et en demandait souvent. Comme les vomissemens avaient complétement disparu, on lui donnait à boire à discrétion.

Vers deux heures de l'après-midi, il n'y avait d'autres changemens que la cessation des vomissemens et de la diarrhée. Nous recommençâmes les sinapismes aux pieds, aux mollets , aux genoux et aux cuisses successivement, et une heure à chaque place. Vers le soir, ils furent fortement sentis et excitèrent des douleurs très vives. L'intelligence se réveilla , la chaleur reparut généralement, le pouls revint aux artères radiales , les yeux reprirent leur rectitude naturelle , et la voix de la force. Alors la malade sentit l'espoir de la guérison revenir dans son âme.

On continua les cataplasmes de moutarde sur les membres inférieurs, avec la précaution de les laisser peu de temps à chaque endroit. Cette amélioration continua jusqu'à deux heures du matin ; puis, le froid revint tout à coup, l'intelligence se perdit et le pouls s'éteignit de nouveau. On environna la malade de bouteilles d'eau chaude, on renouvela les sinapismes , et après quelques instans d'agonie, elle cessa d'exister , sans manifester de douleur, le 25, à cinq heures du matin.

31ᵉ obs. — *Choléra algide.* (Guérison.)— Le sieur Pécoul, âgé de 22 ans environ, d'une forte constitution, frotteur, logé dans une chambre obscure, peu aérée et dans un quartier bas et humide , rue de la Coutellerie, 15, fut pris subitement, dans la nuit du 16 au 17 septembre,

1853 , de diarrhée abondante , liquide , claire comme de l'eau, et peu de temps après de vomissemens de même nature chargés de pellicules blanchâtres. Depuis huit à dix jours, ce jeune homme éprouvait des malaises dans les membres, une douleur épigastrique, une perte d'appétit , et malgré cela, continuait son pénible travail.

Lorsque j'arrivai auprès de lui , le 17 , à cinq heures du matin , sa figure était très décomposée et ses yeux enfoncés dans les orbites, ses membres d'un froid de marbre, sa peau brune et sans élasticité ; il éprouvait des crampes dans les mollets, il n'urinait plus depuis le 16 , sa voix était éteinte , ainsi que son pouls ; il éprouvait une grande oppression et une faiblesse extrême , se retournait continuellement dans son lit, avait de la diarrhée et des vomissemens , mais à des intervalles plus éloignés qu'au milieu de la nuit.

Je fis poser, sur le champ, 15 sangsues au creux de l'estomac et des cataplasmes de farine de lin sur les piqûres, donner un lavement d'eau de son avec 15 gouttes de *laudanum de Rousseau* , de l'eau de Seltz coupée avec moitié d'eau sucrée, à la glace, pour boisson (*l'oxide blanc de bismuth* ne fut point administré, les

11

vomissemens me paraissant épuisés) ; mettre
des bouteilles d'eau chaude aux pieds, des sinapismes aux mollets, aux pieds, aux genoux et aux
cuisses, une heure à chaque endroit. Tout fut
mis en usage. Je revins le soir et je trouvai le
malade beaucoup mieux : il n'avait plus de
crampes, de diarrhée, ni de vomissemens ; sa
figure était un peu moins décomposée ; il y avait
de la chaleur aux extrémités ; mais, à la vérité,
encore très faible.

On continua les sinapismes de temps à autre
et la même tisane pendant toute la nuit.

Le 18, la chaleur était bien rétablie par tout
le corps, la figure avait plus d'expression, et le
pouls, quoique très faible, se faisait sentir. Diète
sévère, même tisane, lavemens émolliens,
cataplasmes de farine de lin sur le ventre. Plus
de sinapismes.

Le 19 et le 20, on continua la même médication. Retour des urines.

Le 21, je fis donner quelques cuillerées de
bouillon de bœuf coupé avec moitié d'eau, et
tous les jours on en augmenta un peu la quantité. Le sieur Pecoul s'est parfaitement rétabli ;
mais il a été au moins un mois à reprendre ses
forces, tant son estomac digérait difficilement.

32ᵉ obs. — *Choléra algide, suivi d'une in-*
flammation cérébrale. (Mort.)— Charroy, enfant de six ans, rue des Arcis, 9, quartier bas
et humide, logé dans un cabinet étroit et peu
aéré, fut pris, dans la nuit du 20 au 21 septembre 1833, de diarrhée liquide, blanche
comme de l'eau de riz et très abondante, puis de
vomissemens de même nature avec crampes
légères dans les mollets.

Lorsque je le vis, les urines ne coulaient
plus ; la figure était décomposée, les yeux caves,
les extrémités froides et la voix éteinte ; la peau
avait perdu toute son élasticité ; le pouls ne
battait plus ; le malade éprouvait une grande
oppression et sa langue était blanche et froide.

Je lui fis donner pour tisane de l'eau de
Seltz coupée avec de l'eau sucrée à la glace ; un
lavement d'eau de son avec dix gouttes de
laudanum de Rousseau ; quatre grains d'*oxíde*
blanc de bismuth, un par heure. On mit des
bouteilles d'eau chaude aux pieds, des sinapismes aux jambes, que l'on changea de place
toutes les demi-heures, huit sangsues au creux
de l'estomac et des cataplasmes de farine de
lin sur les piqûres.

Le 22, au matin, le malade était mieux ; il n'a-
vait plus de diarrhée, de vomissemens ni de cram-

pes; il était moins froid, et cependant le pouls n'avait pas encore reparu. On continua la diète, la même tisane, des cataplasmes de farine de lin sur le ventre, des lavemens seulement émolliens et encore quelques sinapismes aux jambes.

Le 23, le pouls et la chaleur étaient bien rétablis, la figure moins décomposée et la voix plus forte. Mêmes prescriptions que la veille, excepté les sinapismes.

Le 24, l'état du malade était très satisfaisant; les urines avaient reparu.

Le 25, vomissemens, pouls accéléré, petit, dur, serré, cris répétés, les yeux renversés sous les paupières, délire, agitation continuelle, perte de connaissance, rougeur tantôt d'une joue et tantôt de l'autre, grincemens de dents, convulsions. Je fis mettre six sangsues à l'entrée des narines, un vésicatoire très large à chaque mollet, une vessie pleine de glace pilée sur la tête, préalablement rasée. On donna pour tisane une infusion de fleurs de guimauve et deux lavemens purgatifs, faits avec une décoction de deux gros de *follicules de séné*.

Le 26, les vésicatoires ont pris, sans opérer aucun changement favorable. Je fis apposer huit sangsues aux tempes, avaler dix grains de *ca-*

lomel en poudre, en une seule fois, dans une cuillerée d'eau sucrée. Même tisane, continuation de la glace sur la tête.

Le 27, les symptômes cérébraux subsistent toujours. Six sangsues derrière les oreilles, même tisane, maniluves sinapisés.

Le 28, les symptômes cérébraux augmentent encore d'intensité. Vésicatoire à la nuque.

Le 29, le petit malade tombe dans un coma profond et succombe dans la journée.

—

NOTES SUR LE CHOLÉRA ALGIDE.

—

Trente-deux personnes en ont été atteintes, savoir :

Du sexe masculin, 19

Du sexe féminin, 13

Le sexe masculin en a fourni environ les deux tiers.

D'une faible constitution, 14

D'une forte constitution, 18

Ainsi, les individus d'une bonne constitution, forts et robustes, ont été, de préférence,
attaqués par le choléra.

De la classe aisée,   10
De la classe pauvre ouvrière,   22

Le choléra de cette section a donc sévi davantage sur la classe ouvrière que sur la classe
aisée, et cela se comprend facilement : c'est que
la classe pauvre ouvrière se soigne mal et qu'elle
est logée dans des lieux insalubres.

AGE.

de   1 an à 20 ans,   14
de 20 — à 40 —   9
de 40 — à 60 —   6
de 60 — à 80 —   3
de 80 — à 100 —   »

L'âge qui a, ici, fourni le plus de choléras, est
l'âge de 1 à 20, près de moitié de la totalité ;
ensuite de 20 à 40, qui a produit environ le
tiers, tandis que les 60 autres années, jusqu'à
100, n'ont donné que 9, le tiers.

Adonnés aux boissons alcoholiques,   3
Sobres ou réputés tels,   29
Logés dans des chambres étroites, peu
aérées,   26
Logés dans des chambres grandes, aérées, 6
Logés dans des quartiers bas et humides, 32

Logés dans des quartiers secs et élevés,   »

Causes.

Cause directe : — *Inconnue.*

Causes indirectes, accidentelles, secondaires :

Usage abusif des boissons alcoholiques ,	3
Logemens mal aérés, étroits,	26
Quartiers bas et humides ,	32
Diarrhée négligée,	18
Ecarts de régime,	6
Arrivé à Paris depuis quelques jours ,	1
Grande fatigue,	6
Purgatif intempestif,	1
Cause morale, chagrin subit,	1
Abus de fruits rouges acides,	1

Symptômes.

Diarrhée antérieure à l'invasion positive du
choléra ou cholérine négligée, sur 32, 25 fois.
— Accompagnée de coliques, de
malaises, de bouillonnemens
dans le ventre, sur 25,   16 fois.
Choléra d'emblée, c'est-à-dire vo-

missemens et accidens cholériques, peu d'instans après l'arrivée de la diarrhée, sur 32, 7 fois.

On peut conclure deux faits, que la diarrhée ou cholérine précédait l'invasion positive du choléra dans le plus grand nombre des cas, et quel avantage on avait eu à la combattre dès son apparition, puisqu'alors il était facile de l'arrêter et de couper le mal dans sa racine; et que le choléra d'emblée, quoiqu'assez fréquent, cependant, était rare, en le comparant à celui qui survenait, lorsqu'on avait négligé la diarrhée antérieure. Les choléras d'emblée ont toujours été amenés par des causes actives, telles qu'écart de régime, abus de liqueurs fortes, fatigues.

Diarrhée.

La diarrhée a existé, sur 32 cas, 32 fois.
Elle a été blanchâtre, sur 32 cas, 31 fois.
— brunâtre, — 1 fois.

Vomissemens.

Les vomissemens ont existé, sur 32 cas, 31 fois.
— blanchâtres, sur 31 cas, 28 fois.

(169)

—   jaunes, sur 31 cas,   1 fois.
—   verdâtres, sur 31 cas,   2 fois.

Absence complète des vomissemens,
sur 32 cas,   1 fois.

Pellicules blanchâtres dans les matières rendues par le haut et le bas,
sur 32 cas,   18 fois.

D'après ces faits, la diarrhée était un symptôme constant.

—   blanche, un symptôme presque constant,
    sur 32 fois,   31 fois.

—   brune, à peu près nulle, sur 32, 1 fois.

Les vomissemens, un symptôme constant,
presque sans exception, sur 32 cas,   31 fois.

—   blanchâtres, presque constam-
    ment, sur 31 fois,   28 fois.

—   jaunes, presque nuls, sur 31 cas, 1 fois.

—   verdâtres, sur 31 cas,   2 fois.

Les vomissemens n'ont presque jamais manqué, sur 32,   1 fois.

La présence des pellicules blanchâtres, dans
les matières rendues, était fréquente, sur 32
cas,   18 fois,
mais non constante, parcequ'elles ont manqué
                                     14 fois.

Crampes.

Les crampes ont existé, sur 32 cas, 29 fois.
— Dans les mollets , sur 29 cas 29 fois.
— Dans les cuisses , sur 29 cas 1 fois.
— Les avant-bras , mains et doigts,
    sur 29 cas , 3 fois.
— Les lombes, sur 29 cas , 1 fois.
— Les flancs , sur 29 cas , 1 fois.

Ainsi, les crampes étaient un symptôme constant, ou à peu près, 29 fois sur 32. Dans tous les cas , elles ne manquaient jamais dans les mollets, elles étaient très rares dans les cuisses, les extrémités supérieures et les muscles du tronc. Chez les 3 sujets où elles ont manqué, c'étaient de jeunes enfans chez lesquels le système musculaire est peu prononcé et où il est très difficile de s'assurer ou non de leur présence.

Autres symptômes.

Voix altérée, très faible, éteinte,
sur 32 malades , 32 fois.
Yeux enfoncés dans les orbites, sur
32 malades , 29 fois.
Figure décomposée, cadavérisée en
quelque sorte, sur 32 malades , 31 fois.

Urines.

Les urines ont été supprimées complète-
ment après l'apparition de la diarrhée et des
vomissemens, sur 32 malades ,   32 fois.

Face et extrémités devenues froides,
sur 32 malades ,   30 fois.

La chaleur ne s'est conservée que   2 fois.

Le pouls a cessé de battre aux artères des
membres, sur 32 malades ,   30 fois.

Le pouls ne s'est donc conservé que 2 fois.

La langue, pendant les symptômes cholériques , est restée blanche, sur 32 malades ,

                                     32 fois.

Elle n'est, après les symptômes cholériques,
devenue rouge qu'une seule fois, ci :   1 fois.

La langue est devenue froide pendant l'action débilitante des selles , des vomissemens et
des crampes, sur 32 malades ,   24 fois.

Elle est restée chaude sur 32 cas,   8 fois.

L'air sortant de la poitrine n'a été
froid , sur 32 cas , que   2 fois.

Les 32 malades ont tous été atteints
d'oppression , de gêne dans la respiration , sur 32 malades ,   32 fois.

Sur 32 malades , la peau a perdu
son élasticité   27 fois.

La peau n'a conservé son élasticité que 5 fois.

Il n'y a jamais eu de cyanose.

L'agitation a été très grande, seulement sur 32 cas,   14 fois.

Un seul malade a éprouvé du hoquet, sur 32 cas ,   1 fois.

Sur 32 malades , 30 ont conservé leur intelligence intacte. Presque jusqu'aux derniers momens de la vie , les 2 autres l'avaient perdue par l'action de deux maladies consécutives, l'un par une fièvre typhoïde et l'autre par une inflammation cérébrale.

Maladies graves qui existaient avant l'attaque du choléra.

2 Cas d'hypertrophie du cœur.
1 Cas de paraplégie.
1 Cas de phthisie pulmonaire.

De ces quatre malades , il n'y a que le paraplégique qui ait survécu.

Maladies consécutives.

Fièvre typhoïde , sur 32 cas ,   4 fois.
Inflammation cérébrale ,   2 fois.
Gastro-entérite ,   1 fois.
Abcès d'oreille ,   1 fois.

Abcès soús le menton ,   1 fois.
Grande quantité de furoncles ,   1 fois.
Pneumonie latente ,   1 fois.

Les plaies des piqûres de sangsues se sont gangrénées une seule fois sur 4 cas de fièvre typhoïde.

Sur les 4 cas de fièvre typhoïde , mort ,

1 seul.

Sur les 2 cas d'inflammation céré-brale , mort ,   1 seul.

Traitement.

Les 32 observations qui font l'objet de cette 3ᵉ section s'étendent du 3 avril 1832 au 23 août même année, pour les 30 premiers , et du 17 septembre 1833 au 21 , même mois, pour les 2 derniers.

Pendant la saison froide du 3 avril , au 12 juin, j'ai toujours administré des tisanes émollientes, chaudes. Ainsi , sur trente-deux malades, vingt-trois ont bu des tisanes émollientes chaudes et les neuf autres , pendant la saison chaude , ont usé de tisane froide, et même à la glace, coupée avec l'eau de Seltz. Dans ces deux circonstances, les deux sortes de tisane froide ou chaude ont rempli le but que je me proposais : Ramener dans le sang de la sérosité, afin de le rendre plus liquide et plus facile à circuler dans les artères et les veines capillaires.

J'ai mis des bouteilles pleines d'eau chaude aux pieds, ou à leur défaut des briques chaudes, sur 32 malades, 30 fois, les deux autres ayant conservé leur chaleur.

Sur 32 malades atteints de diarrhée, j'ai toujours mis en usage les lavemens d'eau de son par quart, afin qu'ils fussent gardés, et j'y ai ajouté constamment du *laudanum de Rousseau,* de six à vingt-cinq gouttes par quart de lavement, augmentant ou diminuant la quantité suivant l'âge du malade ou la violence de la diarrhée.

Sur 32 cas, quart de lavement
d'eau de son   32 fois.
—   *laudanum de Rousseau,* dedans,   32
—   j'ai été obligé d'y revenir, sur 19,   2

Et une seule fois, j'ai été forcé d'y revenir à trois fois, pour arrêter la diarrhée.

Au moyen du *laudanum de Rousseau,* dans les lavemens d'eau de son :

(175)

Sur 32 cas, la diarrhée a été arrêtée d'emblée,   12 fois.

— diminuée,   15

— non arrêtée,   5

Ainsi, en général, le laudanum a agi presque constamment d'une manière avantageuse, soit en arrêtant la diarrhée, soit en la modérant, cinq fois sur six.

J'ai employé l'*oxide blanc de bismuth* pour arrêter les vomissemens, de trois grains à six grains, suivant l'âge des malades, et je n'ai été obligé de doubler la dose que dans sept cas.

Sur 31 cas de vomissemens, je l'ai administré 31 fois;

19 fois, il a arrêté les vomissemens;

7 fois, il en a diminué la fréquence;

5 fois, il a été sans action, c'est-à-dire que les vomissemens ont continué malgré son administration.

Sinapismes.

Sur 32 malades, 30 seulement ont eu la figure et les extrémités froides, 29 ont eu des crampes.

Sur 30, j'ai mis trente fois des sinapismes aux mollets, aux pieds, aux genoux et aux cuisses, une heure à chaque place.

Deux fois sur les lombes et les flancs.

Les sinapismes ont supprimé les crampes,
sur 29,   23 fois.
  Ils ont rétabli la chaleur, sur 30,   21
  Ils n'ont pu la ramener,   9

Sangsues.

Sur 32 malades, j'ai fait mettre des sangsues au creux de l'estomac à 30, et des cataplasmes de farine de lin, chauds, pour favoriser
l'écoulement du sang par les piqûres, et en
même temps concourir, par leur chaleur, à la
ramener chez le malade.

Deux fois, je n'ai pas fait mettre de sangsues,
parce que les sujets étaient déjà considérablement affaiblis par des maladies antérieures.
Presque constamment la saignée des sangsues
a diminué l'oppression.

Dix fois, les vomissemens ont reparu après
avoir été supprimés préalablement par l'*oxide
blanc de bismuth.*

Sept fois, le froid est revenu après avoir disparu par l'application des sinapismes.

Quatre fois, j'ai employé les vésicatoires très
larges, avec avantage, sur le ventre, pour arrêter les vomissemens revenus et rebelles à
l'*oxide blanc de bismuth.*

Deux fois, j'ai employé des frictions sur les
mollets avec le liniment suivant, pour arrêter

les crampes rebelles , mais toujours avec l'inconvénient de refroidir le malade.

Liniment.

Eau distillée de laurier cerise, 4 onces.
Extrait de belladone,   1 gros.
Alcohol camphré,   2 onces.

Dans un seul cas, où le malade paraissait tomber dans un grand état de faiblesse après la disparition complète des symptômes cholériques, j'ai administré avec avantage des quarts de lavement avec une décoction de quinquina.

Dans le seul cas de hoquet, j'ai fait poser de larges vésicatoires à la base de la poitrine, et un quart de grain d'acétate de morphine sous l'épiderme soulevé, et il a disparu par ce moyen.

Sur 32 malades, il en est mort   15
Et guéri,   17

Sur ceux qui ont guéri, douze ont éprouvé beaucoup de difficulté à retrouver leur bonne santé, et leur convalescence a été fort longue.

Cinq seulement ont été promptement rétablis , et leur convalescence courte.

Chez tous, on a observé une diète très sévère jusqu'à ce que tous les accidens cholériques aient bien et complétement disparu.

Chez 19 , les urines reparurent, quoique les 19 n'aient pas tous guéri.

Chez 4, elles sont revenues le troisième jour de la maladie ;

Chez 8 , le quatrième jour ;

Chez 6 , le cinquième jour ;

Et chez 1 , le sixième jour.

Ainsi, chez le plus grand nombre des malades, le quatrième et le cinquième jour. Chez tous, leur retour n'a pas dépassé le sixième jour.

QUATRIÈME SECTION.

—

CHOLÉRA ALGIDE

ET CYANIQUE.

Tous [les malades de cette Section présentaient les mêmes symptômes des sections précédentes, mais avec plus d'intensité et sans jamais manquer.

1° Le froid des extrémités, dans tous les cas;

2° L'absence de pouls, dans tous les cas;

3° L'absence des urines, dans tous les cas;

4° Perte d'élasticité de la peau, dans tous les cas;

5° Et surtout la cyanose plus ou moins étendue, dans tous les cas.

Ire OBS. — *Choléra algide et cyanique.* (Mort.) — Le sieur Briguet, cordonnier, âgé de 73 ans, demeurant rue Saint-Jacques-la-Boucherie, 16, rue humide et resserrée, dans un logement peu aéré et étroit, habituellement mal nourri, atteint de diarrhée depuis plusieurs jours, vit, dans la nuit du 30 mars 1832, sa diarrhée augmenter considérablement, devenir liquide comme de l'eau. Bientôt après, des vomissemens blanchâtres, semblables à de la décoction de riz, survinrent, ainsi que des crampes vives dans les mollets. Sa figure se cadavérisa si promptement, et à un tel point, qu'il semblait avoir cessé de vivre. Ses yeux étaient presque disparus au fond des orbites ; ses membres, sa langue et sa face étaient froids comme le marbre ; le pouls avait complétement cessé de battre. Les mains, la face et les pieds étaient d'un violet foncé mat. La peau, comprimée entre les doigts, gardait la forme qu'on lui donnait ; elle avait perdu toute sa sensibilité et son élasticité. Les urines ne coulaient plus ; il éprouvait beaucoup d'oppression. Sa voix était éteinte, et l'air sortait froid de sa poitrine.

Le grand âge du malade et l'intensité de son mal, me firent désespérer de sa vie ; cependant j'ordonnai des briques chaudes aux pieds, six grains d'*oxide blanc de bismuth* à prendre, un par heure, dans une cuillerée d'eau sucrée chaude ; une tisane de fleurs de guimauve à boire en très petite quantité ; deux quarts de lavement d'eau de son avec addition de douze à quinze gouttes de *laudanum de Rousseau* dans chaque.

Des cataplasmes de farine de moutarde noire ,
faits à l'eau bouillante, furent appliqués aux
mollets pendant une heure , puis aux genoux,
aux pieds , aux cuisses successivement, et une
heure à chaque endroit, avec ordre de recom-
mencer par les lieux où ils avaient été mis premièrement.

Je revis le malade le soir. La diarrhée et les
vomissemens avaient cessé ; il s'était un peu
réchauffé , cependant le pouls n'avait pas reparu. La cyanose existait toujours et le sieur
Briguet s'éteignit dans la nuit du 50 au 51 mars.

2ᵉ obs. *Choléra algide et cyanique.* (Mort.) Le
Sieur Godet , broyeur de couleur , homme
sobre , âgé de 32 ans , rue Saint-Denis , 7 ,
quartier humide et bas , logé sur le derrière ,
dans une chambre étroite, mal aérée , mais
très propre , fut pris de diarrhée à la fin de
mars 1852 ; il n'y fit pas attention , continua
à travailler et à manger. Le 29 mars au soir ,
il vit sa diarrhée augmenter tout d'un coup. Il
rendait continuellement des matières aqueuses,
comme mêlées de pellicules blanches, avec coliques et bouillonnement dans le ventre. Bientôt des vomissemens arrivèrent vers les sept

heures du soir ; ils ressemblaient aux selles. Peu de temps après les premiers vomissemens, des crampes horribles envahirent les mollets, les cuisses et les bras. Lorsque je le vis , vers huit heures du soir, le pouls était insensible et l'haleine froide ; sa voix presque éteinte , ses yeux retirés au fond des orbites et ses paupières noires. La face, les membres et tout le corps étaient d'un bleu violacé noir ; on l'aurait pris pour un charbonnier. Un froid de glace s'était emparé de la langue, de la face, des pieds et des mains. La peau avait perdu toute son élasticité. Une sueur froide et gluante baignait toute sa figure , sa langue était blanche et ses urines complétement supprimées. Le malade éprouvait une très grande oppression à la région précordiale ; il possédait toute son intelligence , éprouvait beaucoup d'agitation , renversait tout de dessus lui , et jetait ses membres de tous côtés sur son lit, ne pouvant rester une minute en place, ni couvert.

Je fis mettre, sur le champ , des bouteilles d'eau chaude aux pieds , des cataplasmes de farine de moutarde noire aux pieds, aux mollets, aux genoux, aux cuisses, même sur le ventre, avec la précaution de n'en poser que deux chaque fois et de les laisser une heure à chaque place. J'ordonnai une tisane de camomille pour boisson ; six grains d'*oxide blanc de bismuth*, un par heure, dans une cuillerée de tisane. On administra un quart de lavement avec vingt-cinq gouttes de *laudanum de Rousseau*. Sous l'influence de ce traitement, les vomissemens, les crampes et le dévoiement cessèrent. Le malade se réchauffa un peu vers trois heures du matin, le 30 mars. Alors, vingt sangsues furent appliquées sur le ventre. Les piqûres donnèrent peu de sang d'abord, puis coulèrent plus abondamment sous des cataplasmes de farine de lin. Le pouls reparut un peu, mais les urines ne se montrèrent pas. Le mieux continua jusque dans l'après-midi, la couleur noire violacée de tout le corps disparut. Je commençais à concevoir l'espoir de sauver le malade, lorsque, sur le soir, tous les phénomènes algides cyaniques revinrent, ainsi que l'agitation, l'étouffement et la diarrhée, sans vomissemens ni crampes ; la diarrhée coulait sous lui en abondance, sans qu'il s'en aperçût. Les membranes conjonctives s'injectèrent à un tel point, qu'elles en étaient d'un noir violet, puis, elles se séchèrent, se parcheminèrent en quelque sorte.

Le malade alors tomba dans un assoupissement profond dont on ne pouvait le tirer qu'à grande peine, et il expira pendant la nuit, comme frappé d'asphyxie.

3ᵉ OBS. — *Choléra algide et cyanique.* (Mort.) Mademoiselle Borel, âgée de 40 ans, d'une bonne constitution, marchande de fromages, rue Saint-Denis, 28, quartier bas et humide, habitant un rez-de-chaussée étroit et mal aéré, fut prise de diarrhée vers la fin de mars. Elle ne fit rien pour l'apaiser et continua de rester à sa boutique.

Le 3 avril 1832, au soir, elle fut saisie de vomissemens abondans, d'abord de matières alimentaires, puis liquides, séreuses et remplies de petites pellicules blanches. Les selles coulaient continuellement sous elle, aqueuses et de même nature que les vomissemens. Des crampes horribles lui déchiraient les mollets, les cuisses, les bras et même les lombes. En quelques instans, elle fut cadavérisée, tant son corps devint d'un bleu violet ; un froid de glace s'empara de toute la superficie du corps, ainsi que de la langue qui était blanche. Les doigts se contractèrent, sa peau était molle comme de la pâte que l'on pouvait changer de forme à volonté sans revenir sur elle-même ; elle avait ainsi perdu toute son élasticité, ses yeux retirés au fond des orbites étaient enveloppés d'un cercle brun très foncé ; il n'y avait plus de pouls , les battemens du cœur étaient tumultueux , la région précordiade était le siége d'une oppression intolérable. La peau de ses mains était fanée et flétrie comme celle d'un noyé, resté long-temps sous l'eau. On pouvait à peine entendre parler la malade , tant sa voix était affaiblie ; son haleine était froide ; les urines avaient cesssé de couler ; l'agitation était extrême. La pauvre femme ne pouvait supporter aucune couverture, elle renversait tout de dessus elle ; il fallait la tenir sur son lit.

Aussitôt, je fis prendre du thé léger, sucré et bien chaud ; mettre des briques chaudes aux pieds et vingt sangsues sur le creux de l'estomac. Les piqûres ne versèrent pas de sang. On administra un quart de lavement d'eau de son avec vingt-cinq gouttes de *laudanum de Rousseau* et six grains *d'oxide blanc de bismuth,* un par heure , dans une cuillerée de tisane chaude. On enveloppa les mollets de larges cataplasmes de farine de moutarde noire bien chauds, que l'on renouvela d'heure en heure, en les portant successivement aux pieds, aux genoux, aux cuisses et même aux avant-bras :

il était alors six heures du soir. A neuf heures, les crampes , les vomissemens et les selles avaient disparu , mais le froid et la cyanose persévéraient toujours. Les cataplasmes de farine de moutarde furent renouvelés toute la nuit sans aucun avantage ; le sang ne voulut point couler par les piqûres de sangsues, et cette circonstance m'a toujours paru d'un mauvais augure.

La malade succomba vers six heures du matin dans un état d'asphyxie général , et conserva néanmoins la connaissance, presque jusqu'au moment de mourir.

4ᵉ OBS. — *Choléra algide et cyanique , suivi de fièvre typhoïde.* (Guérison.) Le sieur Métivier, ouvrier brossier , âgé de vingt-six ans , d'une bonne constitution , habitant la rue de la Vieille-Monnaie, 4, quartier humide, dans un cabinet très étroit, propre , mais sans air ainsi que l'escalier qui y conduit.

Dans la matinée du 2 avril 1832 , il fut pris de diarrhée , il n'y fit pas d'attention. Le matin du 3, elle augmenta, des vomissemens survinrent , les matières rendues par les selles et par les vomissemens étaient liquides , blanchâtres , renfermant des pellicules blanches.

Il éprouvait des coliques et des bouillonnemens dans le ventre à chaque garde-robe, il ressentait des crampes très-vives dans les mollets ; la face était tirée et jaune, les yeux enfoncés dans les orbites, et la voix très altérée, mais pas éteinte comme il arrivait chez plusieurs cholériques. Les urines étaient complétement supprimées, il n'y avait plus de pouls, l'abattement était extrême, la peau avait perdu son élasticité, le froid et la cyanose avaient envahi les extrémités, l'agitation était très grande, et le malade éprouvait une oppression extraordinaire sous le sternum.

On donna de la tisane de fleurs de guimauve pour boisson, des bouteilles d'eau chaude furent mises aux pieds, on administra six grains d'*oxide blanc de bismuth*, un grain par heure. Dans la nuit, on donna deux quarts de lavement d'eau de son avec vingt-cinq gouttes de *laudanum de Rousseau* dans chaque ; on posa des cataplasmes de farine de moutarde aux pieds, aux mollets, aux genoux et aux cuisses successivement, une heure à chaque endroit, quinze sangsues sur le ventre et des cataplasmes de farine de lin sur les piqûres, qui ne versèrent que peu de sang d'abord. Sous l'influence de cette médication, les vomissemens et les selles cessèrent ; sous celle des sinapismes les crampes disparurent, la chaleur revint, la circulation se rétablit, le malade se ranima. Le froid et la cyanose n'existaient plus vers le matin du 4 avril. Alors les piqûres de sangsues saignèrent abondamment. Les journées des 4 et 5 furent assez bonnes. On continua la diète sévère, la tisane émolliente, les lavemens d'eau de son et les cataplasmes sur le ventre. Le 6, il revint de la diarrhée brune et des vomissemens verdâtres avec douleurs épigastriques. Nouvelle application de quinze sangsues sur sur le creux de l'estomac et des cataplasmes de farine de lin sur les piqûres. Les urines reparurent le 7, et cependant quelques vomissemens continuaient de temps en temps, ainsi que quelques selles brunes fétides. Matin et soir, on administra des lavemens d'eau de son et d'amidon, et une tisane de riz pour boisson ordinaire.

Un hoquet fort et fréquent tourmente continuellement le malade. Vésicatoire de six pouces de diamètre sur l'épigastre. Dès que le vésicatoire a produit son effet, le hoquet cesse ainsi que le vomissement; la langue, qui avait toujours été blanche, devint d'un rouge vif, elle se sécha, les dents se couvrirent de croûtes fuligi-

neuses, l'œil devint fixe, les pupilles se contractèrent, l'intelligence s'obscurcit et le malade
tomba dans un coma profond. Il ne demandait
plus rien ; on avait beaucoup de peine à le faire
boire. Il fut bientôt couvert d'une éruption
rouge semblable à celle de la seconde observation, section 3°.

On fit suppurer le vésicatoire en le pansant
avec la poirée et le beurre. La surface dénudée
devint d'un rouge livide et très douloureuse ;
les piqûres de sangsues comprises dans la surface du vésicatoire furent frappées de gangrène.
Des escharres, de peu d'étendue, se détachèrent et suppurèrent très long-temps avant de se
cicatriser. Diète sévère , limonade froide pour
boisson.

Le malade resta dans cette situation pendant
quatre à cinq jours; puis, l'intelligence se réveilla, les boissons furent prises avec plus de
plaisir et en plus grande quantité, les vomissemens cessèrent entièrement. Le pouls, qui
était très fréquent et petit, se ralentit, se releva
et prit plus de corps. La langue du malade
perdit de sa rougeur, devint humide. On donna
quelques cuillerées de bouillon coupé; il passa
bien. On en augmenta graduellement la quantité. La maladie a duré en tout quinze jours.

La convalescence s'établit très lentement, et l'estomac, qui avait peu d'activité pendant plusieurs mois, eut beaucoup de peine à digérer.

5ᵉ obs.—*Choléra algide et cyanique.* (Mort.) — Le sieur Caty, âgé de 26 ans, logé dans un garni tenu proprement, rue des Arcis, 5, quartier bas et humide, arrivé de la province depuis quatre jours, fut pris de diarrhée. Il n'y fit aucune attention, continua de travailler et but même du vin chaud sucré dans l'espoir de s'en débarrasser.

Le 4 avril 1832, sa diarrhée devint plus abondante, et dans la même journée, elle fut suivie de vomissemens blanchâtres, inodores et liquides, de crampes horribles dans les mollets, les cuisses et les bras. Il se refroidit promptement de tout le corps; ses yeux s'enfoncèrent dans les orbites, sa voix s'altéra profondément, sa figure, ses extrémités et ses ongles devinrent d'un bleu violet; sa peau avait perdu toute son élasticité, sa langue était blanche et d'un froid de marbre, l'air qui sortait de sa poitrine semblait glacé; la région du cœur était le siége de battemens tumultueux et d'une grande oppression; le pouls avait cessé de battre et les urines de couler.

Je fis administrer, sur le champ, six grains d'*oxide blanc de bismuth,* un par heure, deux quarts de lavement d'eau de son, à une heure de distance, avec vingt-cinq gouttes de *laudanum de Rousseau* dans chaque. On plaça des briques chaudes aux pieds et le long des cuisses, des sinapismes aux mollets, aux genoux et aux cuisses, une heure à chaque place. On donna une tisane de fleurs de guimauve, bue chaude et en petite quantité. Les vomissemens et la diarrhée cessèrent ainsi que les crampes ; mais le froid et la cyanose augmentèrent au lieu de diminuer. Je fis poser vingt sangsues au creux de l'estomac, et des cataplasmes de farine de lin sur les piqûres ; mais elles versèrent peu de sang ; et frictionner les membres avec du vinaigre chaud : ces frictions furent supprimées promptement, parceque l'air introduit dans le lit pendant la friction, refroidissait encore plus le malade. La nuit se passa dans une agitation extrême. Le sieur Caty jetait toutes les couvertures que l'on posait sur lui.

Le 5, il était encore froid et cyanosé. Les sinapismes et les briques chaudes, continuellement renouvelés, n'avaient amené aucune chaleur. Alors, je fis donner une infusion légère

de café bien chaud , et plonger le malade dans
un bain à trente-quatre degrés. Dans le bain, il
se réchauffa, parut respirer avec plus de facilité,
on eût dit que la circulation allait se rétablir,
la couleur bleue des membres avait disparu.
Placé dans son lit , il fut bientôt couvert d'une
sueur abondante, qui , d'abord chaude, se
refroidit promptement. La couleur bleue des
extrémités de la face et des ongles, qui avait
momentanément disparu, revint bientôt. Le
malade tomba dans un coma profond, perdit
l'intelligence, restée intacte jusqu'à ce moment,
et mourut comme asphyxié vers deux heures
de l'après-midi.

6ᵉ OBS.—*Choléra algide et cyanique.* (Mort.)
— Chapelain, Louise Joséphine , âgée de 11
mois, logée dans une chambre très peu aérée
et dans un quartier bas et humide, rue Saint-
Jacques-la-Boucherie, 22, avait la diarrhée depuis plusieurs jours, lorsque, le 4 avril 1832,
elle fut prise de vomissemens liquides et très
fréquens. Tout son corps se refroidit promptement, sa figure et ses extrémités devinrent
bleues, ses yeux se retirèrent au fond des orbites, sa face s'émacia à un tel point, qu'elle
ressemblait plutôt à un cadavre qu'à un être

vivant. Il n'y avait plus de pouls, d'élasticité de la peau, ni d'urines. Cette petite fille respirait à peine, était comme suffoquée, et elle poussait des cris plaintifs, très faibles. Je n'ai pu constater s'il existait des crampes.

Je fis poser trois sangsues au creux de l'estomac, des cataplasmes de farine de lin sur les piqûres, des sinapismes aux jambes, pendant vingt minutes et répétés souvent, avec la précaution de les changer de place à chaque fois; des bouteilles d'eau chaude aux pieds; administrer trois grains d'*oxide blanc de bismuth*, un par heure, dans une cuillerée de tisane sucrée; donner une tisane de riz très légère, deux petits lavemens d'eau de son, avec addition de quatre gouttes de *laudanum de Rousseau* dans chaque. (L'enfant refusa le sein aussitôt l'apparition des vomissemens.) Tous ces moyens furent mis en usage, sans produire aucune amélioration, et là petite Chapelain succomba, comme asphyxiée, le 5 avril, vers six heures du matin.

7e obs. — *Choléra algide et cyanique.* (Mort.) — Sellier, petit garçon de six ans, d'une bonne constitution, logé dans une chambre peu aérée, et dans un quartier bas et humide, rue de la Verrerie, 78, atteint de diarrhée depuis deux ou trois jours, fut, le 4 avril 1832, pris de vomissemens liquides, blanchâtres comme de l'eau de riz, remplis de pellicules blanches, nageant au milieu des matières rendues, et de crampes dans les mollets. Bientôt, ses yeux s'enfoncèrent dans les orbites; sa face devint maigre, tirée et toute décomposée; ses paupières, d'un brun foncé, sa figure, ses extrémités et sa langue, d'un froid de glace. Les urines étaient supprimées, les vomissemens et les selles si fréquens, qu'il allait presque continuellement sous lui, sans s'en apercevoir; cependant, il conservait toute sa raison. Son pouls s'éteignit, et le son de sa voix était à peine perceptible. Il éprouvait une grande oppression précordiale, sa peau avait perdu son élasticité, sa face, ses extrémités et ses ongles devinrent bientôt d'un violet foncé, sa langue resta blanche.

On posa aux pieds des bouteilles d'eau chaude, ainsi que sous les mains, des sinapismes bien chauds aux mollets, aux pieds, aux genoux et aux cuisses, une demi-heure à chaque endroit, six sangsues au creux de l'estomac, et des cataplasmes de farine de lin sur les piqûres et sur toute la surface du ventre. On donna une infusion de fleurs de guimauve pour tisane, bue chaude, sucrée, et en petite quantité chaque fois ; quatre grains d'*oxide blanc de bismuth*, un par heure, dans une cuillerée de tisane sucrée ; deux petits lavemens d'eau de son, avec dix gouttes de *laudanum de Rousseau* dans chaque, à une heure de distance. Le soir, la diarrhée, les vomissemens et les crampes avaient disparu. La nuit fut assez bonne.

Le 5, le petit malade était réchauffé, et il se trouvait mieux ; la cyanose et l'étouffement avaient disparu, la figure était moins décomposée ; mais les urines et le pouls ne revenaient pas. Diète sévère, cataplasmes de farine de lin sur le ventre, petits lavemens d'eau de son, même tisane. Dans la soirée, il survint du hoquet, quelques vomissemens verdâtres et des selles brunes. Je fis poser sur les piqûres de sangsues un emplâtre de poix de Bourgogne, saupoudré de trente grains de *tartre stibié*. Pendant la nuit, le froid reparut à la face, aux extrémités, et bientôt après, la cyanose aux mêmes endroits. On appliqua de nouveaux sinapismes bien chauds qui ne furent presque pas sentis. Mais l'emplâtre développa de vives douleurs aux piqûres de sangsues.

Malgré tout, le petit Sellier passa la nuit dans une grande agitation, et succomba dans la matinée du 6.

8ᵉ OBS. —*Choléra algide et cyanique.* (Guérison.) —La dame Lamarre, âgée de 57 ans, d'une forte constitution (n'était plus réglée), marchande en plein vent, au coin de la Halle aux poissons, logée dans une chambre étroite, peu aérée, et dans un quartier bas et humide, rue des Ecrivains, 3, fut prise de bouillonnemens dans le ventre, de coliques et de diarrhée dans les premiers jours d'avril 1832. Elle y fit peu d'attention, ne quitta pas sa place, lorsque, le 5 avril, après midi, sa diarrhée augmenta considérablement, devint blanche, liquide et chargée de pellicules blanchâtres, puis, elle fut atteinte de nausées. Alors, elle vint à sa chambre, où, bientôt après son arrivée, il survint des vomissemens fréquens de matières blanches, claires, liquides avec pellicules au fond du vase. Elle allait continuellement sous elle, sans pouvoir se retenir. Des crampes vives survinrent, presque aussitôt après l'apparition des vomissemens, dans les mollets, les cuisses et les doigts. La figure se décomposa horriblement, ses yeux se cavèrent, et cette femme, douée de beaucoup d'embonpoint, paraissait s'être fondue en quelques instans. Elle devint froide des pieds à la tête, sa langue était blan-che, froide, l'air qui sortait de sa poitrine, glacé. Sa voix s'éteignit au point de pouvoir à peine se faire entendre. Les urines étaient complétement supprimées, le pouls n'existait plus, il y avait beaucoup d'oppression; la face, les extrémités et les ongles étaient d'une cou-leur violette foncée, et la peau avait perdu son élasticité.

Je fis, sur le champ, poser des bouteilles d'eau chaude aux pieds, des sinapismes très chauds aux mollets, aux pieds, aux genoux et aux cuisses, une heure à chaque endroit; don-ner six grains d'*oxide blanc de bismuth*, un par heure, deux quarts de lavement d'eau de son, à une heure de distance, avec vingt-cinq gouttes de *laudanum de Rousseau* dans cha-que, et une tisane de fleurs de guimauve, bue chaude et en petite quantité.

Le soir, vers six heures, les vomissemens et la diarrhée furent supprimés; la langue était toujours blanche; il survint des douleurs épi-gastriques. On mit quinze sangsues au creux de l'estomac, et, aussitôt tombées, de larges cataplasmes de farine de lin sur les piqûres. On continua la même tisane et les sinapismes pendant toute la nuit, avec la précaution de les changer de place d'heure en heure.

Le 6, au matin, l'état de la malade était meilleur ; la chaleur avait reparu dans les membres et à la face ; il n'y avait plus de cyanose ni de crampes, la voix s'était un peu relevée ; mais le pouls n'existait pas encore.

Je prescrivis une diète sévère, la même tisane, des cataplasmes sur le ventre, des lavemens d'eau de son, et de temps à autre quelques sinapismes autour des jambes.

Le 7, réapparition du pouls ; la chaleur est bien plus prononcée. Mêmes prescriptions que la veille, moins les sinapismes.

Le 8, continuation du mieux ; les urines commencent à couler. Mêmes prescriptions que la veille, continuées le 9.

Le 10, je fis administrer une cuillerée de bouillon coupé, par heure.

Le 11, deux cuillerées de bouillon par heure ; il passa bien ; la convalescence s'établit, et la dame Lamarre a guéri d'une attaque de choléra des plus graves que j'ai vu, et sans autres accidens consécutifs, qu'une longue convalescence, avec infiltration des pieds, qui fut très longue à disparaître.

9e OBS.—*Choléra algide et cyanique.* (Mort.)
— La dame Mousset, âgée de 57 ans, d'une
faible constitution, marchande des quatre sai-
sons, logée dans une chambre infecte, sans
air, et dans un quartier bas et humide, rue des
Trois-Maures, 6, avait, depuis quelques jours,
de la diarrhée, sans y avoir porté remède.

Lorsque je fus appelé, 5 avril 1832, je trouvai, dans la même chambre, l'homme et la
femme atteints, en même temps, du choléra
bleu. Le mari fut emporté à l'hôpital, et la
femme resta. Elle rendait continuellement, par
haut et par bas, des matières albumineuses,
claires, chargées de pellicules blanchâtres; elle
éprouvait des crampes vives dans les mollets et
les bras; sa figure, ses extrémités et sa langue
étaient d'un froid de glace. Le pouls n'existait
plus, les urines avaient cessé de couler, les
yeux étaient retirés au fond des orbites, la
face était comme cadavérisée, la peau avait
perdu toute son élasticité, la figure, les mains,
les pieds et les ongles étaient d'un bleu violet;
la malade éprouvait une grande oppression,
l'intelligence était presque éteinte, l'air qui
sortait de sa poitrine était froid, sa langue
blanche et sa voix éteinte.

On environna la malade de bouteilles d'eau

chaude, on couvrit les jambes de sinapismes très chauds, on donna deux quarts de lavement avec vingt-cinq gouttes de *laudanum de Rousseau* dans chaque, à une heure de distance, six grains d'*oxide blanc de bismuth*, un par heure, et pour tisane, une infusion de fleurs de guimauve, adoucie avec du sucre. On posa vingt sangsues, dix au creux de l'estomac et cinq de chaque côté du bas-ventre, et des cataplasmes de farine de lin sur les piqûres. Les vomissemens et les selles s'arrêtèrent ; mais la chaleur ne put être rappelée, ni la cyanose dissipée, et la malade expira dans la nuit du 5 au 6.

10ᵉ OBS. — *Choléra algide et cyanique sur une nourrice.* (Guérison.) La dame Després, portière, âgée de 40 ans, nourrice d'un enfant de 14 mois, demeurant rue de la Verrerie, 75, dans un logement humide et étroit, placé au fond d'une cour et donnant sur une rue humide et peu large, fut prise, dans la nuit du 5 avril 1832, de diarrhée, qui, dans la matinée du 6, s'accompagna de vomissemens albumineux de même nature que la diarrhée, blanchâtres et liquides : des crampes très vives se déclarèrent dans les mollets.

Lorsque je la vis, vers neuf heures du matin,

peu d'instans après l'invasion positive du choléra , sa voix était presque éteinte , sa figure
cadavéreuse et ses yeux enfoncés profondément dans les orbites ; le pouls n'existait plus
aux artères radiales ; la malade éprouvait une
oppression extrême ; l'air qui sortait de sa poitrine était froid ; la langue , de couleur blanche, était frappée d'un froid de marbre, ainsi
que les pieds et les mains dont la teinte était
celle d'un violet foncé terne. La peau du dos
des mains avait perdu toute son élasticité ,
elle était plissée , et quand on la comprimait
avec les doigts , elle restait dans le même état,
sans revenir sur elle-même. Les urines ne coulaient plus. Les seins ne contenaient plus de
lait, et sur mon invitation , on cessa d'appro-
cher l'enfant des mamelles vides de sa mère.

Sur le champ, on mit des bouteilles pleines
d'eau chaude aux pieds et sous les mains ; on
administra deux quarts de lavement d'eau de
son avec quinze gouttes de *laudanum de Rousseau* dans chaque ; on fit prendre , toutes les
heures, un grain d'*oxide blanc de bismuth*, dans
une cuillerée de tisane de fleurs de guimauve,
jusqu'à la concurrence de six grains seulement,
afin de supprimer les selles et les vomissemens.
Des cataplasmes bien chauds de farine de mou

tarde noire, délayée à l'eau bouillante, sans vinaigre, furent appliqués successivement, une heure à chaque endroit, aux mollets, aux pieds, aux genoux et aux cuisses, avec la précaution de revenir à la première d'abord, si l'on était obligé de les appliquer plus de quatre heures, quinze sangsues à l'épigastre et des cataplasmes de farine de lin sur les piqûres.

Les vomissemens et la diarrhée furent arrêtés sous l'influence de la médication ; mais on fut obligé de répéter les cataplasmes de moutarde pendant la nuit sur les extrémités inférieures. On donnait très peu à boire à chaque fois, dans la crainte de provoquer le vomissement. Les sinapismes occasionnèrent de très vives douleurs. Enfin, le 7, au matin, la figure de la malade était moins décomposée, les yeux semblaient moins enfoncés, la parole avait repris du corps, le froid et la cyanose avaient disparu ; une sueur abondante et chaude couvrit toute la figure ; le pouls était très petit, mais on le sentait, et l'oppression avait considérablement diminué. Diète sévère, même tisane, demi-lavement d'eau de son. Le soir, une violente douleur pleurétique se déclare à droite au dessous du sein, avec difficulté de respirer. De suite, application de douze sangsues sur le siége de la douleur et des cataplasmes dè farine de lin sur les piqûres.

Le 8, cessation de la douleur pleurétique, chaleur de tout le corps, très développée, diète sévère, même tisane et des demi-lavemens d'eau de son.

Le 9, pouls élevé, gonflement des seins, fièvre de lait très prononcée. Mêmes prescriptions que la veille; cataplasmes de farine de lin sur les seins, pour la nuit, en cas de tension très douloureuse.

Le 10, les urines sont revenues, la fièvre de lait diminue. Dès ce moment, tous les accidens cholériques ont disparu, et il m'a semblé que cette fièvre de lait, ce travail de la nature, avait puissamment contribué à détourner de la malade, les accidens graves du choléra, et produit une dérivation des plus favorables. Cette circonstance s'est représentée plusieurs fois à mon observation, pendant le choléra, et toujours, le développement de la fièvre de lait a été avantageux aux cholériques, comme on le verra par la suite.

De ce moment, la dame Després est entrée en pleine convalescence. Nous l'avons nourrie très légèrement avec du bouillon coupé, une cuillerée par heure, le jour seulement, et en augmentant progressivement, de jour en jour, sa nourriture , elle s'est rétablie.

La digestion a été long-temps difficile ; il n'y avait pas d'appétit , et la convalescence, qui a été fort longue, a duré près de deux mois. L'enfant a été sevré et n'a éprouvé aucun accident cholérique.

11ᵉ OBS. — *Choléra algide et cyanique.* (Mort.) Le sieur Hébert, âgé de 26 ans , d'une bonne constitution, teinturier, logé dans une chambre étroite, peu aérée, rue des Cinq-Diamans, 11, quartier bas et humide , atteint de diarrhée depuis plusieurs jours , fut, le 6 avril 1832 , après avoir bu du vin chaud sucré, pour la faire passer , pris de vomissemens, d'abord rougeâtres , puis brunâtres , et enfin aqueux et blanchâtres.

Lorsque je le vis, il allait presque continuellement du haut et du bas ; il éprouvait des crampes très vives dans les mollets, les pieds, les bras, les mains et dans les lombes ; les extrémités, la face, la langue et l'haleine étaient d'un froid de marbre ; la voix était éteinte, les urines supprimées, la figure décomposée, cadavéreuse , et les yeux retirés au fond des orbites ; il éprouvait une grande oppression, le pouls n'existait plus, la peau avait perdu son élasticité, la figure, les pieds, les mains et les ongles étaient d'un bleu violet et sa langue blanche.

Je fis, sans perdre de temps, entourer le malade de briques chaudes, donner deux quarts de lavement d'eau de son, à une heure de distance, avec vingt-cinq gouttes de *laudanum de Rousseau*, dans chaque, six grains d'*oxide blanc de bismuth*, un par heure, et une tisane de fleurs de guimauve, sucrée, bue chaude et en petite quantité; envelopper les mollets de sinapismes bien chauds, pendant une heure, et successivement, continués aux pieds, aux genoux, aux cuisses et aux avant-bras, le même espace de temps. Le malade s'agitait beaucoup, ne pouvait rester en place, jetait de dessus lui tous ses vêtemens. On ne pouvait, par aucun raisonnement possible, le forcer à se tenir couvert. Sous l'influence de ces médicamens, la diarrhée et les vomissement furent supprimés; les crampes cessèrent par l'action des sinapismes, et la chaleur se réveilla peu à peu. Les pieds devinrent chauds, ainsi que le reste du corps, qui se couvrit d'une sueur abondante, sans cependant que la peau reprît son élasticité. L'oppression continuait toujours.

Je fis placer trente sangsues à l'épigastre et des cataplasmes de farine de lin sur les piqûres, les laissant saigner à discrétion. Pendant toute la nuit, on promena les sinapismes sur les membres, afin d'entretenir et d'augmenter la chaleur, un peu ranimée. L'intelligence du malade restait toujours intacte.

Le 7, au matin, il y avait plus de chaleur, mais le pouls ne revenait pas. On posa un large emplâtre de poix de Bourgogne, saupoudré de quarante grains de tartre stibié, sur les piqûres de sangsues ; il ne suscita aucune douleur.

Vers le milieu de la journée, la chaleur, qui s'était un peu réveillée, baissa ; le froid revint à la face et aux extrémités, et la cyanose augmenta et gagna tout le corps. L'intelligence s'engourdit ; les conjonctives et les caroncules lacrymales devinrent d'un rouge violet foncé, puis, passèrent au noir, se desséchèrent et se parcheminèrent en quelque sorte. Enfin, le sieur Hébert mourut asphyxié, vers six heures du soir.

12ᵉ OBS. — *Choléra algide et cyanique.* (Guérison.) — Le sieur Bertaut, âgé de 59 ans, d'une forte constitution, marchand d'habits, logé dans une chambre très étroite, peu aérée, marché Saint-Jacques, adonné aux boissons alcoholiques, fut pris de diarrhée, dans les premiers jours d'avril 1832; mais il n'y fit aucune attention, et continua de boire comme d'habitude.

Le 6 du même mois, la diarrhée augmenta, et il survint des vomissemens aqueux, albumineux, blanchâtres comme de l'eau de riz, avec dépôt de pellicules au fond du vase. Lorsque j'arrivai, il allait presque continuellement du haut et du bas; il éprouvait des crampes vives dans les mollets, les pieds et les avant-bras; sa voix était très altérée, sa figure horriblement décomposée, ses yeux enfoncés dans les orbites, ses urines supprimées, ses extrémités et sa face froides, ainsi que l'air qui sortait de sa poitrine, et sa langue, dont la couleur restait blanche. Le pouls n'existait plus, l'oppression précordiale était très grande, la peau avait perdu toute son élasticité, les pieds, les mains et la figure étaient d'un bleu violet terne, ainsi que les ongles.

Je fis, sans différer, placer des bouteilles d'eau chaude aux pieds, des sinapismes très chauds aux mollets, aux pieds, aux genoux et aux cuisses, successivement et une heure à chaque endroit; donner une tisane de fleurs de guimauve, sucrée, bue chaude et en petite quantité chaque fois ; deux quarts de lavement d'eau de son avec addition de vingt-cinq gouttes de *laudanum de Rousseau*, et, à une heure de distance, six grains d'*oxide blanc de bismuth*, un par heure ; poser vingt sangsues, dix au creux de l'estomac et cinq de chaque côté du bas-ventre, et des cataplasmes de farine de lin sur les piqûres, aussitôt les sangsues tombées. D'abord, les piqûres saignèrent peu, mais à mesure que la chaleur se réveilla, elles versèrent beaucoup plus de sang. Sous l'influence de cette médication, les vomissemens et les crampes cessèrent, la diarrhée diminua considérablement. La chaleur des membres et de la face revint un peu ; la couleur bleue violette des extrémités et de la face disparut ; la peau reprit de son élasticité, l'oppression diminua, et la figure se ranima sensiblement.

Le 7, au matin, le malade était beaucoup mieux (on avait continué les sinapismes tout le jour et la nuit). Le pouls, quoique faible, se faisait sentir, et la voix commençait à reprendre son timbre habituel. On continua la même tisane, la diète, les cataplasmes de farine de lin sur le ventre, de temps à autre, quelques sinapismes et des demi-lavemens d'eau de son et d'amidon, parcequ'il existait encore quelques selles liquides, brunâtres.

Le 8, l'état du malade est très satisfaisant. Mêmes prescriptions que la veille, excepté les sinapismes. Retour des urines.

Le 9, de bonne heure, en arrivant auprès de lui, je trouvai couchée, à ses côtés, sa femme, qui le gardait seule, quoique atteinte du choléra cyanique à un très haut degré. Je fis de suite emporter le mari dans un logement voisin. Il continua de bien aller. Pour ne point attaquer son moral, je lui donnais, chaque jour, des nouvelles de sa femme, quoiqu'elle eût succombé. Je lui fis prendre, le 12, du bouillon, après l'avoir jusque-là conservé à la diète; il en supporta bien quelques cuillerées; puis j'en augmentai de jour en jour la quantité. La convalescence du sieur Bertaut s'est bien établie, quoique lentement, l'appétit ayant été fort long à se prononcer.

13ᵉ OBS. — *Choléra algide et cyanique, suivi de fièvre typhoïde.* (Guérison.) — Le sieur Pontou, âgé de 17 ans, ouvrier maçon, logé dans un garni proprement tenu, rue des Arcis, 5, quartier bas et humide, arrivé à Paris depuis quatre jours du Limousin, et pour la première fois, fut pris de diarrhée avec coliques et bouil-

lonnemens dans le ventre. Il cacha son indisposition pendant plusieurs jours, en continuant
de manger comme à son ordinaire. Cette diarrhée augmenta considérablement le 7 avril
1832, et dans la même journée il eut des vomissemens semblables à de l'eau de riz, clairs,
chargés de pellicules blanches. Les vomissemens et les selles se répétaient très souvent ;
des crampes vives lui torturaient les mollets ;
la figure était très décomposée et les yeux enfoncés dans les orbites ; la face était froide
ainsi que les extrémités, et la langue était
blanche. Le malade s'agitait sur son lit et se
tourmentait beaucoup, effrayé par la mort de
son camarade, le sieur Caty, décédé du choléra
quelques jours avant. Il n'urinait plus, son
pouls était insensible, il éprouvait une grande
oppression ; à peine l'entendait-on parler. La figure et les extrémités devinrent d'un bleu violet, et la peau avait perdu toute son élasticité.

Je fis poser des bouteilles d'eau chaude aux
pieds et des sinapismes très chauds aux mollets, aux genoux et aux cuisses, une heure à
chaque endroit ; donner six grains d'*oxide
blanc de bismuth*, un par heure, deux quarts
de lavement d'eau de son avec vingt-cinq
gouttes de *laudanum de Rousseau* dans chaque,

à une heure de distance, une tisane de fleurs de guimauve sucrée, bue chaude et en petite quantité chaque fois, appliquer vingt sangsues sur le creux de l'estomac et des cataplasmes de farine de lin sur les piqûres, aussitôt après la chute des sangsues.

Sous l'influence de cette médication, les vomissemens et les crampes cessèrent, mais la diarrhée continua, le froid et la cyanose augmentèrent pendant la nuit, au lieu de diminuer.

Le 8, nouvelle application de quinze sangsues sur le ventre; administration de quinze gouttes de *laudanum de Rousseau* dans un quart de lavement, matin et soir. Même tisane; sinapismes très chauds autour des extrémités supérieures et inférieures. Enfin, cette puissante excitation réveilla la chaleur, ranima la circulation et la voix, et chassa la cyanose.

Le 9, l'état du malade est plus satisfaisant, la peau a retrouvé son élasticité; cependant il existe encore de temps à autre quelques selles liquides. Diète sévère, même tisane, lavemens émolliens de son et d'amidon, cataplasmes de farine de lin sur le ventre.

Le 10, la respiration est beaucoup plus facile, les urines reparaissent, la chaleur est naturelle et le pouls bien rétabli. Le malade paraît vouloir entrer en convalescence. Mêmes prescriptions que la veille. Dans l'après-midi, il survint des vomissemens verdâtres et une anxiété extrême ; le sieur Pontou se croit pris une seconde fois du choléra. Je fis, à l'instant même, poser sur le ventre un vésicatoire de six pouces de diamètre qui produisit un bon effet en faisant disparaître les vomissemens.

Le 11, le malade est mieux. Diète sévère, boisson émolliente et lavemens d'eau de son. On enlève l'épiderme soulevée par le vésicatoire que l'on panse avec de la poirée et du beurre, afin de le faire suppurer pendant quelques jours.

Le 12, le malade est absorbé : il répond à peine aux questions qu'on lui fait ; ses yeux sont hébétés, immobiles, ses pupilles fortement contractées et les pommettes très rouges. Il délire et parle de son pays. Je lui fais poser douze sangsues derrière les oreilles, et, avec de l'eau tiède, saigner les piqûres pendant deux heures. Je prescris, pour boisson, de l'eau sucrée froide, une diète sévère, des lavemens émolliens et l'entretien du vésicatoire.

Le 13, les piqûres de sangsues sous le vésicatoire seulement devinrent noires , et leur pourtour frappé de gangrène. Il survint une diarrhée abondante de matières très fétides. Lavemens d'eau de son et d'amidon , eau sucréefroide pour tisane ; diète sévère.

Le 14, le malade urina involontairement dans son lit, ses poignets et ses avant-bras se couvrirent de taches rouges très peu élevées ; elles étaient presque uniformes, arrondies et séparées. Bientôt, elles montèrent au cou, à la face, et envahirent tout le corps. *Prescription :* tisane de fleurs de guimauve, bue chaude, diète sévère, lavemens émolliens. ·

Le 15 , ces taches rouges augmentèrent encore, le malade paraissait dans le même état que le 12. Mêmes prescriptions que la veille.

Le 16, les taches commencent à s'effacer, leur couleur rouge passe au terne ; puis tout le corps devint d'un jaune foncé, comme cuivré. Mêmes prescriptions.

Le 17 , l'intelligence du malade se réveille , il parle mieux, reconnaît son monde, et se plaint des jambes. Je trouvai au desssous du genou gauche, une tumeur molle saillante, et une seconde vers le milieu, sur la crête du tibia ; elles étaient fluctuantes, sans changement de couleur à la peau. J'en fis l'ouverture avec une lancette, et il en sortit un pus bien lié de bonne nature. Mêmes prescriptions.

Le 18, le malade est beaucoup mieux; il réclame à manger. Je lui permets quelques cuillerées de bouillon, il passa bien, et j'en augmentai la quantité de jour en jour.

Pendant la convalescence, qui fut fort longue, il se manifesta encore deux autres tumeurs purulentes de même nature, et sur la même jambe; j'en fis l'ouverture, et elles se cicatrisèrent lentement. Le vésicatoire du ventre suppura long-temps et très abondamment. Les piqûres de sangsues dont le pourtour s'était gangréné, furent bien longues à se cicatriser. On fut long-temps très réservé sur la nourriture, à cause de la diarrhée qui reparaissait dès qu'on en donnait une un peu solide. Enfin, le sieur Pontou prit le dessus, et alla à son pays où il s'est parfaitement rétabli.

14e OBS.—*Choléra algide et cyanique.* (Mort.) — La dame Tartet, âgée de 45 ans, d'une bonne constitution, ouvrière, logée dans une chambre étroite, rue Jean-Pain-Mollet, 12, quartier bas et humide, avait la diarrhée depuis plusieurs jours, des coliques et des bouillonnemens dans le ventre, lorsque, le 7 avril 1832, elle vit son dévoiement augmenter, devenir blanchâtre, liquide comme de l'eau et chargé de pellicules blanches. Des vomissemens de même nature arrivèrent bientôt, ainsi que des crampes vives dans les mollets.

Lorsque je la vis, les vomissemens et les selles étaient presque continuels, ainsi que les crampes; la figure était d'un jaune terreux, amaigrie, tirée, toute décomposée et cadavéreuse; les yeux enfoncés dans les orbites, les paupières très brunes et la voix éteinte; la face, les extrémités et la langue froides, cette dernière conservait sa couleur blanche, les pieds, les mains et les ongles devenaient violets, la peau perdait toute son élasticité; le malade éprouvait beaucoup d'agitation, d'étouffement, et le pouls ne battait plus. Les urines avaient cessé de couler dès le commencement des vomissemens.

Je prescrivis de suite des bouteilles d'eau chaude aux pieds et sous les mains, des sinapismes très chauds aux mollets, avec ordre de les porter successivement d'heure en heure, aux pieds, aux genoux et aux cuisses; une tisane de fleurs de guimauve, bue chaude et en petite quantité, un quart de lavement d'eau de son , avec vingt-cinq gouttes de *laudanum de Rousseau*, six grains d'*oxide blanc de bismusth*, un par heure, quinze sangsues au creux de l'estomac et des cataplasmes de farine de lin sur les piqûres. Sous l'influence de l'oxide blanc de bismuth, les vomissemens cessèrent, la diarrhée, sous celle du laudanum, et les crampes par l'application des sinapismes; quelques heures après, la diarrhée revint, mais en petite quantité.

Sur les cinq heures du soir, la malade fut couverte d'une sueur abondante, la chaleur se rétablit par tout le corps, la couleur cyanique des extrémités disparut, mais le pouls ne revint pas. Les piqûres des sangsues saignèrent abondamment, et, depuis lors, l'oppression était moins grande, la figure moins décomposée ; elle me semblait vouloir se ranimer, ainsi que la voix.

Je reviens à onze heures : l'état de la malade n'était pas aussi bon. Si elle mettait ses bras à l'air, ils se refroidissaient promptement et la chaleur ne se maintenait que difficilement. Sur les trois heures du matin, le froid, la cyanose et l'oppression reparurent, l'agitation devint très grande, la malade ne pouvait et ne voulait rien souffrir sur elle.

On appliqua de nouveaux sinapismes aux extrémités inférieures, très chauds, qui ne produisirent aucune action. La dame Tarlet tomba dans un grand assoupissement, ne s'occupa plus de ce qui se passait autour d'elle; tout son corps devint bleu violet, et elle mourut, comme asphyxiée, sur les six heures du matin.

15ᵉ OBS. — *Choléra algide et cyanique.* (Guérison.) — La dame Violette, âgée de 67 ans, sans état, d'une très faible constitution, logée dans une très petite chambre, et dans un quartier bas et humide, mal aéré, rue de la Savonnerie, 10, avait, depuis plusieurs jours, des coliques, des bouillonnemens dans le ventre et la diarrhée, sans y rien faire (elle était très obstinée), lorsque, le 7 avril 1832, elle fut prise de vomissemens blanchâtres, liquides, sans pellicules, comme dans les selles. Bientôt après les vomissemens, il survint des crampes dans les mollets, la figure se décomposa d'une manière effrayante, les yeux étaient retirés au fond des orbites, la peau de la figure était violette, brunâtre, plissée et celle des mains et des pieds sans élasticité; la voix était éteinte, la langue, blanche, était

froide ainsi que la face, les extrémités et l'air
qui sortait de sa poitrine ; elle ressemblait
plutôt à une momie qu'à un être vivant. Le
pouls était complétement éteint ; depuis les
vomissemens, les urines avaient cessé de
couler, les ongles étaient bleus et l'oppression extrême, à peine si la malade respirait ;
je la croyais à l'agonie. Elle ne parlait plus,
ne révélait son existence que par de faibles
mouvemens des jambes, occasionnés par les
crampes et par des vomissemens peu fréquens,
car elle allait sous elle, sans se sentir.

Je fis, sans délai, poser des bouteilles d'eau
chaude aux pieds et le long des côtés de la malade, envelopper les mollets de sinapismes
bien chauds, avec la précaution de ne les laisser qu'une heure à cette place, et ensuite de
les porter le même temps aux pieds, aux genoux et aux cuisses ; donner quatre grains
d'oxide *blanc de bismuth*, un par heure, un
quart de lavement d'eau de son avec quinze
gouttes de *laudanum de Rousseau*, une tisane
de fleurs de guimauve, bue chaude et sucrée. On
répéta les sinapismes toute la journée. (Mes
nombreuses occupations ne me permirent de
voir la malade que le lendemain.)

Le 8, les vomissemens, les selles et les crampes avaient cessé, la chaleur avait reparu et la cyanose n'existait plus. La dame Violette n'était plus reconnaissable, tant il s'était opéré de changement favorable. La figure était assez animée, l'œil était bon, la parole revenue et même un peu de gaîté. Son pouls n'existait pas encore de manière à le sentir; mais il était évident que la circulation s'était réveillée. Je prescrivis la même tisane, des lavemens d'eau de son et d'amidon, des bouteilles d'eau chaude aux pieds, des cataplasmes de farine de lin sur le ventre.

Le 9, elle était beaucoup mieux, le pouls se faisait sentir, la chaleur était bien rétablie par tout le corps. Mêmes prescriptions que la veille.

Le 10, les urines revinrent. Mêmes prescriptions.

Le 11, on donna un peu de bouillon coupé qui passa bien. Tous les symptômes du choléra avaient disparu. Elle mangeait, se levait et se passait même de garde.

Au bout d'un mois d'une parfaite guérison, elle fut prise d'une légère irritation de l'estomac après avoir mangé du mouton rôti, et cette femme, d'une constitution très faible, d'une santé décrépite depuis bien long-temps, mourut seule, sans appeler presonne auprès d'elle. *Spiritus ejus evanescit, sicut lumen lampadis, oleo consumpto.*

16ᵉ OBS. — *Choléra algide et cyanique, suivi d'un commencement de fièvre typhoïde. (Guérison.)* — La dame Lacoste, âgée de 30 ans, marchande en plein vent, logée dans une chambre propre et bien aérée, rue des Arcis, 8, quartier bas et humide, avait la diarrhée depuis plusieurs jours, des bouillonnemens dans le ventre, et, malgré cela, continuait de manger, de vendre selon son habitude et de sortir, dès quatre heures du matin, dans les quartiers des halles, lorsque, le 8 avril 1832, elle fut prise de vomissemens abondans, blanchâtres, liquides et chargés de pellicules blanches ; puis de crampes très vives dans les mollets. Sa figure se décomposa promptement, ses yeux s'enfoncèrent dans les orbites; sa figure, décolorée qu'elle était habituellement, devint jaune, livide, et se refroidit ainsi que les extrémités et la langue dont la couleur resta blanche ; l'air qui sortait de sa poitrine était froid, les mains, les pieds et les ongles devinrent d'un bleu violet, le pouls avait cessé de battre, il y avait une grande oppression ; les urines ne cou-

laient plus depuis l'apparition des vomissemens et la peau avait perdu toute son élasticité.
La voix était presque éteinte.

Sur le champ, on posa quinze sangsues au
creux de l'estomac et des cataplasmes de farine
de lin sur les piqûres. On mit des bouteilles
d'eau chaude aux pieds, des sinapismes bien
chauds aux mollets, aux pieds, aux genoux
et aux cuisses, une heure à chaque place, avec
la précaution de les continuer jusqu'à ce que
la chaleur se réveillât et même après ; je prescrivis six grains d'*oxide blanc de bismuth*, un
par heure, deux quarts de lavement d'eau de
son avec vingt gouttes de *laudanum de Rousseau* dans chaque, à une heure de distance.
Tout fut bien et exactement exécuté. Les crampes et les vomissemens cessèrent, la diarrhée
diminua, mais ne s'arrêta pas complétement.
On continua l'irritation entamée par le moyen
des sinapismes pendant toute la nuit.

Le 9, au matin, la chaleur était revenue ;
la cyanose disparut, ainsi que l'étouffement ;
les piqûres de sangsues avaient saigné abondamment, la figure était moins décomposée ,
le pouls se faisait sentir un peu. Diète absolue,
même tisane, lavemens d'eau de son et d'amidon, cataplasmes émolliens sur le ventre.

Le 10, le pouls était parfaitement rétabli, la malade se trouvait beaucoup mieux. Mêmes prescriptions que la veille.

Le 11, les urines reparurent, mais en petite quantité d'abord; l'état de la malade est très satisfaisant. Mêmes prescriptions.

Le 12, abattement considérable, état comateux, le cerveau s'embarrasse, les fonctions intellectuelles sont comme engourdies, les yeux sont fixes, immobiles, les pupilles contractées; la malade reste indifférente à tout; elle manifeste de la douleur dans le ventre; la langue est rouge, le pouls petit et fréquent. Douze sangsues autour du nombril et des cataplasmes de farine de lin sur les piqûres. Il était manifeste que j'avais affaire à une fièvre typhoïde au début; mais elle n'alla pas plus loin. Il n'y eut pas d'éruption; l'intelligence reprit son activité.

Le 13, le 14, le 15 et le 16, je conservai encore la malade à la diète et aux mêmes prescriptions de tisane de fleurs de guimauve, de lavemens émolliens et de cataplasmes sur le ventre.

Le 17, la dame Lacoste demanda à manger; je permis quelques cuillerées de bouillon coupé avec moitié d'eau (il était de bœuf et de poule), il passa bien. On augmenta la nourriture tous les jours, et cette dame reprit peu à peu des forces, revint à une santé parfaite, malgré la gravité de sa maladie, et, grâce à sa bonne constitution , elle n'eut pas une longue convalescence comme les autres cholériques, et son estomac digéra bien. Devenue enceinte très peu de temps après, elle est arrivée à terme, et est accouchée heureusement d'un enfant fort et bien portant.

17ᵉ OBS. — *Choléra algide et cyanique.* (Mort.) — Le sieur Perrard, âgé de 36 ans, d'une forte constitution, brossier, logé dans une chambre étroite, rue de la Vieille-Monnaie, 28, quartier bas et humide, fut pris de diarrhée le 7 avril 1832, mangea et continua à travailler ; mais, le 8 avril, dans l'après-midi, sa diarrhée augmenta ; des vomissemens de matières liquides, blanchâtres, le prirent à son travail. On l'apporta chez lui, et sur les 7 heures du soir je le trouvai dans l'état suivant : figure froide toute décomposée et d'un bleu violet, yeux caves, presque éteints, langue froide et blanche, extrémités d'un froid de glace, avec couleur cyanique, ainsi que les ongles ; urines supprimées, oppression très grande. Les matières rendues, d'un blanc grisâtre; la diarrhée et les vomissemens, continuels; plus de pouls; les mollets, les pieds et les avant-bras, tourmentés par des crampes vives, et la voix éteinte. Perte d'élasticité de la peau.

Sur le champ, je fis poser des bouteilles pleines d'eau chaude aux pieds, des sinapismes très chauds aux mollets, pendant une heure, et successivement aux pieds, aux genoux et aux cuisses, le même espace de temps, vingt sangsues au creux de l'estomac et des cataplasmes de farine de lin sur les piqûres, donner six grains d'*oxide blanc de bismuth*, un par heure, deux quarts de lavement d'eau de son avec vingt-cinq gouttes de *laudanum de Rousseau* dans chaque, à une heure de distance, une tisane de guimauve, bue tiède et en petite quantité. On administra pendant toute la nuit ces divers moyens de guérison avec beaucoup d'exactitude, mais sans aucun avantage ni amendement des symptômes cholériques, et le sieur Perrard périt comme asphyxié, le 9 avril, sur les six heures du matin.

18ᵉ ᴏʙs. — *Choléra algide et cyanique.* (Guérison.) — La dame Ribolet, âgée de 40 ans, marchande de fruits, logée dans une chambre mal aérée, dans un quartier bas et humide, rue de la Tixeranderie, 26, atteinte d'un catarrhe chronique de poitrine, vit, après plusieurs jours de diarrhée et de bouillonnemens dans le ventre, ses garde-robes augmenter; le 9 avril 1832, devenir liquides et remplies de pellicules blanches. Bientôt il survint des vomissemens de même nature.

Lorsque j'arrivai auprès d'elle, je la trouvai dans l'état suivant : elle vomissait très souvent et allait à la selle presque involontairement; le fond du vase était rempli de matières pelliculeuses blanches. Sa figure était décomposée, ses yeux caves, ses paupières d'un brun foncé, sa voix presque éteinte; sa figure, ses mains, ses pieds et ses ongles d'un rouge violet bleuâtre et d'un froid de marbre, ainsi que sa langue, dont la couleur restait blanche; sa peau avait perdu toute son élasticité; des crampes vives lui torturaient les mollets, les pieds et les mains; elle s'agitait continuellement dans son lit, ne pouvait rester en place, ni couverte; elle n'urinait plus, les artères des bras ne se faisaient plus sentir, l'oppression était extrême; cependant, la malade conservait toute son intelligence. Elle me dit que depuis long-temps

15

elle toussait beaucoup, qu'elle avait un catarrhe de poitrine, et que sa santé était fort affaiblie (ces circonstances n'étaient pas d'un bon
augure pour la guérison). Air sortant de la
poitrine, froid.

De suite, je fis mettre des sinapismes très
chauds aux mollets, aux genoux et aux cuisses, avec la précaution de les changer de place
d'heure en heure, et des bouteilles d'eau chaude
aux pieds; donner six grains d'*oxide blanc de
bismuth*, un par heure, deux quarts de lavement d'eau de son avec vingt-cinq gouttes de
laudanum de Rousseau dans chaque, à une
heure de distance, et une tisane de fleurs de
guimauve, bue chaude et peu à la fois; poser
douze sangsues au creux de l'estomac et des
cataplasmes de farine de lin sur les piqûres.
Cette médication fut exactement et promptement mise en usage. Le soir, il y eut un peu
de mieux; les vomissemens et la diarrhée furent supprimés, les crampes diminuèrent d'intensité et devinrent très rares; la figure paraissait moins décomposée et l'oppression
moins forte. Les piqûres de sangsues saignèrent peu d'abord, mais versèrent une plus
grande abondance de sang, à mesure que le
mieux se prononçait. Les sinapismes occasion-

nèrent des douleurs très vives. On les continua toute la nuit, en les changeant de place d'heure en heure.

Le 10, au matin, la chaleur était revenue dans toutes les parties du corps, la couleur bleue avait disparu, le pouls commençait à se faire sentir, quoique faiblement, et l'anxiété était beaucoup moins grande. *Prescription :* Diète absolue, même tisane, lavemens d'eau de son, cataplasmes de farine de lin sur le ventre. Dans l'après-midi, il survint quelques selles fétides brunes. Le soir, un quart de lavement avec six gouttes de *laudanum de Rousseau.*

Le 11, plus de diarrhée; l'état de la malade est très satisfaisant. Même médication que la veille, excepté le laudanum dans les lavemens. Dans la soirée, les urines reparaissent.

Le 12, l'état de la malade est encore meilleur que la veille. Même médication. Retour des urines.

Le 13, la malade demande à manger : on accorde quelques cuillerées de bouillon coupé avec moitié d'eau. Il est bien supporté. Même médication.

Le 14, son catarrhe pulmonaire, qui s'était en quelque sorte effacé pendant le choléra,

reparut, et un râle muqueux, avec difficulté
de respirer, se développa dans toute la poitrine. Je fis une saignée du bras, de dix à douze
onces, le sang sortit facilement. Sous l'influence
de cette saignée, d'une tisane émolliente et
d'une nourriture très légère, l'état catarrhal
des bronches s'améliora, et la malade respira
mieux. Je fis poser un vésicatoire au bras droit,
augmenter peu à peu la nourriture, et la
dame Bibolet s'est parfaitement rétablie, se
porte fort bien maintenant, débarrassée et du
choléra et de son catarrhe chronique.

19ᵉ obs. — *Choléra algide et cyanique.*
(Mort.) — La dame Bertaut, âgée de 55 ans,
d'une forte constitution, revendeuse au marché Saint-Jacques, quartier bas et humide,
logée dans une chambre très étroite, où elle
donnait des soins à son mari, qui s'y trouvait
atteint du choléra, éprouvait, depuis deux
jours, beaucoup de fatigues et de tourmens à
l'occasion de la maladie de son mari.

Dans la journée du 8 avril 1832, elle eut de
la diarrhé, et, au lieu de se reposer, comme
je le lui conseillais, elle continua à se fatiguer
en prodiguant des soins au sieur Bertaut; seule
auprès de lui, elle y passa la nuit du 8 au 9.

Pendant cette même nuit, sa diarrhée augmenta, devint blanche et liquide ; il survint des vomissemens de même nature et des crampes très violentes dans les mollets. Elle ne pouvait appeler personne, parcequ'aucun voisin n'habitait le local près d'elle, ni son mari sortir de son lit, ni appeler du secours, à cause de la gravité de sa propre position ; elle se coucha auprès de lui, qui commençait à aller mieux, les dangers les plus graves du choléra ayant disparu.

Dans la matinée du 9 avril 1832, lorsque j'arrivai auprès du mari, je trouvai la femme couchée dans son lit, à côté de lui, et dans un état méconnaissable ; elle vomissait fréquemment, et allait de même à la garde-robe ; elle éprouvait des crampes vives dans les mollets et les mains ; sa figure, sa langue et ses extrémités étaient d'un froid de marbre, ainsi que l'air qui sortait de sa poitrine ; sa langue était blanche, ses yeux enfoncés dans les orbites et sa figure horriblement décomposée ; une couleur d'un bleu violet terne avait envahi la face, les pieds, les mains et les ongles ; l'oppression était extrême, il n'y avait plus de pouls, ni d'urine, ni de voix ; la peau avait perdu toute son élasticité, et la malade paraissait comme frappée de stupeur.

Sur le champ, je fis emporter le mari, poser à la femme des briques chaudes aux pieds et sous les mains, des sinapismes bien chauds aux mollets, aux pieds, aux genoux et aux cuisses, une heure à chaque endroit, avec ordre de les répéter continuellement, en recommençant par les parties sur lesquelles ils avaient été mis en premier lieu ; donner six grains d'*oxide blanc de bismuth*, un par heure, dans une cuillerée de tisane sucrée, deux quarts de lavement d'eau de son avec vingt gouttes de *laudanum de Rousseau* dans chaque, et à une heure de distance, une tisane de fleurs de guimauve et de violette sucrée, chaude et en petite quantité, chaque fois. Tout fut exécuté promptement, avec ordre et intelligence. Les vomissemens furent supprimés, la diarrhée diminua, mais ne cessa pas. Je fis poser vingt sangsues au creux de l'estomac et des cataplasmes de farine de lin sur les piqûres. Les sinapismes occasionnèrent de très vives douleurs, j'en augurai bien, ils furent renouvelés toute la journée et toute la nuit. Ils développèrent de la réaction et un peu de chaleur sur le soir. Dans la nuit, le froid et la cyanose disparaissent même presque complétement.

Le 10, après minuit, le froid et la cyanose revinrent, l'agitation était extrême ; on ne pouvait tenir la dame Bertaut couverte, elle jetait tout de dessus elle ; enfin, elle périt vers cinq heures du matin.

20ᵉ OBS. — *Choléra algide et cyanique.* (Mort.) — La dame Lateux, âgée de 39 ans, marchande en plein vent, sur le Pont-au-Change, d'une bonne constitution, logée dans une chambre étroite et dans un quartier bas et humide, rue de la Savonnerie, 13 *bis*, fut, dans les premiers jours d'avril 1832, prise de coliques, de bouillonnemens dans le ventre et de diarrhée d'abord brune, puis blanche, liquide, et souvent répétée. Mandé, je fis appliquer de suite douze sangsues sur le bas-ventre et des cataplasmes de farine de lin sur les piqûres, donner une tisane de riz avec sirop de gomme, des lavemens d'eau de son et de tête de pavot, observer une diète sévère et le repos absolu au lit. Cette même médication continuée pendant trois jours, excepté les sangsues, fit disparaître tous les symptômes du mal ; malgré ma défense, la malade alla, le 8 avril, se promener au Palais-Royal, rentra chez elle très fatiguée.

Le 9, elle lava sa chambre à grande eau, et resta les jambes nues pendant cette opération, dans de mauvais souliers qui ne pouvaient la préserver de l'humidité. Le soir même , après cette fatigue , elle mangea une salade aux œufs durs, et dans la nuit, vers deux heures du matin , il survint une diarrhée abondante et presque en même temps des vomissemens d'alimens non digérés ; ensuite, les matières rendues par haut et par bas , devinrent liquides , blanchâtres , pelliculeuses ; des crampes vives attaquèrent bientôt les mollets et les mains , et en moins d'une heure la malade était comme cadavérisée. Lorsque j'arrivai, vers quatre heures du matin, les vomissemens et les selles se succédaient rapidement ainsi que les crampes , les yeux étaient caves , la figure et les extrémités froides ainsi que la langue dont la couleur restait blanche , le pouls ne battait déjà plus , les urines avaient cessé de couler , il existait une oppression extrême. Grande anxiété , perte de la voix et de l'élasticité de la peau. La face , les extrémités , les ongles , et pour ainsi dire toute la surface du corps , étaient d'un violet lie de vin ; l'air qui sortait de la poitrine était froid. Tous les phénomènes graves du choléra s'étaient accumulés en quelques instans.

A la minute, je fis poser des bouteilles d'eau

chaude aux pieds et sous les mains, des sinapismes bien chauds aux mollets, aux pieds,
aux genoux et aux cuisses, une heure à chaque
place, donner six grains d'*oxide blanc de bismuth*, un par heure, deux quarts de lavement avec vingt-cinq gouttes de *laudanum de
Rousseau* dans chaque, à une heure de distance,
une tisane de fleurs de guimauve et de violette sucrée, bue tiède et en petite quantité,
appliquer quinze sangsues sur le creux de l'es-
mac et des cataplasmes de farine de lin sur les
piqûres.

Les vomissemens, les selles et les crampes
ne cessèrent pas dans la matinée, malgré l'em-
ploi de tous ces moyens. Dans l'après-midi,
même état, agitation extrême; la malade se
découvre sans cesse. On continue les mêmes
moyens avec une grande persévérance. On
donna six nouveaux grains d'*oxide blanc de bismuth* et deux quarts de lavement d'eau de son
avec douze gouttes de *laudanum de Rousseau*
dans chaque; alors, les vomissemens et les
crampes s'arrêtèrent. Continuation de la diarrhée, du froid et de la cyanose pendant toute
la nuit. On continua l'usage des sinapismes sur
les membres supérieurs et inférieurs, et même
sur le ventre.

Le 11, au matin, il y avait un peu d'amendement, la chaleur semblait vouloir se réveiller, la malade éprouvait moins d'oppression, la cyanose s'effaça de la figure, sans disparaître des pieds et des mains ; on sentait un léger frémissement du pouls. J'avais de l'espoir. Je fis pendant toute la journée donner une infusion de fleurs de guimauve, promener les sinapismes sur les membres, poser un large emplâtre de poix de Bourgogne saupoudré de quarante grains de tartre stibié sur les piqûres de sangsues, au creux de l'estomac. Sur le soir, une sueur abondante, chaude, couvrit la malade. Il revint de la chaleur par tout le corps, la voix se ranima, la couleur bleuâtre des extrémités disparut, l'agitation était moins grande, le pouls se faisait mieux sentir ; j'espérais la guérison ; mais au milieu de la nuit toute l'amélioration du soir cessa promptement ; le froid, la cyanose et l'oppression revinrent, le pouls disparut de nouveau, et la dame Lateux tomba dans un assoupissement profond, ses yeux s'éteignirent, et dans la matinée du 12 elle expira dans un état d'asphyxie générale.

21ᵉ obs. — *Choléra algide et cyanique.* (Guérison.)— La dame Vasseur, âgée de 36 ans, d'une faible complexion , dévideuse , logée dans une chambre assez étroite et dans un quartier bas et humide, rue de la Vieille-Monnaie, 4 , aidait à donner des soins au sieur Métivier, malade du choléra , dans la même maison. Elle était très fatiguée et avait une grande frayeur du choléra , parcequ'il y en avait déjà eu trois dans la même maison, dont deux individus en étaient morts.

Le 9 avril 1832 , elle eut un peu de diarrhée , passa la nuit à veiller, et le 10 , elle fut atteinte de vomissemens et de crampes.

Lorsque je la vis , elle rendait à des intervalles très rapprochés, par haut et par bas, des matières liquides, semblables à de l'eau de riz et contenant des matières blanches , pelliculeuses ; les mollets étaient le siége de crampes très douloureuses ; les yeux étaient caves , la figure décomposée , la langue blanche , froide, ainsi que les extrémités , le pouls imperceptible, l'oppression très grande et la voix éteinte. Les urines ne coulaient plus , la peau avait perdu toute son élasticité et une couleur violette terne commençait à s'emparer de la face , des extrémités et des ongles.

Sur le champ , je fis poser des sinapismes aux mollets , aux pieds , aux genoux et aux

cuisses, une heure à chaque place ; des bouteilles d'eau chaude aux pieds ; donner six
grains d'*oxide blanc de bismuth*, un par heure,
deux quarts de lavement d'eau de son , à une
heure de distance, avec vingt gouttes de *laudanum de Rousseau* dans chaque, une tisane
de fleurs de guimauve, bue chaude et peu à la
fois. Quelques heures après , cessation des vomissemens, mais continuation de la diarrhée et
augmentation de l'oppression et de la cyanose.
Alors on posa quinze sangsues au creux de
l'estomac et des cataplasmes de farine de lin
sur les piqûres ; on renouvela les sinapismes
toute la journée , ils occasionnèrent de très vives douleurs. Pendant la nuit du 10 au 11 , la
chaleur revint , la cyanose s'effaça peu à peu,
l'oppression diminua , la figure se ranima et
le son de la voix reprit un peu plus de corps.

Le 11 , on répéta de temps en temps les sinapismes ; on donna matin et soir des quarts
de lavement d'eau de son avec six gouttes de
laudanum de Rousseau , parceque la diarrhée n'avait pas entièrement disparu. On observa une diète sévère en continuant la même
tisane et des cataplasmes de farine de lin sur
le ventre. Le soir, le pouls reparut, et une sueur
abondante couvrit tout le corps de la malade.

Le 12, la réaction était parfaite : plus de diarrhée, figure bien meilleure, pouls relevé, élasticité de la peau revenue. Même tisane, diète sévère, lavemens émolliens et cataplasmes de farine de lin sur le ventre.

Le 13, même médication; retour des urines. Le 14 et le 15, continuation de la diète, de la même tisane et des lavemens émolliens.

Le 16, je fis donner quelques cuillerées de bouillon coupé, qui passa bien. On augmenta, avec beaucoup de réserve, la nourriture de jour en jour, et la malade s'est parfaitement rétablie, quoique sa digestion fût très long-temps pénible, et la convalescence fort longue.

22ᵉ OBS. — *Choléra algide et cyanique, suivi de fièvre typhoïde.* (Guérison.) Le sieur Garnier, employé chez le sieur Langlois, fabricant de cirage, âgé de 29 ans, d'une forte constitution, logé dans une chambre étroite, dans un quartier bas et humide, rue des Écrivains, 6, fut atteint, dans les premiers jours d'avril 1832, de brisement des membres, de diarrhée avec coliques et bouillonnemens dans le ventre. Sur mon avis, il se fit poser des sangsues sur le bas-ventre et des cata-

plasmes de farine de lin sur les piqûres, prit
de la tisane de riz, des lavemens d'eau de son
et d'amidon, observa une diète sévère, et
resta couché. Cette médication, fort simple,
suffit pour le débarrasser de son indisposition.

Le 10 avril, sans cause appréciable du
moins que j'aie pu connaître, la diarrhée reparut, devint liquide et remplie de pellicules
blanches; elle fut promptement suivie de
vomissemens de même nature et de crampes.
Lorsque je le vis, il rendait presque continuellement du haut et du bas des matières
liquides, blanchâtres; éprouvait des coliques
et des bouillonnemens dans le ventre à chaque
fois qu'il allait à la garde-robe, et des crampes
très vives dans les mollets; sa figure était
horriblement décomposée et ses yeux retirés
au fond des orbites. La face et les extrémités
étaient froides, ainsi que la langue, dont la
couleur restait blanche; l'air qui sortait de sa
poitrine était froid, il n'y avait plus de pouls,
les urines ne coulaient plus; à peine si on
l'entendait parler, tant sa voix était faible;
l'oppression était très grande et l'anxiété extrême; les pieds, les mains, les ongles et la
figure étaient d'un bleu violet terne, et la
peau avait perdu toute son élasticité.

A l'instant même , je fis administrer dix grains d'*oxide blanc de bismuth*, un par heure, un quart de lavement d'eau de son, avec vingt-cinq gouttes de *laudanum de Rousseau*, poser vingt sangsues sur le creux de l'estomac et des cataplasmes de farine de lin sur les piqûres; des sinapismes aux mollets, aux pieds, aux genoux et aux cuisses successivement, et en les changeant de place toutes les heures; boire une tisane de fleurs de guimauve, par petite quantité chaque fois. Les vomissemens s'arrêtèrent, la diarrhée diminua ainsi que l'oppression, et les crampes cessèrent. Le soir, on donna un second quart de lavement d'eau de son, avec vingt-cinq gouttes de *laudanum de Rousseau*, et l'on continua les sinapismes, pendant toute la nuit.

Le 11, la couleur bleue de la face et des extrémités est presque entièrement effacée, la chaleur rétablie; le pouls commence à se faire sentir, quoique faiblement, et le malade se trouve mieux. On soutient la réaction, en mettant de temps à autre des sinapismes aux jambes. On continue la même tisane, les lavemens émolliens, les cataplasmes de farine de lin sur le ventre et une diète sévère.

Le 12, grande anxiété; maladie épigastrique;

vomissemens verdâtres et fréquens , diarrhée brune et fétide, faiblesse du pouls. Sinapismes aux pieds ; pour tisane, limonade froide, sollicitée par le malade ; continuation de la diète.

Le 13 , la langue devint rouge et le ventre douloureux ; quinze sangsues autour du nombril et des cataplasmes de farine de lin sur les piqûres. L'intelligence, conservée fort bonne jusque-là, s'embarrassa ; son œil devint fixe, la membrane conjonctive d'un rouge violet, et les pupilles fortement contractées. Les urines reparurent ce même jour. Continuation de la diète, de la même tisane, des lavemens émolliens et des cataplasmes sur le ventre.

Le 14, pouls serré et petit, peau jaune foncée comme cuivrée, vomissemens verdâtres, abattement, grande débilité, prostration , délire. Un large vésicatoire au creux de l'estomac sur les piqûres de sangsues ; même prescription que la veille.

Le 15, le malade est dans une sorte de stupeur, il urine involontairement sous lui, il délire continuellement, la langue est sèche et d'un rouge vif, ses dents sont enveloppées d'une matière brune et gluante. Le vésicatoire a bien pris, on enlève l'épiderme et on le panse avec de la poirée et du beurre. Diète sévère, tisane froide, mêmes prescriptions. Dans la nuit, il survint encore quelques vomissemens verdâtres.

Le 16, éruption de petites taches rouges peu élevées, presque rondes, et de la largeur d'une lentille, sur les poignets, la poitrine et le cou. Tisane de fleurs de guimauve, bue chaude. Les piqûres de sangsues, sous le vésicatoire, sont noires à leur pourtour et frappées de gangrène.

Le 17, tout le corps est couvert par l'éruption rouge; même tisane, lavemens émolliens. Le vésicatoire, pansé avec la poirée et le beurre, suppure abondamment, sa surface est d'un rouge violet.

Le 18, la couleur rouge de l'éruption commence à s'effacer, le malade est moins absorbé, l'intelligence plus claire, les yeux moins hagards et les pupilles moins resserrées. La langue devient rose et plus humide. Mêmes prescriptions.

Le 19, les dents se nettoient, le pouls est moins fréquent et plus souple ; les taches rouges ont totalement disparu, et le malade urine volontairement. Mêmes prescriptions.

Le 20 et le 21, je gardai le malade à la diète

et au même régime. Le 22, quelques cuillerées
de bouillon coupé avec moitié d'eau, lui furent
accordées. On en augmenta la quantité tous
les jours, mais avec précaution, parceque l'estomac digérait difficilement. La convalescence
fut fort longue, le vésicatoire très lent à se
sécher à cause des escarres formées par la gangrène autour des piqûres de sangsues. Enfin,
le sieur Garnier s'est parfaitement rétabli,
mais après une convalescence d'au moins un
mois.

23ᵉ OBS. — *Choléra algide et cyanique.*
(Mort.) — Le sieur Thouvenet, âgé de 64 ans,
d'une forte constitution, mais usé par le travail, logé dans une chambre assez grande, dans
un quartier bas et humide, rue de Marivaux,
25, atteint depuis plusieurs jours de diarrhée, la
vit augmenter considérablement le 10 avril
1832, devenir liquide, blanche, savonneuse
et accompagnée de coliques et de bouillonnemens dans le ventre. Dans l'après-midi, il
fut pris de vomissemens de même nature et de
crampes.

Lorsque je le vis, la diarrhée et les vomissemens étaient presque continuels, blancs, savonneux et liquides, la figure horriblement dé-

composée , les yeux presque disparus au fond des orbites. La face, les extrémités et la langue d'un froid de glace ; cette dernière restait blanche. L'air qui sortait de sa poitrine était froid ; des crampes vives torturaient les mollets, l'oppression était extrême, le pouls éteint, les urines supprimées , la voix extrêmement affaiblie , les pieds, les mains et les ongles d'un bleu violet ; la peau avait perdu toute son élasticité.

A l'instant, je fis poser des bouteilles pleines d'eau chaude aux pieds, des sinapismes très chauds aux mollets, aux pieds, aux genoux, aux cuisses et aux avant-bras ; donner six grains d'*oxide blanc de bismuth*, un par heure, deux quarts de lavement d'eau de son avec vingt-cinq gouttes de *laudanum de Rousseau*, à une heure de distance, placer quinze sangsues au creux de l'estomac et des cataplasmes de farine de lin sur les piqûres , et boire une tisane de fleurs de guimauve, chaude, sucrée et en petite quantité chaque fois.

Le soir, vers dix heures , lorsque je revins visiter le malade, tout avait été bien exécuté. Les vomissemens et les crampes avaient cessé complétement ; la diarrhée continuait , mais à des intervalles plus éloignés ; le froid, la cyanose et l'oppression étaient augmentés plutôt que diminués. Le malade était comme absorbé et son intelligence engourdie. On ne pouvait fixer son attention qu'en lui parlant fort. Je recommandai de porter continuellement des sinapismes bien chauds sur les membres supérieurs et inférieurs, même sur le ventre, de les changer de place toutes les heures, et de les renouveler sans interruption toute la nuit, de donner à boire chaud, d'entretenir les bouteilles d'eau chaude aux pieds et sous les mains. Tout fut fidèlement exécuté ; mais sans aucun succès, la chaleur ne put être réveillée, et le sieur Thouvenet succomba le 11 avril, vers six heures du matin.

24ᵉ OBS. — *Choléra algide et cyanique.* (Guérison.) — Le sieur Toul, Baptiste, âgé de 36 ans, d'une forte constitution, commissionnaire, logé dans une chambre étroite, dans un quartier bas et humide, rue de la Verrerie, 56, atteint de diarrhée légère, depuis quelques jours, continua son pénible métier (traîner une voiture chargée) et ne cessa pas de manger ni de boire selon son habitude, aussi tomba-t-il tout d'un coup, le 10 avril 1832, au matin. Sa diarrhée augmenta brusquement et d'une

manière effrayante ; il allait comme une fon-
taine ; peu après les vomissemens survinrent :
ils étaient blancs, liquides, chargés de pellicules blanches ainsi que ses garde-robes ; des
crampes très vives se déclarèrent dans les mollets, les cuisses et les lombes ; la face se décomposa promptement ; les yeux s'enfoncèrent
dans les orbites ; la figure devint froide ainsi
que les extrémités et la langue dont la couleur
resta blanche ; le pouls disparut ; les mains,
les pieds et les ongles devinrent d'un bleu violet terne ; les urines cessèrent de couler ; l'oppression était très grande ; la peau sans élasticité, la voix presque éteinte, et l'air qui sortait
de sa poitrine, froid. Cet homme était habituellement très sanguin.

On lui posa de suite vingt sangsues au creux
de l'estomac et des cataplasmes de farine de
lin sur les piqûres, des bouteilles d'eau chaude
aux pieds et des sinapismes aux mollets, avec
recommandation de ne les y laisser qu'une
heure et de les porter successivement aux pieds,
aux genoux, aux cuisses, aux avant-bras et aux
lombes, en les y laissant le même espace de
temps. On donna six grains d'*oxide blanc de bismuth*, un par heure, deux quarts de lavement
d'eau de son avec vingt-cinq gouttes de *lauda-*

num de Rousseau dans chaque, àune heure de distance, et une tisane de fleurs de guimauve avec sirop de gomme, bue chaude et peu à la fois. Cette médication supprima promptement les vomissemens, la diarrhée et les crampes ; mais le froid et la cyanose furent plus opiniâtres et longs à disparaître. Il y avait beaucoup d'agitation.

Le 11, ces deux symptômes n'étaient pas encore dissipés. On continua l'application des sinapismes pendant toute la journée avec beaucoup de persévérance, une diète sévère, des lavemens d'eau de son, des cataplasmes de farine de lin sur le ventre et la même tisane. Le soir, la chaleur se réveilla, une sueur abondante couvrit le malade et le pouls reparut.

Le 12, la figure se colora un peu, l'agitation, qui avait été très grande, se calma, il buvait très bien et avec avidité. Il revint alors un peu de diarrhée brune. On couvrit le ventre de cataplasmes émolliens; on donna des demi-lavemens d'eau de son et d'amidon. Pendant deux jours je le tins aux mêmes prescriptions (le 13 et le 14). Retour des urines le 13.

Le 15, l'état du malade était on ne peut plus satisfaisant; tous les symptômes cholériques avaient disparu. Mêmes prescriptions.

Le 16 , je lui fis donner quelques cuillerées de bouillon coupé avec moitié d'eau ; il passa bien. On en augmenta tous les jours la quantité. Le sieur Toul s'est parfaitement rétabli en très peu de temps , et avec une facilité extraordinaire, malgré la gravité de sa maladie. Un mois après , il put reprendre son pénible travail; à la vérité, il éprouvait bien quelques lassitudes, mais rien ne l'arrêtait. C'est un de ces hommes doués de la force et du courage calme du bœuf.

25ᵉ OBS. — *Choléra algide et cyanique, chez une nourrice.* (Guérison.) — La dame Blin, âgée de 40 ans, d'une bonne constitution, ouvrière en perle, alaitant un jeune enfant, logée dans une chambre étroite , dans un quartier bas et humide, rue des Ecrivains, 22, était atteinte, depuis plusieurs jours, d'une légère diarrhée accompagnée de coliques et de bouillonnemens dans le ventre ; mais elle n'y faisait rien et ne prenait aucune précaution pour s'en débarrasser. Cette femme, naturellement malpropre, avait dans sa chambre une odeur infecte.

Le 11 avril 1832 , au matin , sa diarrhée augmenta considérablement, devint blanche , liquide comme de l'eau. Elle fut bientôt suivie de vomissemens abondans de même nature que les selles, avec pellicules blanches dans le fond du vase. Comme elle était seule, on ne s'aperçut de sa maladie qu'à l'arrivée de son mari cinq à six heures après l'invasion des vomissemens. Lorsque j'arrivai, elle était horriblement décomposée, sa figure était comme noire, ses yeux caves, retirés au fond des orbites, ses mains, ses pieds et ses ongles d'un bleu violet terne, sa face, ses extrémités et sa langue froide (celle-ci resta blanche) ; elle respirait avec peine, éprouvait une grande oppression, son pouls ne se faisait plus sentir, elle n'urinait plus, sa voix pouvait à peine se faire entendre, la diarrhée et les vomissemens se renouvelaient encore de temps à autre ; la peau avait perdu toute son élasticité, l'air qui sortait de sa poitrine était froid, les seins étaient mous et dépourvus de lait ; la dame Blin paraissait être dans l'état le plus grave.

Sur le champ, je lui fis donner six grains d'*oxide blanc de bismuth*, un par heure, poser des bouteilles d'eau chaude aux pieds et des sinapismes très chauds aux mollets et aux cuisses successivement et une heure à chaque endroit, donner deux quarts de lavement d'eau de son, à une heure de distance, avec vingt

gouttes de *laudanum de Rousseau* dans chaque ; une tisane de fleurs de guimauve , bue
chaude et en petite quantité chaque fois. On
plaça ensuite quinze sangsues au creux de l'estomac et des cataplasmes de farine de lin sur
les piqûres aussitôt après la chute des sangsues.

Le soir , il y avait un amendement bien
marqué. Les vomissemens n'existaient plus, la
diarrhée était diminuée et l'oppression moins
grande ; les crampes ne revenaient qu'à des
intervalles très éloignés et les pieds avaient
repris de la chaleur. Je recommandai de renouveler les sinapismes pendant toute la nuit.

Le 12, au matin, la chaleur avait reparu par
tout le corps , le pouls commençait à se faire
sentir et la cyanose avait disparu complète-
ment. *Prescriptions* : même tisane, cataplasmes
de farine de lin sur le ventre , lavemens émolliens , bouteilles d'eau chaude aux pieds.

Le 13 , les seins se gonflent, la fièvre de lait
se déclare et parcourt ses périodes habituelles,
et la diarrhée, qui jusqu'alors n'avait pas encore disparu, cessa tout à fait.

Le 14, les seins se dégonflèrent; mêmes prescriptions.

Le 15, le mieux continue , la dame Blin réclama à manger. Je lui accordai quelques cuil-

lerées de bouillon coupé avec moitié d'eau. On en augmenta la dose de jour en jour, et cette femme, échappée à une attaque de choléra des plus graves, eut une convalescence très courte. Elle reprit promptement son travail habituel et parut devoir son rétablissement à la réaction déterminée par la fièvre de lait.

26ᵉ OBS. — *Choléra algide et cyanique.* (Mort.) — La dame Bonvalet, âgée de 50 ans, d'une forte constitution, sans état, logée dans une chambre étroite, mais propre, dans un quartier bas et humide, cloître Saint-Méry, 3, fut, dans la nuit du 10 au 11 avril 1832, prise de diarrhée avec coliques et bouillonnemens dans le ventre. Dans la matinée du 11, la diarrhée augmenta, devint liquide et blanchâtre; peu de temps après, il survint des vomissemens de même nature.

Lorsque je la vis, elle allait très souvent du haut et du bas; les matières rejetées étaient liquides, blanches comme de l'eau de riz et chargées de pellicules de même couleur. Les mollets étaient tourmentés par des crampes très vives; la figure et les extrémités étaient froides ainsi que la langue dont la couleur restait blanche; l'air qui sortait de sa poitrine était froid, la face très décomposée et les yeux enfoncés dans les orbites. On ne sentait plus le pouls, les urines avaient cessé de couler; les mains, les pieds et les ongles avaient pris une couleur d'un bleu violet terne, et la peau perdu son élasticité. L'oppression était extrème : à peine si l'on pouvait entendre la malade parler, tant sa voix était faible.

Je fis, à l'instant même, poser des bouteilles d'eau chaude aux pieds, des sinapismes très chauds aux jambes, que l'on changea de place d'heure en heure ; donner six grains d'*oxide blanc de bismuth*, un par heure, deux quarts de lavement d'eau de son avec 25 gouttes de *laudanum de Rousseau* dans chaque, à une heure de distance, et une tisane de fleurs de guimauve et de violette, bue chaude et peu à la la fois.

Tous ces moyens furent mis promptement à exécution. On posa, en outre, quinze sangsues sur le creux de l'estomac et des cataplasmes de farine de lin sur les piqûres, aussitôt que les sangsues furent tombées. Les vomissemens furent rebelles à l'oxide blanc de bismuth et la diarrhée au laudanum; mais les crampes se ralentirent sous l'influence des sinapismes. On recommença *l'oxide blanc de bismuth* et les la-

vemens opiacés aux mêmes doses. Les vomissemens et la diarrhée cessèrent le soir, sans qu'on
puisse attribuer la disparition aux remèdes
mis en usage. La cyanose alla en augmentant,
la circulation capillaire paraissait tout à fait
anéantie ; la malade éprouvait une agitation
extrême, et rejetait toutes les couvertures
que l'on plaçait sur elle.

Vers le milieu de la nuit, son intelligence,
restée intacte jusque-là, s'engourdit complète-
ment, et elle s'éteignit le 12 avril, vers 6 heures
du matin, dans un état complet d'asphyxie.

27ᵉ OBS. — *Choléra algide et cyanique.* (Guérison.)— Le sieur Aubry, âgé de 28 ans, journalier, logé dans une chambre basse et peu
aérée, dans un quartier bas et humide, rue de
Jouy, 4, marié depuis huit jours, fut pris de
diarrhée quelques jours après. Dans la journée
du 13 avril 1832, sa diarrhée augmenta, et sur
les trois heures de l'après-midi, il survint des
vomissemens liquides, blanchâtres, souvent répétés, et presque aussitôt après, des crampes
très vives. Vers quatre heures, lorsque je le
vis, sa figure était d'une couleur jaune olive,
toute décomposée, ses yeux enfoncés dans les
orbites et sa voix presque éteinte. Il allait in-

volontairement sous lui, les vomissemens et les crampes se succédaient continuellement, les urines ne coulaient plus, le pouls ne se faisait plus sentir, sa langue, de couleur blanche, était froide ainsi que les extrémités. Il éprouvait beaucoup d'oppression ; ses mains, ses pieds et ses ongles étaient d'un bleu violet terne ; l'air qui sortait de sa poitrine était froid et sa peau avait perdu toute son élasticité.

De suite, je fis donner six grains d'*oxide blanc de bismuth*, un par heure ; deux quarts de lavement d'eau de son avec vingt gouttes de *laudanum de Rousseau* dans chaque, à une heure de distance ; poser quinze sangsues au creux de l'estomac et des cataplasmes de farine de lin sur les piqûres ; des bouteilles d'eau chaude aux pieds et sous les mains ; des sinapismes bien chauds aux mollets, aux pieds, aux genoux et aux cuisses successivement et une heure à chaque place ; administrer une tisane de fleurs de guimauve, bue chaude et en petite quantité chaque fois.

Cette médication fut continuée pendant toute la nuit, et le 4, au matin, je trouvai le malade dans l'état le plus satisfaisant. La cyanose des pieds et des mains avait disparu ; la face et la voix étaient bien moins altérées ; les vomissemens n'existaient plus ainsi que les crampes et l'oppression ; seulement, il survenait un sueur abondante et chaude par tout le corps.

Le 15, le malade est très bien ; la soif est ardente ; il boit beaucoup et sans vomir. Les urines reparaissent. *Prescription* : Cataplasmes de farine de lin sur le ventre, même tisane, lavemens émolliens, diète absolue.

Le 16, continuation du mieux ; mêmes prescriptions. Le 17, le malade demande à manger, on lui accorde quelques cuillerées de bouillon qui passa bien. Je fis augmenter les alimens de jour en jour, et le sieur Aubry s'est promptement et parfaitement rétabli.

28ᵉ ᴏʙs. — *Cholera algide et cyanique.* (Mort.) — La dame Franck, âgée de 60 ans, logée dans une chambre étroite, peu aérée, dans un quartier bas et humide, rue Simon-le-Franc, 25, prise de diarrhée depuis quelques jours, avec coliques et bouillonnemens dans le ventre, fut, dans la nuit du 14 au 15 avril 1832, atteinte de vomissemens blanchâtres et mousseux et de crampes dans les mollets, les cuisses et les avant-bras. Le matin, lorsque je la vis, tous les symptômes cholériques étaient arrivés à leur plus haut degré d'intensité. On ne l'entendait plus parler; sa figure , ses pieds et ses mains étaient froids et d'un bleu violet ainsi que ses ongles; sa peau avait perdu toute son élasticité; depuis long-temps elle n'urinait plus. Elle éprouvait une grande oppression; l'air qui sortait de sa poitrine était froid ainsi que sa langue, dont la couleur était blanche. Elle allait sous elle sans se sentir et vomissait très souvent; elle jetait ses membres hors du lit et ne pouvait rester en place.

A l'instant, je fis poser des bouteilles d'eau chaude aux pieds, des sinapismes bien chauds aux mollets, aux pieds, aux genoux et aux cuisses successivement, et une heure à chaque endroit; donner six grains d'*oxide blanc de bismuth*, un par heure; deux quarts de lavement d'eau de son avec vingt-cinq gouttes de *laudanum de Rousseau* dans chaque, et à une heure de distance; mettre quinze sangsues au creux de l'estomac et des cataplasmes de farine de lin sur les piqûres; administrer une infusion de fleurs de guimauve, bue chaude et peu à la fois. Tout fut exactement exécuté.

Je revins auprès de la malade à onze heures du matin, et déjà elle avait succombé; la médication n'avait produit aucun amendement.

On avait beaucoup trop tardé à m'appeler,

car, quoique la maladie eût éclaté au milieu de
la nuit, ce ne fut que vers sept heures du matin
qu'on vint me chercher.

29ᵉ OBS. —*Choléra algide et cyanique.* (Guérison.) Le sieur Perroche, âgé de 32 ans,
cordonnier, d'une bonne constitution, mais
adonné aux boissons alcoholiques, logé dans
une chambre étroite, mal aérée, dans un quartier bas et humide, rue Jean-de-l'Epine, 10,
fut, vers le 15 avril 1832, atteint de diarrhée
abondante, liquide, albumineuse, avec douleur et bouillonnemens dans le ventre. Cet
état dura toute la journée du 15 et la nuit du
15 au 16. Le 16, dans l'après-midi, sans autre
cause connue, il survint des vomissemens de
même nature et ensuite des crampes dans les
mollets avec suppression des urines.

Lorsque je le vis, il allait continuellement
du haut et du bas, les selles coulaient sous lui
presque involontairement. La figure se décomposa promptement, les yeux s'enfoncèrent dans
leurs orbites, la langue, de couleur blanche, se
refroidit ainsi que la figure et les extrémités
qui se couvrirent bientôt, comme les ongles,
d'un violet foncé, le pouls ne battait plus,
l'oppression était extrême, la voix éteinte et la

peau sans élasticité. L'intelligence était bonne, cependant le malade était plongé dans une sorte d'apathie qui semblait de la stupeur.

Sur le champ, je fis placer des bouteilles d'eau chaude aux pieds, des sinapismes aux mollets, aux pieds, aux genoux et aux cuisses, successivement et une heure à chaque endroit ; quinze sangsues aux creux de l'estomac, et des cataplasmes de farine de lin sur les piqûres ; donner six grains d'*oxide blanc de bismuth*, un par heure ; deux quarts de lavement d'eau de son, un par heure, avec vingt gouttes de *laudanum de Rousseau* dans chaque, et une tisane de fleurs de guimauve, bue chaude et en petite quantité chaque fois. Sous l'influence de cette médication, les crampes, les vomissemens, la diarrhée, la cyanose et le froid avaient disparu le 17 au matin, quand je le vis ; mais sa figure était encore décomposée et ses yeux enfoncés. Quant à l'oppression elle était diminuée ainsi que la stupeur. *Prescription :* Tisane de fleurs de guimauve, lavemens d'eau de son, diète sévère, cataplasme de farine de lin sur le ventre.

Le 18, le pouls est revenu, mais ses battemens sont encore très faibles. La figure a repris plus d'expression et la respiration est plus libre.

quelques selles liquides brunes sont revenues dans la matinée. Mêmes prescriptions et lavemens d'eau de son et d'amidon. Retour des urines.

Le 19, l'état du malade est des plus satisfaisant. Même médication.

· Le 20, j'accorde quelques cuillerées de bouillon qui passe bien ; on en augmenta de jour en jour la quantité, et le sieur Perroche s'est parfaitement rétabli, malgré que sa digestion fût pénible et sa convalescence un peu longue.

30ᵉ obs. — *Choléra algide et cyanique.* (Guérison.) — Le sieur Mané, âgé de 66 ans, d'une constitution usée par les plaisirs vénériens, logé rue de la Lanterne-des-Arcis, 9, quartier bas peu aéré et très humide , pris de diarrhée avec coliques et bouillonnemens dans le ventre, vit, le 13 avril 1832, cette même diarrhée augmenter brusquement, devenir blanche et suivie d'un grand accablement. Bientôt il survint des vomissemens de même nature et des crampes vives dans les mollets et les mains. Lorsque je le vis, sur les deux heures de l'après-midi, il vomissait et allait du haut et du bas presque sans relâche ; sa figure était toute décomposée, ses yeux enfoncés dans

les orbites avec couleur très brune des paupières; la langue blanche et froide ainsi que
les extrémités et la figure; le pouls éteint et
l'élasticité de la peau détruite, la voix cassée;
il éprouvait une grande oppression ; ses pieds,
ses mains et ses ongles avaient contracté une
couleur d'un bleu violet terne.

Je fis aussitôt placer des bouteilles d'eau
chaude aux pieds, des sinapismes très chauds
aux mollets, aux pieds, aux genoux et aux
cuisses, successivement et une heure à chaque
endroit; quinze sangsues sur le ventre et des
cataplasmes de farine de lin sur les piqûres;
donner six grains d'*oxide blanc de bismuth*,
un par heure, un quart de lavement d'eau de
son avec vingt-cinq gouttes de *laudanum de
Rousseau* et une tisane de fleurs de guimauve,
bue chaude et en petite quantité à la fois.

Vers neuf heures du soir, les vomissemens
avaient cessé, les crampes ne revenaient que
faiblement et à des intervalles très éloignés,
mais la diarrhé continuait toujours. La chaleur
n'était pas revenue. Le malade éprouvait beaucoup d'agitation et se tourmentait: Je fis donner
un second quart de lavement avec vingt-cinq
gouttes de *laudanum de Rousseau* et renouveler les sinapismes pendant toute la nuit.

Le 16, cessation complète de la diarrhée, de la cyanose et du froid, la figure est moins décomposée, ses yeux moins enfoncés dans les orbites et l'oppression considérablement diminuée ; le malade se sent mieux, mais il rend encore quelques selles liquides. *Prescription :* Lavemens d'eau de son et d'amidon, même tisane, diète sévère, cataplasmes de farine de lin sur le ventre, sinapismes aux jambes, renouvelés de temps à autre. Le soir, le pouls reparaît, mais d'une manière bien peu sensible.

Le 17, la chaleur est bien rétablie, le pouls est plus élevé, la figure plus animée. Diète sévère, même tisane, mêmes cataplasmes sur le ventre, mêmes lavemens.

Le 18, retour des urines ; mêmes prescriptions que la veille.

Le 19, vomissemens verdâtres, bilieux ; anxiété, inquiétude chez le malade, sa langue est rouge. Application sur le ventre d'un large emplâtre de poix de Bourgogne saupoudré de quarante grains de *tartre stibié*, sur les piqûres de sangsues. Il produit un bon effet ; de très gros boutons se développent sur les piqûres.

Le 20, il n'y a plus de vomissemens ; on accorde une limonade de citron demandée par le malade qui s'en trouve très bien. Lavemens émolliens, diète sévère.

Le 21, le mieux continue : même tisane, même médication.

Le 22, le sieur Mané demande à manger, on lui accorde quelques cuillerées de bouillon qui passa bien. On en augmenta la dose de jour en jour ; il prit même de petits potages et paraissait entrer en convalescence. Enfin, il était entièrement débarrassé de tous les symptômes cholériques.

Mais depuis long-temps cet individu était atteint d'un catarrhe de vessie. Les urines se supprimèrent promptement ; il ne pouvait uriner malgré ses efforts. J'introduisis une sonde de gomme élastique du n° 6, vers les trois quarts postérieurs de la verge, je trouvai un rétrécissement, je le franchis, et aussitôt les urines sortirent avec force et en grande quantité. Reposées, ses urines déposaient un mucus blanc purulent et crémeux. Matin et soir, je vidais la vessie de cette manière, le malade ne voulant pas garder de sonde à demeure ; et plus tard, après avoir échappé à une attaque de choléra des plus graves, il succomba à un catarrhe de vessie très ancien.

31ᵉ ᴏʙs. — *Choléra algide et cyanique, suivi d'une fièvre typhoïde.* (Guérison.) — La dame Michel, âgée de 43 ans, marchande de viande cuite, à la Halle, d'une bonne constitution, mais d'une santé minée par l'abus des liqueurs fortes, logeait dans une chambre étroite, peu aérée, dans un quartier bas et humide, passage des Chartreux, près St.-Eustache, lorsque je la vis, atteinte du choléra ; je pensais bien qu'elle n'échapperait pas. Mes prévisions furent heureusement trompées.

Le 15 avril 1832, lorsque je fus mandé auprès d'elle, elle vomissait des matières liquides, claires, blanchâtres ; elle allait en dévoiement depuis plusieurs jours, mais ne vomissait que depuis une heure ou deux ; elle éprouvait des crampes dans les mollets ; elle n'était point froide, son pouls se faisait sentir, sa voix, quoique très affaiblie, n'était pas éteinte, sa figure était tirée, maigre, mais peu décomposée, ses yeux caves, retirés dans les orbites, les urines supprimées et l'oppression assez forte. J'ouvris une des veines du bras droit (la médiane), mais il ne sortit environ qu'une cuillerée de sang noir, épais comme des confitures de groseilles trop cuites.

Je fis donner six grains d'*oxide blanc de bis-*

muth, un par heure, deux quarts de lavement d'eau de son avec quinze gouttes de *laudanum de Rousseau*, à une heure de distance, poser des sinapismes aux mollets et administrer une tisane de fleurs de guimauve. Le soir, elle était mieux : les vomissemens, la diarrhée et les crampes avaient disparu. Je fis continuer la même tisane et les sinapismes pendant la nuit.

Le 16, dans la matinée, plus de crampes, mais retour des vomissemens et de la diarrhée. Alors elle devint froide, le pouls cessa de battre, la figure se décomposa promptement et d'une manière effrayante, sa voix s'éteignit, la peau perdit toute son élasticité et la cyanose s'empara de la figure, des pieds, des mains et des ongles.

Je revins de suite à l'*oxide blanc de bismuth* et en ordonnai six grains comme ci-dessus, aux quarts de lavement opiacé et aux sinapismes entretenus constamment en les changeant de place toutes les heures, aux bouteilles d'eau chaude aux pieds et le long des côtés. Je fis poser douze sangsues à l'épigastre et des cataplasmes de farine delin sur les piqûres.

Le 17, les vomissemens et la diarrhée avaient cessé durant la nuit, la chaleur était un peu revenue, mais le pouls ne se fesait pas encore sentir. Je fis continuer les sinapismes, les bouteilles d'eau chaude, les cataplasmes de farine de lin sur le ventre, la même tisane et les lavemens émolliens.

Le 18, il revint encore quelques vomissemens verdâtres et des selles brunes; mais le pouls se développa davantage. Tisane de riz, adoucie avec sirop de gomme, cataplasmes de farine de lin sur le ventre, lavemens d'eau de riz et de tête de pavot blanc.

Le 19, réapparition des urines; la malade est beaucoup mieux, elle se croit guérie et l'espoir renaît dans son âme. Mêmes prescriptions.

Le 20, figure hébétée, yeux fixes, pupilles contractées, conjonctives injectées, face animée, délire, peau jaune, langue sèche. La malade veut sortir de son lit, aller à sa vente, et cependant ses forces musculaires paraissent anéanties; accablement, faiblesse extrême. *Prescription :* Vésicatoire très large aux mollets, emplâtre de tartre stibié sur les piqûres de sangsues, au creux de l'estomac, tisane froide d'eau sucrée, avec moitié d'eau de Seltz.

Le 21, les vésicatoires ont bien pris, et de gros boutons se sont développés autour des piqûres de sangsues, sous l'emplâtre de tartre stibié; la langue est rouge et sèche, de petites taches rouges paraissent autour des poignets, au cou et à la poitrine, puis à la face, aux bras, sur tout le corps. Diète sévère, tisane de fleurs de guimauve, bue tiède, lavemens émolliens. On entretient les vésicatoires avec la pommade au garou. La malade urine involontairement sous elle.

Le 22, le délire diminue, la connaissance revint, il n'y a plus de diarrhée ni de vomissemens et les taches rouges commencent à s'effacer. Mêmes prescriptions que la veille.

Le 23, disparition complète des taches rouges; il y a beaucoup de mieux, la langue est humide, le pouls est bon. Mêmes prescriptions.

Le 24, le mieux continue. Mêmes prescriptions.

Le 25, je fis donner à la malade quelques cuillerées de bouillon coupé, il passa bien. J'en fis augmenter la quantité chaque jour, et les forces revinrent. On sécha les vésicatoires. L'estomac fut très long-temps à pouvoir digérer des alimens solides, et la convalescence fort longue. Cependant la dame Michel a fini par se rétablir parfaitement.

32ᵉ ᴏʙs. — *Choléra algide et cyanique.*
(Guérison.) — Le sieur Perchaud aîné, âgé de
35 ans, maçon, logé dans une chambre très
étroite, donnant sur la rue Ognard, quartier
bas et humide, rue Saint-Martin, 35, atteint,
depuis quelques jours, de coliques, de bouillonnemens dans le ventre et de diarrhée, vit
ses garde-robes augmenter considérablement
le 16 avril 1832, au matin. Cependant il alla
travailler et revint très fatigué dans l'après-
midi. Bientôt après son arrivée, il fut pris de
vomissemens liquides, blanchâtres, chargés de
pellicules blanches. Les selles étaient de même
nature, mais un peu plus foncées. Lorsque
j'arrivai auprès de lui, la diarrhée se répétait
souvent ainsi que les vomissemens; les mollets
étaient le siége de crampes violentes, la face
était décomposée, jaune et terreuse, les yeux
enfoncés dans les orbites, la langue blanche,
froide ainsi que la face et les extrémités, la
peau des mains et des pieds d'une couleur
brune violette et sans élasticité. On ne sentait
plus le pouls, l'oppression était extrême, les
urines supprimées et la voix éteinte.

Je fis donner au plus tôt un quart de lavement d'eau de son avec vingt gouttes de *lau-*
danum de Rousseau, six grains d'*oxide blanc*

de bismuth, un par heure, poser des bouteilles d'eau chaude aux pieds, des sinapismes bien
chauds aux mollets, aux pieds, aux genoux et
aux cuisses, quinze sangsues au creux de l'estomac et des cataplasmes de farine de lin sur les
piqûres; administrer une tisane de fleurs de
guimauve, bue chaude, et peu à la fois.

Les vomissemens furent promptement supprimés par l'administration de l'oxide blanc
de bismuth. La diarrhée continua toute la
nuit, mais fut un peu moins abondante.
L'anxiété du malade était très grande. Pendant toute la nuit, on promena les sinapismes
sur les membres inférieurs, et les crampes cessèrent; la chaleur se ranima, la couleur violette des pieds et des mains disparut, l'oppression diminua.

Le 17, le pouls n'était pas encore rétabli.
On continua les sinapismes aux membres inférieurs, en les répétant de temps à autre, les
cataplasmes de farine de lin sur le ventre, les
bouteilles d'eau chaude aux pieds, un quart
de lavement avec six gouttes de *laudanum de
Rousseau* et une diète sévère.

Le 18, la chaleur avait reparu partout le
corps, le pouls s'était rétabli; la figure, moins
décomposée, avait plus d'expression, la diar-

rhée n'existait plus, et la peau avait repris son élasticité. *Prescription* : Diète sévère, même tisane, cataplasmes émolliens sur le ventre, lavemens d'eau de son.

Le 19, le froid et l'abattement reparaissent, le pouls devient plus faible, une rechute paraît imminente. Nouvelle application de sinapismes aux jambes, et la chaleur revient promptement. Mêmes prescriptions que la veille.

Le 20, les urines reparaissent, la chaleur et la circulation se rétablissent très bien partout le corps. Mêmes prescriptions, excepté les sinapismes.

Le 21 et le 22, l'état du malade est très satisfaisant. Mêmes prescriptions.

Le 23 , je fis donner, toutes les deux heures, une cuillerée de bouillon coupé. Les jours suivans, on en augmenta progressivement la quantité. Enfin, le sieur Perchaud entra franchement en convalescence, et arriva à une parfaite et solide guérison, quoique pendant long-temps son estomac eût de la peine à digérer.

33ᵉ ᴏʙs. — *Choléra algide et cyanique, suivi de fièvre typhoïde et de pneumonie avec engouement.* (Mort.) — La dame Cordeix, sage-

femme, très intelligente et très active, âgée
de 42 ans, d'une bonne constitution, mais
adonnée aux liqueurs fortes, logée sainement
et dans un quartier bas et humide, rue Saint-
Germain-l'Auxerrois, 10, avait la diarrhée
depuis plusieurs jours. Elle n'y fit rien, continua d'aller à ses accouchemens, et, dans la
journée du 17 avril 1832, malgré des selles
fréquentes, qui s'élevèrent à vingt, au moins,
pendant ce jour, elle resta auprès d'une femme
en couches, rue Saint-Honoré, assez loin de
chez elle. Elle ne revint que le soir, vers six
à sept heures, très fatiguée. En peu d'instans,
elle fut prise de vomissemens aqueux, blanchâtres, et sa diarrhée était comme de l'eau,
et coulait involontairement sous elle. Bientôt
il lui survint des crampes horribles dans les
mollets et les cuisses, qui la faisaient sauter de
son lit sur le carreau, en faisant des bonds
d'une manière effrayante. Sa figure se décomposa si subitement en ma présence, que j'étais
stupéfait de la voir ainsi changer à vue d'œil.
En une demi-heure, elle devint méconnaissable. Ses yeux étaient retirés au fond des orbites; ses pieds, ses mains et sa face, d'un froid
de glace, ainsi que sa langue, dont la couleur
restait blanche; le pouls était si affaibli, qu'on

le sentait à peine ; elle n'urinait plus ; éprouvait une oppression extrême, étouffait, ne
pouvait se tenir au lit qu'avec une peine extraordinaire, n'écoutait aucun avis, et était insensible à toute observation.

Sur le champ, je lui fis poser des bouteilles
d'eau chaude aux pieds, des sinapismes bien
chauds aux mollets, aux pieds, aux genoux et
aux cuisses successivement, et une heure à
chaque endroit ; donner six grains d'*oxide
blanc de bismuth*, un par heure, et deux
quarts de lavement d'eau de son avec vingt-
cinq gouttes de *laudanum de Rousseau*, dans
chaque, et à une heure de distance. Au troisième grain d'oxide blanc de bismuth, les vomissemens furent supprimés ; après le second
quart de lavement opiacé, la diarrhée diminua
considérablement, sans toutefois cesser. Sur
les onze heures, les pieds, les mains et les ongles étaient bleus-violets ; la peau avait perdu
toute son élasticité et le pouls ne se faisait
plus sentir. Je fis mettre quinze sangsues au
creux de l'estomac, des cataplasmes de farine
de lin sur les piqûres, et continuer les sinapismes toute la nuit. On donna pour tisane une
infusion de fleurs de guimauve.

Le 18, il y avait de l'amendement ; les crampes avaient cessé ; les vomissemens ne reparaissaient plus ; mais la diarrhée revenait encore quelquefois de loin en loin ; l'oppression était moins grande, la cyanose n'existait plus ; mais le pouls était insensible et la chaleur peu prononcée. *Prescription :* Même tisane, lavemens d'eau de son et d'amidon, cataplasmes de farine de lin sur le ventre, sinapismes aux jambes, de temps à autre, bouteilles d'eau chaude aux pieds. OEil hagard, froid, sévère, pas une seule manifestation de satisfaction de son mieux-être.

Le 19, la chaleur se rétablit bien partout le corps, le pouls se relève, la diarrhée est peu abondante, les règles apparaissent, la malade est beaucoup mieux. *Prescription :* Tisane de fleurs de guimauve, lavemens d'eau de son et d'amidon, cataplasmes de farine de lin sur le ventre, diète sévère. Les règles s'arrêtent pendant la nuit.

Le 20, on appose vingt sangsues aux cuisses. Les piqûres versent beaucoup de sang. La malade se trouve mieux. Pas encore d'urines. Mêmes prescriptions.

Le 21, elle désire boire de la limonade ; on lui en accorde, qu'elle boit avec plaisir. Diète sévère ; mêmes prescriptions.

Le 22, l'état de la malade est encore plus satisfaisant ; elle demande du bouillon de poulet, on lui en donne ; il passe bien : dix-huit grains de sel de nitre y avaient été ajoutés. Mêmes prescriptions.

Le 23, mêmes prescriptions. Le bas-ventre est gonflé, tendu ; la malade n'urine pas. Je sondai, et retirai de la vessie au moins un litre d'urine foncée en couleur ; le ventre s'affaisse ; elle se trouve soulagée. Elle paraît s'occuper un peu plus de ce qui se passe autour d'elle, et je commence moi-même à espérer sa guérison.

Le 24, il survient un peu de délire pendant la nuit ; le jour est meilleur. Mêmes prescriptions. Je tirai encore, au moyen de la sonde, beaucoup d'urine de la vessie.

Le 25, le délire continue pendant la nuit ; le jour, il y en a moins. La malade est abattue. (Le matin, je vidai la vessie, qui contenait beaucoup d'urine.) Son œil est hagard, terne, rien ne l'occupe ; quelquefois, les urines coulent involontairement sous elle ; ses yeux sont fixes, ses pupilles contractées et sa face animée et rouge. Vésicatoires très larges aux mollets. Mêmes prescriptions.

Le 26, les vésicatoires ont bien pris, et leur

(273)

action fait sortir la malade de son état d'insou-
ciance et d'apathie. On enlève l'épiderme et
l'on panse avec de la poirée et du beurre. Je
vide la vessie avec la sonde. Mêmes prescriptions.

Le 27, la dame Cordeix se trouve mieux (il
n'y a pas eu d'éruption rouge); les urines coulent volontairement. Même tisane, diète absolue, lavemens émolliens, cataplasmes de farine de lin sur le ventre.

Le 28, le mieux continue. Mêmes prescriptions. Mais, dans la nuit, la malade, qui est
couverte d'une sueur chaude très abondante,
profite d'un moment où sa garde est endormie,
sur les trois heures du matin, pour se découvrir. Elle se refroidit; la sueur fut subitement
arrêtée, et le matin, vers cinq heures, sa poitrine s'embarrassa, sa respiration devint très
gênée, un râle muqueux se déclara dans les
deux poumons; leur base donnait un son mat,
et n'était plus perméable à l'air. Je fis poser un
large vésicatoire sur le dos. La respiration devint de plus en plus gênée, le râle trachéal arriva, et, à onze heures du matin, la dame Cordeix expira sans manifester la moindre connaissance de sa position, et victime de son
imprudence et de la négligence de sa garde.

34ᵉ obs. — *Choléra algide et cyanique.*
(Mort.)—La veuve Pradin, âgée de 77 ans,
décrépite, ancienne charbonnière, logée dans
un espèce de trou, sans air, dans un quartier
bas et humide, rue de Marivaux, 6, quartier
des Lombards, affaiblie par son grand âge,
avait, depuis plusieurs jours, de la diarrhée; et,
par un entêtement inconcevable, elle ne voulut
rien faire pour l'apaiser.

Le 18 avril 1832, elle fut, sur le soir, prise
de vomissemens aqueux, blanchâtres, mousseux et très fréquens, ainsi que la diarrhée
qui coulait involontairement sous elle. Des
crampes très vives torturaient les mollets, les
urines ne coulaient plus, la voix était éteinte,
le pouls insensible; tout le corps était froid,
les pieds, les mains et les ongles bleus, la peau
sans élasticité et l'oppression extrême. L'air
qui sortait de sa poitrine était froid, sa figure
horriblement décomposée et ses yeux enfoncés
dans les orbites; elle se cadavérisa d'une manière si effrayante, qu'elle avait l'air d'un
spectre terreux.

Je fis mettre des bouteilles d'eau chaude aux
pieds, des sinapismes aux jambes, toute la nuit;
administrer six grains *d'oxide blanc de bismuth,* un par heure, un quart de lavement

d'eau de son avec vingt-cinq gouttes de *laudanum de Rousseau*, le tout sans aucun amendement des symptômes cholériques, et le 19,
elle s'éteignit, vers cinq heures du matin.

35e OBS. — *Choléra algide et cyanique.*
(Mort.) — Le sieur Noiret, coiffeur, âgé de 3o
ans, d'une bonne constitution, logé dans une
chambre basse, étroite et sans air, dans un
quartier bas et humide, rue de la Savonnerie,
6, atteint de coliques et de bouillonnemens
dans le ventre et d'une légère diarrhée, depuis
quelques jours, vit, le 18 avril 1832, ses garde-
robes augmenter considérablement, devenir
blanches, pelliculeuses; puis survenir des vomissemens de même nature, et bientôt après,
des crampes très douloureuses dans les mollets,
les cuisses, les avant-bras et le bas du dos.
Lorsque je le vis, il allait presque continuellement du haut et du bas, des crampes vives le
tourmentaient; sa figure était décomposée, ses
yeux enfoncés dans les orbites et enveloppés
d'un cercle brunâtre; sa langue, restée blanche, était froide ainsi que la figure et les extrémités; les urines supprimées, la voix profondément altérée, l'oppression extrême, le pouls
insensible, les pieds, les mains et les ongles

d'un bleu violet; la peau avait complétement perdu son élasticité, et l'air qui sortait de sa poitrine était froid.

Je fis, sur le champ, donner six grains d'*oxide blanc de bismuth*, un par heure, deux quarts de lavement d'eau de son avec vingt-cinq gouttes de *laudanum de Rousseau* dans cha-que, à une heure de distance, et une tisane de fleurs de guimauve, bue chaude et peu à la fois; poser des bouteilles d'eau chaude aux pieds, des sinapismes bien chauds aux mollets, aux pieds, aux genoux, aux cuisses, aux avant-bras et le long du dos, successivement et une heure à chaque endroit; quinze sangsues sur le ventre et des cataplasmes de farine de lin sur les piqûres. Les sinapismes occasionnèrent de vives douleurs et furent continués toute la nuit.

Le 19, au matin, les vomissemens furent sup-primés ainsi que les crampes, et la diarrhée considérablement diminuée. Le malade se trouve mieux, mais il n'est pas réchauffé; la langue seule a repris sa chaleur; le pouls ne bat pas encore. Je fis continuer la même tisane, les cataplasmes de farine de lin sur le ventre, les bouteilles d'eau chaude aux pieds, les lave-mens avec cinq à six gouttes de *laudanum de*

Rousseau, et promener des sinapismes sur les membres.

Le 20, la chaleur est rétablie, la figure est moins altérée et les yeux moins enfoncés Le pouls commence à se faire sentir; la cyanose a disparu. Même tisane, mêmes lavemens non opiacés, cataplasmes de farine de lin sur le ventre.

Le 21, le malade éprouve quelques vomissemens bilieux, verdâtres, jaunâtres, la boisson passe avec peine. Je fais administrer de l'eau froide, coupée avec moitié d'eau de Seltz, pour tisane, et poser dans la bouche quelques petits morceaux de glace. Cette boisson lui fait beaucoup de plaisir, il la prend avec avidité. Les vomissemens reviennent encore de temps à autre. Mêmes prescriptions que la veille, excepté la tisane. Le malade se décourage.

Le 22, même état sans amendement aucun. Mêmes prescriptions. Les urines reparaissent dans la journée et sont rendues volontairement; pas d'autre changement.

Le 23, hoquet presque continuel, très fréquent et très fatigant. Il existe encore des vomissemens de temps à autre. Mêmes prescriptions et de plus deux larges vésicatoires à la base de la poitrine. Pouls petit et serré.

Le 24, le hoquet est toujours aussi fréquent. En faisant lever devant moi les vésicatoires, je m'aperçus qu'ils n'avaient point pris, et ce, par la maladresse de la garde, qui, au lieu de les maintenir, en appliquant par dessus des bandelettes de sparadrap, les avait collés sur la peau et placé les vésicatoires par dessus. Ainsi, ils n'eurent aucune action sur le hoquet qui avait considérablement épuisé le malade. Dans les intervalles des bandelettes, il s'était formé quelques petites vésicules de la largeur d'une pièce de dix sous; j'en soulevai l'épiderme et glissai dessous un demi-grain d'acétate de morphine, pour essayer d'arrêter le hoquet : il diminua d'intensité et devint moins fréquent. On continua les boissons froides parce qu'elles étaient prises avec plaisir, mais en petite quantité chaque fois, et malgré cela les secousses de hoquet en faisaient de temps en temps rejeter des parties hors de l'estomac. Le soir, je mis encore un demi-grain d'acétate de morphine sous l'épiderme soulevé par une vésicule. La nuit fut un peu plus calme.

Le 25, je fis poser un large emplâtre de poix de Bourgogne, saupoudré de quarante grains de tartre stibié sur les piqûres de sangsues, au creux de l'estomac. *Prescription* :

Même tisane, eau sucrée froide, lavemens émolliens.

Le 26, le malade s'affaissa, l'emplâtre avait produit des boutons autour des piqûres de sang-sues. Le hoquet augmenta de force et de fréquence, malgré la continuation de l'acétate de morphine. Le pouls devint petit, faible, débile. Le malade se désespère, quelquefois il rend encore sa tisane. Sa peau devient d'un jaune foncé et son pouls très faible; le hoquet soulève le ventre avec force, la figure s'affaisse, et le sieur Noiret périt le 27, au matin, après une courte agonie.

36ᵉ obs. — *Choléra algide et cyanique.* (Guérison.) — Le sieur Leclerc, commis dans les nouveautés, âgé de 52 ans, d'une faible constitution, logé sainement et proprement, rue du Petit-Carreau, 21, avait la diarrhée depuis quatre jours avec coliques et bouillonnemens dans le ventre et des lassitudes dans les jambes; cependant il continuait son travail et mangeait comme d'habitude. Le 19 avril 1832, sa diarrhée augmenta subitement d'une manière considérable, et il fut obligé de prendre le lit. Lorsque j'arrivai auprès de lui, sur les quatre heures du soir, il allait à la garde-robe presque involontairement; sa diarrhée était liquide, blanche et chargée de pellicules; ses vomisse-mens aqueux, blanchâtres comme de l'eau de riz, revenaient à de courts intervalles; des cram-pes vives existaient dans les mollets et le bras droit seulement; sa voix était très faible; ses yeux enfoncés dans les orbites; sa figure décom-posée d'une manière effrayante; la langue blanche et froide ainsi que les extrémités; l'oppression des plus grandes. Le pouls était insensible et les urines complétement sup-primées.

Je fis poser des bouteilles d'eau chaude aux pieds, des sinapismes très chauds aux mollets, aux pieds, aux genoux et aux cuisses successi-vement et une heure à chaque endroit; quinze sangsues au creux de l'estomac et des cata-plasmes de farine de lin sur les piqûres; donner six grains d'*oxide blanc de bismuth*, un par heure, deux quarts de lavement d'eau de son avec vingt gouttes de *laudanum de Rousseau*, dans chaque, à une heure de distance, et une tisane de fleurs de guimauve. Tout fut bien exécuté.

A neuf heures du soir, je revis le malade; sa figure, ses mains, ses pieds et ses ongles étaient d'un bleu violet; ses yeux abattus, enfoncés et noirâtres ; il ne pouvait plus se faire entendre , son agitation était extrême, l'étouffement considérable, la peau sans élasticité et couverte d'une sueur froide ; mais les vomissemens et les selles ne se renouvelaient plus. Je fis continuer la même tisane, les sinapismes aux extrémités pendant toute la nuit, et les mettre même sur le bas-ventre. En quittant le malade, j'avais peu d'espoir de le retrouver en vie le lendemain.

Le 20, au matin, à mon grand étonnement, il était mieux ; les sinapismes avaient produit une puissante révulsion sur les mollets qui étaient couverts de phlyctènes. La face était animée, la peau chaude et couverte de sueur, le pouls revenu ; la circulation, presque arrêtée la veille, avait repris son cours, et la couleur bleue complétement disparu. Le malade portait sur sa figure le sentiment de sa position devenue meilleure. (Le médecin de son patron, qui la veille le vit si mal, avait annoncé qu'il ne passerait pas la nuit.) Je fis continuer la même tisane, les lavemens émolliens, les cataplasmes de farine de lin sur le ventre et une diète sévère.

Le 21, le mieux se soutient. On enlève des mollets l'épiderme soulevé, et l'on panse avec du cérat et du papier brouillard.

Le 22, les mollets se couvrent d'une large escarre grisâtre; la peau me parut cautérisée par l'action des sinapismes. Même pansement, mêmes prescriptions. Retour des urines.

Le 24, il existe un hoquet souvent répété et très fréquent, qui fatigue considérablement le malade et provoque plusieurs vomissemens verdâtres. Il se tourmente et s'inquiète beaucoup; la soif est grande, la langue sèche et rouge et le pouls très faible. On donne pour tisane une limonade de citron, et je fais appliquer sur la base de la poitrine, vers les insertions du diaphragme, deux larges vésicatoires, qui glissèrent et dénudèrent la base de la poitrine, l'épigastre et une partie du ventre. L'irritation qu'ils occasionnèrent était très forte; les piqûres de sangsues du creux de l'estomac étaient comme frappées de gangrène, et quelques jours après il s'en détacha de petites escarres grisâtres. Le pansement en fut très douloureux. Ce large révulsif enleva le hoquet; je le fis sécher promptement avec le cérat; mais les piqûres de sangsues et les brûlures des mollets furent très long-temps à se cicatriser. Le mieux se prononça aussitôt après la cessation du hoquet. Alors je donnai pour étancher la soif du malade, qui était très grande, de l'eau sucrée froide, gommée, coupée avec moitié d'eau de Seltz, et la langue reprit une couleur rose naturelle.

Pendant plusieurs jours, je tins encore le malade à la diète ; mais comme la convalescence se prononçait franchement, je fis donner un peu de bouillon coupé. On en augmenta progressivement la quantité, et le sieur Leclerc n'a été parfaitement rétabli qu'au bout de six semaines.

37ᵉ OBS. — *Choléra algide et cyanique.* (Guérison.)—Le sieur Chabriac, porteur d'eau, âgé de 26 ans, d'une bonne constitution, logé dans une chambre étroite, peu aérée, dans un quartier bas et humide, mal aéré, rue des Ménestriers, 20, fut, le 19 avril 1832, pris de coliques et de bouillonnemens dans le ventre avec diarrhée brune, puis liquide comme de l'eau.

Appelé auprès du malade, je lui fis poser sur le ventre douze sangsues et des cataplasmes de farine de lin sur les piqûres, donner des quarts de lavement d'eau de son et d'amidon et de la tisane de riz. Je le condamnai au repos absolu et à la diète.

Le 20, il était beaucoup mieux, la diarrhée

et les coliques avaient disparu. Même médication.

Le 21, le malade est très bien ; il ne se sent
plus de rien. Je lui permets un peu de bouillon, une cuillerée par heure. Même médication.

Le 22, continuation du mieux. Même nourriture, même médication. Je cessai de voir le
malade.

Le 23, il mangea plus que je ne le lui avais
permis, et sortit pour se promener. Vers trois
heures de l'après-midi, il rentra fatigué, avec
une diarrhée abondante, blanchâtre et moussée
comme de l'eau de savon. Vers quatre heures,
il survint des vomissemens de même nature,
qui furent bientôt accompagnés de crampes
vives dans les mollets. Il s'agitait beaucoup et
se retournait continuellement dans son lit.

Lorsque je le vis, vers cinq heures, sa figure
était horriblement décomposée, ses yeux enfoncés dans les orbites, ses urines supprimées,
sa langue blanche et froide ainsi que la face et
les extrémités ; son pouls ne battait plus ; sa voix
avait totalement perdu son timbre, à peine si on
l'entendait parler ; il éprouvait une grande oppression.

Prescription : Bouteilles d'eau chaude aux

pieds, un quart de lavement d'eau de son avec vingt-cinq gouttes de *laudanum de Rousseau,* six grains d'*oxide blanc de bismuth*, un par heure, sinapismes très chauds aux mollets, aux pieds, aux genoux et aux cuisses, pendant une heure à chaque endroit seulement, en les re-nouvelant toute la nuit; quinze sangsues au creux de l'estomac et des cataplasmes de farine de lin sur les piqûres; tisane de fleurs de gui-mauve, bue tiède, en petite quantité et légère-ment sucrée.

Vers huit heures, les vomissemens et la diar-rhée étaient diminués, mais non supprimés. Les autres symptômes continuaient, et de plus, la cyanose qui était survenue, avait gagné les pieds, les mains et les ongles, et la peau avait perdu toute son élasticité. Continuation des mêmes moyens et surtout des sinapismes sur lesquels j'insistai fortement.

Le 24, au matin, cessation des vomissemens et de la cyanose. La chaleur commence à se rétablir, mais il y a encore quelques selles li-quides. Continuation des quarts de lavement légèrement opiacé; de la même tisane, des bouteilles d'eau chaude aux pieds, des sinapis-mes aux jambes et des cataplasmes de farine de lin sur le ventre.

Le 25, rétablissement de la chaleur par tout le corps ; peu d'oppression ; figure plus animée, mais décomposée. Le pouls commence à se faire sentir, la diarrhée n'existe plus. *Prescription :* Même tisane, mêmes cataplasmes sur le ventre, diète sévère et lavemens émolliens.

Le 26, le pouls est très bien rétabli, le malade se trouve mieux. Mêmes prescriptions. Le soir, retour des urines.

Le 27, le mieux continue, ainsi que les 28, 29, et le 30. Pendant ces quatre jours, je tins le malade à la diète et fis continuer la même médication que les jours précédens.

Le premier mai, je lui fis donner une cuillerée de bouillon coupé toutes les heures. Il passa bien : j'en fis donc augmenter la quantité tous les jours. La convalescence fut fort longue : elle dura au moins un mois ; mais enfin, le sieur Chabriac s'est parfaitement rétabli.

38ᵉ OBS. — *Choléra algide et cyanique.* (Guérison.) — Le sieur Achères fils, âgé de 9 ans, d'une faible constitution, logé sainement et en bon air, quai aux Fleurs, 19, mais dans un quartier bas et humide, fut, vers le 15 avril 1832, pris de diarrhée blanchâtre, liquide, avec coliques et bouillonnemens dans le ventre. Je le tins à la diète et couché; lui fis poser huit sangsues sur le bas-ventre et des cataplasmes de farine de lin sur les piqûres; donner pour tisane de l'eau de riz sucrée et des quarts de lavement avec de l'eau de son et d'amidon dans laquelle on avait fait bouillir des têtes de pavot. Il observa une diète sévère, et en deux ou trois jours il fut parfaitement débarrassé de cette indisposition. Mais le 24 avril au matin, il fut à la cuisine, tourmenter sa bonne, pour avoir à manger de la viande qui lui éait encore défendue. Elle fut assez faible pour lui donner du mouton rôti. Peu de temps après, il survint une diarrhée abondante, d'abord brune, épaisse, puis liquide, blanchâtre et remplie de pellicules de même couleur. Dans l'après-midi, il survint des vomissemens abondans, épais, puis liquides et blanchâtres comme de l'eau de riz, et des crampes vives dans les mollets. Cet enfant éprouvait beaucoup d'oppression et d'agitation. Lorsque je le vis, il allait presque continuellement du haut et du bas; il n'urinait plus, son pouls était éteint, ses extrémités froides ainsi que sa figure et sa langue dont la couleur restait blanche. Ses yeux étaient caves, sa figure horriblement décomposée et sa voix éteinte.

Bientôt sa peau perdit son élasticité ; ses pieds, ses mains et ses ongles devinrent bleu violet. Il éprouvait une soif ardente.

Je lui fis donner de l'eau de Seltz coupée avec moitié d'eau froide à la glace. Il la dévorait plutôt qu'il ne la buvait, pour la rejeter aussitôt. On lui admihistra quatre grains d'*oxide blanc de bismuth*, un par heure, dans une cuillerée de tisane. Au troisième grain, les vomissemens furent supprimés, et le malade put boire à son aise. (Il en but quatre bouteilles en trois heures.) On donna un quart de lavement d'eau de son avec quinze gouttes de *laudanum de Rousseau ;* il arrêta la diarrhée. On posa des bouteilles d'eau chaude aux pieds et des sinapismes très chauds aux extrémités inférieures, aux mollets, aux pieds, aux genoux et aux cuisses, une demi-heure à chaque endroit, et les crampes cessèrent. Je croyais alors être bientôt maître de la maladie ; mais le froid ne diminuait pas et la cyanose, au contraire, augmentait. En mon absence, le petit malade étant sur le point de périr, comme asphyxié, M. le docteur Lignerole fut mandé, posa un bras de l'enfant dans l'eau bien chaude et parvint à lui tirer un peu de sang, ce qui soulagea beaucoup le petit malade. (Le sang était épais et sans sérosité.) Je fis continuer, avec beaucoup d'instance, les sinapismes aux extrémités inférieures et même sur le ventre, pendant toute la nuit, et le 25, l'enfant était beaucoup mieux. La chaleur s'était rétablie, l'oppression avait disparu ainsi que la cyanose. Dans la journée, le pouls revint, et le soir les urines reparurent. Je tins pendant trois jours le petit malade à la diète, à la même tisane, aux cataplasmes de farine de lin sur le ventre et aux lavemens d'eau de son et d'amidon, parcequ'il revint encore quelques selles liquides. Puis, le sixième jour de la maladie, je lui fis accorder quelques cuillerées de bouillon de poulet et de bœuf, très léger, qui passa bien. Enfin le petit Achères eut une convalescence assez longue, mais s'est rétabli, quoique lentement.

39ᵉ OBS. — *Choléra algide et cyanique.* (Guérison.) — La femme Lamoureux, âgée de 38 ans, portière, rue Neuve Saint-Paul, 19, quartier sec et bien aéré, mais dans une loge étroite et sans air, se fatigua, pendant huit jours, à donner des soins à sa fille et à son fils, tous deux malades de la cholérine. Elle-même en fut atteinte; mais comme la diarrhée était peu abondante, elle n'y fit pas attention et

continua à donner des soins à ses enfans et à
se fatiguer.

Le 20 avril 1832, ses garde-robes augmentèrent et s'accompagnèrent de coliques et de
bouillonnemens dans le ventre, sa diarrhée
devint liquide et blanchâtre. Bientôt des vomissemens de même nature, chargés de pellicules blanches, arrivèrent, ainsi que des
crampes dans les mollets. La figure se décomposa promptement; la langue, restée
blanche, devint froide ainsi que les extrémités
et la face; les yeux se retirèrent au fond des
orbites; les urines se supprimèrent; la voix
s'affaiblit tellement, qu'on entendait à peine la
malade parler; les pieds, les mains et les ongles étaient blanchâtres, l'oppression extrême,
le pouls insensible et la peau sans élasticité.
Tel était l'état de la malade lorsque j'arrivai
auprès d'elle.

Prescription : Tisane de fleurs de guimauve,
bue tiède et en petite quantité chaque fois;
bouteilles d'eau chaude aux pieds; sinapismes
bien chauds aux mollets, aux pieds, aux genoux
et aux cuisses successivement, et une heure à
chaque endroit; six grains d'*oxide blanc de
bismuth*, un par heure, deux quarts de lavement d'eau de son avec vingt gouttes de *lau-*

danum de Rousseau dans chaque et à une heure de distance; quinze sangsues au creux de l'estomac et des cataplasmes de farine de lin sur les piqûres.

Le 21, les vomissemens s'étaient arrêtés; la diarrhée avait considérablement diminué, mais la chaleur n'était pas encore revenue, ni le pouls. L'inquiétude et l'agitation étaient très grandes; à peine si l'on pouvait maintenir la malade en place. Continuation des sinapismes, lavemens émolliens d'eau de son avec huit à dix gouttes de *laudanum de Rousseau*, tisane émolliente, diète sévère.

Le 22, amendement favorable, retour de la chaleur et du pouls, la peau reprend son élasticité et la cyanose disparaît. *Prescription :* Lavemens émolliens, cataplasmes de farine de lin sur le ventre, même tisane, plus de sinapismes.

Le 23, retour du froid, de l'oppression et de la cyanose; vomissemens de matières bilieuses selles jaunes, noirâtres fétides, cessation du pouls. *Prescription :* Lavemens d'eau de son et d'amidon, sinapismes aux jambes, même tisane.

Le 24, retour de la chaleur et du pouls, plus de vomissemens ni de diarrhée. Diète sévère , cataplasmes de farine de lin sur le ventre, même tisane, lavemens d'eau de son.

Le 25, le mieux se prononce de plus en plus. Mêmes prescriptions. Retour des urines.

Le 26, le mieux-être continue; la malade demande à manger. Diète et mêmes prescriptions.

Le 27, elle demande à manger avec plus d'instance que la veille. Comme il n'y a pas de fièvre et que la langue n'est pas rouge, je permets un peu de bouillon de poulet; il passa difficilement. Quelques jours après, on donna du bouillon de bœuf par cuillerée et en petite quantité; il passa assez bien. La convalescence se prononce et l'on augmente la quantité de la nourriture. La malade se plaint de malaises dans le creux de l'estomac; malgré cela, de légers potages passent bien. Elle est très irritable, le moindre bruit l'agite. La convalescence fut fort longue. La guérison du choléra était certaine et bien établie, lorsqu'un mois après, il survint un gonflement, dedans et sous l'oreille droite, puis du délire, et après avoir échappé à une des plus violentes attaques de choléra, cette malheureuse femme alla, faute de ressource chez elle, mourir à la Pitié, d'un abcès dans l'oreille, qui déter-

mina du délire et des symptômes d'une com-
pression cérébrale.

40ᵉ OBS. — *Choléra algide et cyanique.*
(Mort.) — La dame Merrier, âgée de 46 ans,
fruitière, atteinte d'un catarrhe pulmonaire
chronique, logée dans une chambre basse,
étroite, humide et sans air, dans un quartier
bas et humide, rue de la Savonnerie, 16,
avait la diarrhée depuis plusieurs jours, avec
coliques et bouillonnemens dans le ventre;
lorsque, le 20 avril 1832, elle vit ses garde-
robes augmenter, devenir blanches, liquides
et chargées de pellicules de même couleur.
Bientôt elles furent accompagnées de vomissemens de même nature, avec des crampes
vives dans les mollets; en très peu de temps,
elle devint froide des pieds à la tête, la figure
se décomposa horriblement, ses yeux s'enfoncèrent dans les orbites, sa voix s'anéantit,
ses urines se supprimèrent, sa langue devint
froide et resta blanche, l'air qui sortait de sa
poitrine était également froid, le pouls ne
battait plus, l'oppression était très grande, la
peau de la figure, des pieds, des mains et les
ongles étaient d'une couleur bleue violacée, et
la peau sans élasticité.

Je fis poser, de suite, des bouteilles d'eau chaude aux pieds, des sinapismes très chauds aux mollets, aux pieds, aux genoux et aux cuisses, une heure à chaque place ; quinze sangsues au creux de l'estomac et des cataplasmes de farine de lin sur les piqûres ; donner six grains d'*oxide blanc de bismuth*, un par heure, et deux quarts de lavement d'eau de son avec vingt-cinq gouttes de *laudanum de Rousseau* dans chaque, à une heure de distance. Les vomissemens, les crampes et la diarrhée cessèrent, mais l'oppression augmenta au lieu de diminuer, les membres restèrent froids et la cyanose augmenta ; la malade s'agitait, se découvrait sans écouter aucun avis, et périt dans la nuit du 20 au 21, sans que le froid et la cyanose fussent en rien amendés par les sinapismes les plus énergiques.

41ᵉ OBS. — *Choléra algide et cyanique.* (Guérison.) — La dame Roger, âgée de 26 ans, d'une bonne constitution, passementière, logée dans une chambre étroite, peu aérée, dans un quartier malsain, bas et humide, rue de la Lanterne-des-Arcis, 5, atteinte de diarrhée depuis deux jours, avait continué à travailler et à manger comme d'habitude ;

mais le 20 avril 1832, sa diarrhée augmenta,
s'accompagna de coliques et de bouillonnemens dans leventre et de malaises dans tous
.les membres; bientôt elle fut suivie de vomissemens liquides, blanchâtres, pelliculeux,
très fréquens, et de crampes dans les mollets.
Les pieds, les mains et la face devinrent froids
ainsi que la langue, dont la couleur resta
blanche; les urines se supprimèrent, la voix
s'altéra profondément, le pouls cessa de battre,
la face se décomposa, les yeux s'enfoncèrent
dans les orbites, les pieds et les mains prirent
une couleur bleue violet terne, la peau perdit
son élasticité et la malade éprouvait une très
grande oppression.

Je fis administrer, sur le champ, six grains
d'*oxide blanc de bismuth*, un par heure, un
quart de lavement d'eau de son avec vingt-cinq
gouttes de *laudanum de Rousseau* et une tisane de fleurs de guimauve, bue chaude et en
petite quantité ; poser des bouteilles d'eau
chaude aux pieds et des sinapismes très chauds
aux mollets, aux pieds, aux genoux et aux
cuisses successivement et une heure à chaque
endroit ; quinze sangsues au creux de l'estomac et des cataplasmes de farine de lin sur les
piqûres.

Le 21, les vomissemens et les crampes n'existaient plus, la diarrhée revenait encore de
temps à autre, la chaleur était revenue dans
les membres, mais n'était pas encore rétablie
complétement. *Prescription* : Tisane émolliente, lavemens d'eau de son et d'amidon,
cataplasmes de farine de lin sur le ventre, sinapismes aux jambes, diète sévère.

Le 22, cessation de la diarrhée et de la cyanose, retour complet de la chaleur et du pouls.
Mêmes prescriptions, excepté les sinapismes.

Le 23, la malade est beaucoup mieux, sa
figure reprend de l'expression, les urines reparaissent. Pendant trois jours, je tins la malade
à la diète et aux mêmes prescriptions ; le 27,
je fis donner quelques cuillerées de bouillon
coupé ; il passa bien et fut continué les 28
et 29.

Le 30, je fis donner un peu plus de bouillon ; mais la malade se croyant guérie et voulant reprendre des forces plus promptement,
en prit environ deux litres dans la journée. Le 1er
mai, je la trouvai rouge, animée, avec un pouls
très fréquent et très élevé et la langue rouge.
Diète absolue, saignée du bras, tisane de
fleurs de guimauve, cataplasmes de farine de
lin sur le ventre, lavemens émolliens. Sous

l'influence de ces prescriptions, la fièvre cessa, la langue redevint rose. Je permis quelques cuillerées de bouillon. La malade fut plus raisonnable et suivit exactement le régime qui lui fut prescrit. La dame Roger s'est bien rétablie, mais son estomac fut très long-temps avant de digérer sans éprouver de pesanteur épigastrique après le repas.

42ᵉ OBS. — *Choléra algide et cyanique.* (Mort.) — La dame Duprés, âgée de 82 ans, décrépite, logée dans une chambre étroite, dans un quartier bas et humide, rue des Arcis, 25, était atteinte de diarrhée, depuis deux jours, et surtout affectée de la perte de sa petite fille, Mélanie Petit, morte du choléra, lorsque, sous l'influence de ces causes débilitantes, elle vit, le 17 avril 1832, sa diarrhée augmenter. Le 22 suivant, elle devint blanche, liquide, pelliculeuse. Bientôt après, il survint des vomissemens de même nature avec des crampes dans les mollets. Une heure s'était à peine écoulée, depuis l'apparition des vomissemens, que déjà elle était froide partout le corps, que les urines ne coulaient plus, que la voix était éteinte, le pouls insensible, la figure décomposée, les yeux enfoncés dans les orbites, l'oppression extrême, la peau insensible, sans élasticité, les pieds, les mains, la face et les ongles d'un bleu violet terne, la langue blanche et froide ainsi que l'air qui sortait de sa bouche.

Je fis mettre en usage les bouteilles d'eau chaude, l'oxide blanc de bismuth, les lave-mens opiacés, la tisane de fleurs de guimauve, les sinapismes aux membres inférieurs. Mais ces médicamens internes et externes ne produisirent aucun effet, et la dame Duprés mourut, ou pour mieux dire, s'éteignit dans la nuit, de dix à douze heures après l'invasion de la maladie, conservant son intelligence presque jusqu'à son dernier soupir.

43ᵉ OBS. — *Choléra algide et cyanique.* (Guérison.) — La dame Peuchard, bouquetière, âgée de 48 ans, d'une bonne constitution, logée dans une rue étroite, peu aérée, dans un quartier bas et humide, rue de la Savonnerie, 5, s'était beaucoup fatiguée à donner des soins à sa fille, atteinte d'une cholérine très forte, et fut elle-même prise d'une diarrhée abondante qu'elle négligea. Le 22 avril 1832, il lui survint des coliques avec bouillonnemens dans le ventre ; sa diarrhée augmenta tout à coup d'une manière extraordi-

naire. Elle allait sous elle presque continuellement sans pouvoir se retenir ; les matières
rendues étaient liquides comme de l'eau, blanchâtres et chargées de pellicules: Bientôt des
vomissemens de même nature survinrent en
abondance et des crampes vives dans les mollets arrivèrent promptement ; les urines se
supprimèrent. La malade était très agitée et
se désespérait ; le pouls s'éteignit, et la voix
s'altéra profondément ; la figure se décomposa,
devint jaune et terreuse, les yeux s'enfoncèrent
dans les orbites , la langue, de couleur blanche , devint froide ainsi que les pieds et les
mains. Une couleur d'un bleu violet terne
s'empara des extrémités ; la peau perdit son
élasticité et l'oppression fut extrême.

Sur le champ, je fis poser quinze sangsues au
creux de l'estomac et des cataplasmes de farine
de lin sur les piqûres , des sinapismes bien
chauds aux mollets, aux pieds , aux genoux et
aux cuisses successivement et une heure à chaque endroit , des bouteilles d'eau chaude aux
pieds ; donner six grains d'*oxide blanc de bismuth*, un par heure, deux quarts de lavement
d'eau de son avec vingt gouttes de *laudanum
de Rousseau* dans chaque, à une heure de distance , une tisane de fleurs de guimauve, bue

chaude et peu à la fois. On continua les sinapismes tout le jour et la nuit.

Le 23, l'état de la malade était un peu
moins grave ; il y avait moins de diarrhée, de
vomissemens de temps à autre et verdâtres.
L'oppression et la cyanose étaient diminuées,
mais la chaleur et le pouls n'étaient pas revenus. *Prescription* : Changement de tisane, eau
froide sucrée, coupée avec moitié d'eau de
Seltz : la malade la boit avec plaisir; lavemens
d'eau de son et d'amidon, cataplasmes de farine de lin sur le ventre, sinapismes répétés
de temps à autre sur les extrémités inférieures,
et diète sévère.

Le 24, la cyanose et l'oppression n'existent
plus, la figure s'est ranimée, le pouls commence
à se faire sentir et la peau à reprendre son
élasticité. Mêmes prescriptions que la veille.

Le 25, continuation du mieux. Mêmes prescriptions, excepté les sinapismes.

Le 26, le mieux se soutient, les urines reparaissent ; mais il survient encore quelques
vomissemens verdâtres, bilieux, et quelques
selles brunes fétides. Mêmes prescriptions.

Le 27, il n'y a plus de vomissemens ni de
diarrhée. La malade se croit enfin sauvée; son
moral se raffermit. Mêmes prescriptions.

Le 28, je fis donner une cuillerée de bouillon coupé toutes les heures; il fut difficilement supporté, et l'on n'en donna que quatre à cinq cuillerées dans toute la journée. Les jours suivans, on augmenta la quantité de bouillon, mais bien faiblement, parceque l'estomac le digérait encore avec peine. La convalescence fut très longue, et ce n'est qu'au bout de plusieurs mois que l'estomac digéra sans malaise. Depuis lors, elle jouit d'une bonne santé.

44ᵉ OBS. — *Choléra algide et cyanique.* (Mort.) — La dame Piénud, d'une bonne constitution, ouvrière, âgée de 25 ans environ, enceinte de cinq à six mois, logée dans une chambre assez grande et aérée, mais dans un quartier bas et humide, rue de la Vieille-Monnaie, 12, alla, le 7 juillet 1832, à Saint-Cloud, pour voir son mari ; elle y mangea beaucoup de cerises. Le soir, elle fut atteinte d'une diarrheé abondante, et revint alors à Paris. Elle prit cette indisposition pour une indigestion. La diarrhée continua toute la nuit avec des coliques et bouillonnemens dans le ventre, puis il survint des vomissemens. Les matières rendues étaient blanches, liquides, et chargées de pellicules blanchâtres. Bientôt les mollets furent torturés par des crampes très vives, ainsi que les cuisses et les mains.

Lorsque j'arrivai, vers cinq heures du matin, les vomissemens et la diarrhée étaient presque continuels, la face horriblement décomposée, les yeux caves, retirés au fond des orbites, la figure, les mains et les pieds froids ainsi que la langue, dont la couleur restait blanche. Les urines ne coulaient plus, le pouls était insensible, l'oppression très grande, les mains, les pieds, les ongles et la figure cyanosés, la voix altérée profondément, l'élasticité de la peau détruite, l'air qui sortait de sa poitrine, froid, et l'agitation extrême.

Prescription : Tisane ; eau sucrée froide, coupée avec de l'eau de Seltz ; bouteilles d'eau chaude aux pieds et sous les mains ; sinapismes très chauds aux mollets, aux pieds, aux genoux, aux cuisses et aux avant-bras successivement, et une heure à chaque endroit ; six grains d'*oxide blanc de bismuth*, un par heure, dans une cuillerée d'eau sucrée ; deux quarts de lavement d'eau de son avec vingt-cinq gouttes de *laudanum de Rousseau* dans chaque, à une heure de distance ; quinze sangsues au creux de l'estomac et des cataplasmes de farine de lin sur les piqûres. On continua

ces moyens toute la journée sans aucun amendement sensible. Le soir, sur les dix heures,
la chaleur commençait à renaître, la malade à
se ranimer; la diarrhée et les vomissemens
avaient cessé. On continua toute la nuit les sinapismes bien chauds, en les changeant de
place d'heure en heure. Ils ne produisaient aucun effet. Sur les cinq heures du matin, le 9,
la dame Piénud se couvrit d'une sueur froide;
son intelligence, restée bonne jusque-là, s'engourdit, la cyanose augmenta, les yeux s'injectèrent, et la malade succomba, comme asphyxiée, sans accoucher, et l'utérus ne se
débarrassa pas au moment de la mort, comme
il arrive souvent en pareille circonstance.

45ᵉ obs.—*Choléra algide et cyanique.* (Guérison.) — Le sieur Grillet, lunetier, d'une faible constitution, âgé de 58 ans, logé dans une
chambre très étroite, peu aérée, dans un quartier bas et humide et mal aéré, rue des Deux-
Ermites, 11, en la Cité, avait, depuis long-
temps, un catarrhe chronique de poitrine,
lorsque, le 11 juillet 1832, il fut pris de diarrhée avec coliques et bouillonnemens dans le
ventre; ces accidens continuèrent jusqu'au 13
sans qu'il y fît attention; mais, ce jour-là, ses

garde-robes augmentèrent considérablement, devinrent blanches, liquides, et remplies de pellicules blanchâtres. Bientôt après, il survint des vomissemens nombreux de même nature, des crampes dans les mollets et les cuisses. La figure se décomposa, les yeux se cavèrent, les urines cessèrent de couler et le pouls ne battait plus ; les pieds, les mains et la face se refroidirent ainsi que la langue dont la couleur resta blanche ; la voix s'altéra profondément, une couleur d'un bleu violet s'étendit sur tout le corps, la peau perdit son élasticité, l'air qui sortait de sa poitrine était froid et l'oppression si grande, qu'il était forcé de rester assis sur un fauteuil, parcequ'il ne pouvait respirer.

Dans cette position, je le fis envelopper de couvertures de laine chaudes ; poser des briques chaudes sous les pieds ; entourer de sinapismes très chauds les mollets, les pieds, les genoux et les cuisses successivement et une heure à chaque endroit ; donner six grains d'*oxide blanc de bismuth*, un par heure, deux quarts de lavement d'eau de son avec vingt-cinq gouttes de *laudanum de Rousseau* dans chaque, à une heure de distance ; quinze sang-sues sur le creux de l'estomac, et des cataplas-

mes de farine de lin sur les piqûres ; administrer une tisane d'eau de Seltz, coupée avec de
l'eau sucrée. On continua ces moyens pendant
l'après-midi et la nuit.

Le 14, les vomissemens et les crampes
avaient disparu , l'oppression et la diarrhée
diminué ; mais la cyanose et le froid persévéraient. *Prescription :* Sinapismes aux extrémités inférieures, briques aux pieds, même
tisane, lavemens émolliens d'eau de son et
d'amidon, cataplasmes de farine de lin sur le
ventre, agitation très grande. Sur le soir, le
malade est plus calme, il y a moins d'oppression, la chaleur commence à reparaître ; le
malade peut rester au lit.

Le 15, le froid et la cyanose ont complète-
ment disparu ; le pouls, quoique très faible,
commence à se faire sentir, la peau reprend
son élasticité. Mêmes prescriptions que la
veille.

Le 16, le malade est beaucoup mieux, il
respire assez bien, malgré son affection catar-
rhale très ancienne ; la chaleur est bien rétablie. *Prescription :* Même tisane, diète sévère,
cataplasmes de farine de lin sur le ventre, lavemens d'eau de son et d'amidon. Le soir,
réapparition des urines.

Le 17, le malade paraît vouloir entrer en convalescence; mais le catarrhe revient, la toux est fréquente et l'expectoration muqueuse, épaisse. Tisane de fleurs de guimauve, bue chaude, lavemens émolliens, cataplasmes de farine de lin sur le ventre et diète.

Le 18 et le 19, continuation du mieux. Mêmes prescriptions.

Le 20, je fis donner quelques cuillerées de bouillon coupé avec moitié d'eau, qui passa difficilement. On en augmenta la quantité chaque jour avec beaucoup de ménagement. Le sieur Grillet s'est rétabli très lentement et a conservé son catarrhe chronique de poitrine.

46ᵉ OBS. — *Choléra algide et cyanique.* (Guérison.) — Le sieur Lefèvre, d'une faible constitution, âgé de 30 ans, commis chez M. Langlois, logé dans une chambre assez grande, dans un quartier bas et humide, rue des Écrivains, 12, fut, le 11 juillet 1832, pris de douleurs vives dans la région du foie, avec couleur jaune de la peau, déjections bilieuses, élévation et fréquence du pouls, et enduit jaune de la langue. Je le fis coucher et lui ordonnai une diète sévère, une tisane de fleurs de guimauve, des lavemens d'eau de son, vingt

sangsues au dessous des côtes droites et des cataplasmes de farine de lin sur les piqûres.

Le 12, de tous ces accidens il ne restait que
la couleur jaune de la peau. Mêmes prescriptions, excepté les sangsues; mais on ajouta de
légers cataplasmes de farine de lin sur l'hypo-
chondre droit.

Le 13, le malade était parfaitement bien. Il
me demanda s'il pouvait prendre un bain : je
le lui permis, à condition que ce serait chez
lui. Au sortir du bain, comme il faisait très
chaud, le malade eut l'imprudence de se promener nu dans sa chambre, sans s'essuyer. Il
éprouva un léger frisson; toute la surface du
corps se refroidit; il eut, comme on dit vulgairement, la chair de poule; peu d'instans après,
il lui survint un dévoiement abondant, brunâtre, puis blanchâtre et pelliculeux. Les vomissemens se déclarèrent aussitôt après la
diarrhée, ainsi que les crampes. J'arrivai en
ce moment. En dix minutes, le malade rendit
devant moi une énorme quantité de matières
par haut et par bas. Sa figure se décomposa et
ses yeux s'enfoncèrent si promptement dans
les orbites, que j'en restai stupéfait; dix minutes avaient suffi pour lui donner l'aspect d'un

cadavre décharné, jaune, olive et froid. Les urines, le pouls et la chaleur des membres disparurent en quelques minutes. Il éprouvait une grande oppression; sa voix ne pouvait plus se faire entendre. Il était alors trois heures de l'après-midi.

Je le fis, sur le champ, envelopper dans une couverture de laine. On posa des bouteilles d'eau chaude tout autour de lui, des sinapismes très chauds aux mollets, aux pieds, aux genoux, aux cuisses, aux avant-bras, sur le ventre, successivement et une heure à chaque place, donner deux quarts de lavement avec vingt-cinq gouttes de *laudanum de Rousseau* dans chaque, à une heure de distance, six grains d'*oxide blanc de bismuth*, un par heure, pour tisane, de l'eau sucrée à la glace, coupée avec moitié d'eau de Seltz, et de temps à autre un morceau de glace dans la bouche. Il buvait avec avidité.

A 7 heures, les vomissemens et les crampes avaient disparu. Continuation des autres symptômes, et en sus, cyanose des extrémités, perte d'élasticité de la peau, oppression extrême, grande agitation, le malade ne peut rester en place. Continuation des mêmes moyens, sur-

(309)

tout des sinapismes , quinze sangsues au creux
de l'estomac et des cataplasmes de farine de lin
sur les piqûres.

A 11 heures du soir , en montant l'escalier,
je rencontrai des personnes qui descendaient
de chez le malade et me dirent qu'il venait
d'expirer et que ma visite était inutile. J'y
montai cependant, et je reconnus que le malade
existait encore , mais sans connaissance et ago-
nisant. Comme il y avait de l'eau bouillante
sur le feu et de la farine de moutarde en grande
quantité , je fis moi-même quatre énormes
sinapismes , et je les appliquai presque bouil-
lans aux mollets et aux cuisses. Je n'eus pas
lieu de m'en repentir , car ils produisirent
une telle révulsion que le malade reprit connaissance , qu'il se ranima , que la chaleur
revint, et que le 14, au matin , son état était
très satisfaisant.

Le 14, chaleur revenue , sueur abondante
sur tout le corps , cyanose disparue , figure
moins décomposée, oppression diminuée, diarrhée nulle. L'effet des sinapismes fut prodi-
gieux. On commençait à sentir le pouls , la
peau des mollets était blanche et comme cau
térisée.

Le 15, l'état du malade est très satisfaisant.

Prescription : Tisane d'eau de Seltz , coupée avec de l'eau sucrée , cataplasmes de farine de lin sur le ventre , lavemens d'eau de son et d'amidon, diète sévère, pansement des mollets avec du cérat de Galien et du papier gris.

Le 16, continuation du mieux, retour des urines. Le malade est très affaibli. Mêmes prescriptions continuées les 17 , 18 , 19 et 20.

Le 21 , je fis donner quelques cuillerées de bouillon qui passa bien. On augmenta tous les jours la nourriture , et vers la fin du mois, je fis partir le malade pour la campagne , où il n'a mis qu'un mois à se rétablir complétement. Les brûlures des mollets ont été très long-temps à se cicatriser.

47ᵉ OBS. — *Choléra algide et cyanique.* (Guérison.) — La dame Alexandre Nière , d'une bonne constitution , âgée de 28 ans , marchande de vin , logée dans une chambre étroite , sans air , dans un quartier bas et humide , rue des Arcis , 60 , venait d'éprouver des chagrins cuisans, à cause de son mari arrêté dans les troubles de juin, et qu'elle craignait de voir livrer à un conseil de guerre. Le 5 juillet 1832 , elle fit une fausse couche, enceinte de sept mois. Les suites furent heureuses ; mais le 13 juillet suivant , elle sortit pour aller voir son mari , se fatigua beaucoup et rentra chez elle, dans l'après-midi , avec un dévoiement abondant , liquide , clair comme de l'eau de riz , et des coliques et bouillonnemens dans le ventre. Bientôt, il fut suivi de vomissemens , de crampes dans les mollets et les mains, de la suppression des urines et du pouls.

Lorsque j'arrivai , l'oppression était très grande, le froid s'était emparé de la face , des pieds, des mains et de la langue qui resta blanche ; la voix était éteinte ; la figure , les extrémités et les ongles avaient la couleur d'un bleu violet ; la peau était sans élasticité; l'agitation très grande et les lochies supprimées.

Prescription : Tisane de fleurs de guimauve, bue chaude (la malade était en couches) ; bouteilles d'eau chaude aux pieds , sinapismes très chauds aux mollets , aux pieds, aux genoux et aux cuisses , successivement et une heure à chaque endroit, dix sangsues aux cuisses , un quart de lavement d'eau de son avec vingt gouttes de *laudanum de Rousseau* et six grains d'*oxide blanc de bismuth* , un par heure. On continua cette médication toute la nuit.

Le 14, cessation des vomissemens et des crampes, moins de diarrhée, moins d'oppression et moins de cyanose. Le froid paraît moins grand, mais pas encore de pouls. Mêmes prescriptions, excepté l'oxide blanc de bismuth et les lavemens opiacés.

Le 15, plus de diarrhée, disparition du froid et de la cyanose, pouls petit, faible, peu développé. Mêmes prescriptions, seulement les sinapismes ne sont répétés que deux fois dans le jour.

Le 16, retour des urines et des lochies, le pouls est bien rétabli ainsi que la chaleur. *Prescription* : Diète sévère, tisane de fleurs de guimauve, lavemens d'eau de son, cataplasmes de farine de lin sur le ventre.

Le 17, le 18 et le 19, l'état de la malade devient de plus en plus satisfaisant. Mêmes prescriptions.

Le 20, on donna quelques cuillerées de bouillon; il passa bien. La nourriture fut progressivement augmentée et la dame Nière s'est bien rétablie, quoique lentement, la digestion s'exécutant difficilement.

48ᵉ OBS. — *Choléra algide et cyanique.*
(Mort.) — La dame Fournier, sage-femme,
d'une bonne constitution, âgée de 33 ans, logée
sainement et en bon air, quai de la Mégisserie,
18, avait perdu son mari du choléra dans le
mois d'avril 1832. Dans la nuit du 13 au 14
juillet suivant, elle fut prise de diarrhée avec
coliques et bouillonnemens dans le ventre. Le
matin, il survint des vomissemens abondans de
matières aqueuses, blanchâtres, chargés de
pellicules de même couleur, et bientôt après
de crampes dans les mollets. Elle envoya chercher son médecin qui se fit attendre jusque vers
dix ou onze heures et ne vint pas. Alors on me
manda auprès de la malade, que je trouvai
couchée, allant continuellement du haut et
du bas, la figure toute décomposée, les yeux
retirés au fond des orbites, la face et les extrémités froides ainsi que la langue dont la
couleur restait blanche, les urines ne coulaient plus, l'oppression était très grande, le
pouls était insensible, la voix éteinte et la parole extrêmement faible.

Je fis aussitôt poser des bouteilles d'eau
chaude aux pieds, des sinapismes aux mollets,
aux pieds, aux genoux et aux cuisses, donner
un quart de lavement d'eau de son, avec vingt

gouttes de *laudanum de Rousseau,* six grains d'*oxide blanc de bismuth,* un par heure, vingt sangsues sur le creux de l'estomac et des cataplasmes de farine de lin sur les piqûres, et une tisane d'eau de Seltz, coupée avec moitié d'eau sucrée.

Je revins dans l'après-midi, sur les quatre heures; les vomissemens et la diarrhée avaient diminué et non cessé, l'anxiété et l'agitation étaient extrêmes, on ne pouvait tenir la malade couverte; les pieds, les mains et les ongles étaient devenus d'un bleu violet, la langue et l'air qui sortait de sa poitrine, étaient froids, la peau avait perdu son élasticité. Je fis continuer l'*oxide blanc de bismuth,* les lavemens opiacés, les sinapismes bien chauds, promenés toute la nuit sur les extrémités, la tisané, que la malade buvait avec avidité. L'intelligence resta intacte jusqu'au matin. La dame Fournier, qui avait vu périr son mari de la même maladie, s'était frappée de l'idée qu'elle en mourrait aussi. Effectivement, sur les huit heures du matin, elle expira presque en pleine connaissance et comme asphyxiée.

49ᵉ OBS. — *Choléra algide et cyanique, suivi de fièvre typhoïde.* (Guérison.) — La

dame Flamet, âgée de 36 ans environ, passementière, d'une bonne constitution, nourrice,
logée sainement, rue des Arcis, 23, mais dans
un quartier bas et humide, avait une grande
frayeur du choléra. Le 15 juillet 1832, au
matin, elle fut prise de diarrhée brune, avec
coliques et bouillonnemens dans le ventre.
Vers onze heures, après avoir déjeuné avec du
café au lait, la diarrhée augmenta, devint
liquide, aqueuse, blanche comme de l'eau
de riz et chargée de pellicules. Bientôt elle fut
accompagnée de vomissemens, d'abord d'alimens, puis de même nature que les selles.
Lorsque j'arrivai, sur le midi, elle allait presque continuellement du haut et du bas; elle
éprouvait des crampes vives dans les mollets,
sa figure et ses extrémités étaient froides, ses
urines supprimées, sa voix très altérée, sa
face décomposée, ses yeux enfoncés dans les
orbites et les seins affaissés.

Sur le champ, je prescrivis la suppression
de l'alaitement, des bouteilles d'eau chaude
aux pieds, des sinapismes très chauds aux
mollets, aux pieds, aux genoux et aux cuisses,
quinze sangsues sur le creux de l'estomac et
des cataplasmes de farine de lin sur les piqûres,
six grains d'*oxide blanc de bismuth*, un par

heure, un quart de lavement d'eau de son, avec vingt gouttes de *laudanum de Rousseau* et une tisane d'eau de Seltz, coupée avec de l'eau sucrée à la glace.

Je revins sur les trois heures de l'après-midi ; tout avait été bien et promptement exécuté. Les vomissemens, la diarrhée et les crampes avaient disparu, ainsi que le froid. La malade était chaude, brûlante, la face animée et couverte d'une sueur abondante. J'espérais dès lors être maître de la maladie : mais deux heures après, la sueur devint froide ; tous les symptômes cholériques, ci-dessus énoncés, reparurent avec plus d'intensité et s'accompagnèrent (en sus de la cyanose, qui gagna la face et les extrémités) de la perte de l'élasticité de la peau, d'une agitation extrême et d'une grande oppression. On ne pouvait maintenir la malade en place.

Prescription : Mêmes lavemens opiacés, six nouveaux grains d'*oxide blanc de bismuth*, même tisane, sinapismes bien chauds et continuellement renouvelés toute la nuit.

Le 16, les vomissemens avaient cessé de nouveau, ainsi que les crampes, mais la diarrhée n'était que diminuée. Il y avait moins de cyanose, un peu de chaleur. Les sinapismes déterminèrent une vive irritation aux mollets, qui laissa des phlyctènes. Pas encore de pouls, beaucoup d'anxiété, langue blanche. *Prescription :* Même tisane, lavemens d'eau de son et d'amidon, cataplasmes de farine de lin sur le ventre, sinapismes aux extrémités inférieures, excepté les mollets.

Le 17, rétablissement du pouls, disparition de la cyanose, chaleur générale, peu d'anxiété, l'espoir anime la malade. Lavemens émolliens, tisane d'eau de Seltz avec eau sucrée froide, non glacée, cataplasmes sur le ventre, diète sévère. Le 18, retour des urines, gonflement des seins, apparition de la fièvre de lait qui dura environ trente-six heures. Pendant tout ce temps, diète sévère, tisane de fleurs de guimauve, bue chaude. L'état de la malade fut très satisfaisant les 19, 20 et 21. J'allais lui accorder quelques alimens, lorsque, le 22, la malade éprouva des vomissemens verdâtres, rendit quelques selles brunes fétides. Son œil devint fixe, sa figure s'anima, prit une teinte rouge, ses pupilles se contractèrent fortement et devinrent immobiles, la malade répondait lentement aux questions qu'on lui adressait. Elle avait l'air hébété, ne s'occupait plus de ce qui se passait autour d'elle et restait couchée sur le dos comme une personne anéantie, qui n'a plus de force. Mêmes prescriptions que la veille, diète sévère et de larges vésicatoires aux mollets, douze sangsues derrière les oreilles.

Le 22, en levant les vésicatoires, la peau des mollets était blanche dessous, comme frappée de gangrène. L'état de la malade ne s'était pas amélioré; elle vomissait toujours. Pansement des vésicatoires avec le cérat chloruré, limonade cuite, bue tiède, et large vésicatoire au dessus du nombril.

Le 23, le vésicatoire a bien pris; mais le pourtour des piqûres de sangsues est grisâtre, comme frappé de gangrène; même pansement que pour ceux des mollets. De petites taches rouges commencent à apparaître autour des poignets. Même tisane, lavemens émolliens. La malade urine involontairement sous elle.

Le 24, tout le corps est couvert de taches rouges; l'état de la malade paraît toujours très grave; le pouls est petit et très fréquent; la langue, blanche jusque-là, se dessèche et devient rouge, les dents se couvrent d'une croûte fuligineuse. Mêmes prescriptions.

Le 25 et le 26, même état, même médication.

Le 27, l'éruption rouge a disparu, la peau

des mollets, comme cautérisée, se détache en lambeaux durs, qui laissent des plaies d'un rouge vif, très douloureuses ; j'espérais que la tête de la malade allait devenir meilleure ; l'engourdissement cérébral resta le même, la maladie paraissait se continuer sous l'influence d'un épanchement dans les ventricules ou à la base du cerveau.

Je la mis dans un bain à vingt-huit degrés, et je fis, moi-même, tomber sur sa tête de l'eau à douze ou quinze degrés ; ces affusions la firent sortir de son engourdissement cérébral ; elle parla et me reconnut. Le 28, le 29 et le 30, je lui fis administrer chaque jour un bain d'affusion. Le cerveau se dégagea, l'intelligence revint nette, la langue reprit sa couleur blanche, les dents se nettoyèrent et la malade entra en convalescence. On donna quelques cuillerées de bouillon de poulet, puis de bœuf, et on en augmenta la quantité de jour en jour. Je fis partir la convalescente pour la campagne, à Saint-Mandé, où elle s'est parfaitement rétablie. Les plaies des jambes et celles des piqûres de sangsues ont été très long-temps à se cicatriser.

50ᵉ OBS. — *Choléra algide et cyanique.*
(Guérison.)— La dame Heulin, âgée de 40
ans, ouvrière, nourrice, d'une bonne constitution, logée dans une chambre étroite, peu
aérée, dans un quartier bas et humide, rue
des Arcis, 40, atteinte de diarrhée depuis
plusieurs jours avec coliques et bouillonnemens dans le ventre, vit, le 15 juillet 1832,
sa diarrhée augmenter considérablement, puis
survenir des vomissemens nombreux. Les
matières rendues étaient liquides, blanchâtres
comme de l'eau de riz, et chargées de pellicules
de même couleur. Lorsque j'arrivai auprès de
la malade, vers neuf heures du matin, elle
vomissait depuis cinq heures; elle avait des
crampes dans les mollets; sa figure était horriblement décomposée, froide et bleuâtre, ainsi
que les pieds, les mains et les ongles; les
yeux étaient retirés au fond des orbites, le
pouls ne battait plus, l'oppression était très
grande, la voix très altérée et la peau n'avait
plus d'élasticité. Depuis long-temps les urines
ne coulaient plus. Les seins étaient mous et ne
contenaient plus de lait. Je fis retirer l'enfant
d'auprès de la mère, qui éprouvait beaucoup
d'agitation et d'anxiété. Elle se découvrait à
chaque instant. La langue était blanche et

Prescription : Bouteilles d'eau chaude aux pieds, sinapismes très chauds aux mollets, pendant une heure , et successivement aux pieds, aux genoux et aux cuisses, pendant le même espace de temps; deux quarts de lavement d'eau de son avec vingt-cinq gouttes de *laudanum de Rousseau* dans chaque, à une heure de distance, six grains d'*oxide blanc de bismuth*, un par heure, quinze sangsues au creux de l'estomac et des cataplasmes de farine de lin sur les piqûres, tisane d'eau sucrée froide, coupée avec de l'eau de Seltz. La malade boit l'eau froide avec avidité.

Le soir, les vomissemens et les crampes étaient supprimés; la diarrhée diminuée, mais les autres symptômes continuaient. Même médication, excepté l'oxide blanc de bismuth.

Le 16, l'état de la malade n'est pas encore satisfaisant, il y a toujours de la diarrhée; le pouls et la chaleur ne sont pas revenus; l'oppression est très grande, l'agitation extrême, mais la cyanose un peu moins prononcée. Mêmes prescriptions. Le soir, la cyanose s'efface, l'agitation diminue ainsi que l'étouffement, la chaleur commence à reparaître à la face.

Le 17, la chaleur est complétement rétablie, la cyanose disparue, le pouls, quoique très faible,

se fait sentir, les seins se gonflent, les urines reparaissent, la fusion laiteuse se manifeste, la figure s'anime, une sueur abondante couvre
tout le corps. La dame Heulin est sauvée. Elle
donne le sein à son enfant, demande des alimens qu'on lui accorde, mais de légers et peu
à la fois : ils passent bien. Elle continua à donner
à téter, et son rétablissement a été aussi prompt
que la maladie s'annonçait avec des symptômes
graves. J'ai moi-même été très étonné de la
rapidité avec laquelle le rétablissement a eu
lieu.

51ᵉ OBS. — *Choléra algide et cyanique.* (Guérison.) — Le sieur Pichard, âgé de 25 ans,
d'une faible constitution, musicien, logé dans
une chambre étroite, dans un quartier bas et
humide, rue des Écrivains, 24, atteint de
diarrhée, avec coliques et bouillonnemens dans
le ventre, depuis le 13 juillet 1832, y fit peu
d'attention et continua à manger et à aller à
ses occupations habituelles, lorsque, le 15,
il rentra chez lui, tout accablé avec une
diarrhée beaucoup plus abondante, liquide,
mousseuse, blanchâtre et chargée de pellicules
de même couleur. Il se coucha, et bientôt après
il lui survint des vomissemens aqueux de même

nature que les selles et des crampes dans les mollets.

Lorsque je le vis, sur les deux heures de l'après-midi, il éprouvait beaucoup d'anxiété, il allait à la garde-robe presque involontairement sous lui, les vomissemens se répétaient souvent, la face était horriblement décomposée, les yeux étaient caves, le pouls suspendu, la figure, les extrémités et la langue froides. Cette dernière était restée blanche; il y avait beaucoup d'oppression; on ne l'entendait presque plus parler, tant sa voix était affaiblie.

Prescription : Bouteilles d'eau chaude aux pieds, un quart de lavement d'eau de son avec vingt gouttes de *laudanum de Rousseau*, six grains d'*oxide blanc de bismuth*, un par heure, sinapismes bien chauds aux mollets, aux pieds, aux genoux et aux cuisses, successivement et une heure à chaque endroit; pour tisane, de l'eau sucrée froide, à la glace, coupée avec moitié d'eau de Seltz.

Vers cinq heures, les vomissemens étaient supprimés ainsi que les crampes, mais les autres symptômes continuaient. Il était, en outre, survenu une très grande oppression; la cyanose des pieds, des mains et des ongles, et une perte complète de l'élasticité de la peau. On

plaça quinze sangsues au creux de l'estomac et
des cataplasmes de farine de lin sur les piqûres. On continua les autres moyens et surtout
les sinapismes bien chauds. Plus d'oxide blanc
de bismuth, mais encore un quart de lavement d'eau de son avec vingt-cinq gouttes de
laudanum de Rousseau.

Le 16, au matin, le malade était mieux ; l'oppression était moins grande, la diarrhée arrêtée, la cyanose disparue ; la chaleur revint aux
extrémités et à la face, mais il n'y a pas encore
de pouls ni d'urines et la figure est toujours
très altérée ainsi que la voix. Continuation de
la diète, de la même tisane, des lavemens émolliens et des sinapismes répétés de temps à autre sur les membres inférieurs.

Le 17, le mieux continue ; retour du pouls ;
phlyctènes sur le dos des pieds. On avait, par
oubli, laissé un sinapisme très chaud sur ces
parties, pendant deux heures, et elles furent
tellement brûlées, qu'une partie de la peau du
dos du pied gauche fut cautérisée et tomba
plus tard en lambeaux. Celle du dos du pied
droit fut, non seulement cautérisée, mais encore, trois tendons, ceux des derniers orteils,
dans toute leur épaisseur. Plus tard, la peau et
les tendons se détachèrent. Mêmes prescrip-

(325)

tions que la veille, excepté les sinapismes. Les
jours suivans, le mieux se prononça de plus en
plus.

Le 19, les urines reparurent. Je tins le malade à la diète, à la tisane d'eau sucrée et d'eau
de Seltz, aux cataplasmes sur le ventre, aux lavemens émolliens, et ce jusqu'au 24.

Le 25, je fis donner quelques cuillerées de
bouillon. On augmenta tous les jours la nourriture avec beaucoup de prudence, mais l'estomac fit pendant long-temps ses fonctions avec
difficulté. La convalescence fut très longue et
les plaies des pieds, pansées avec de la charpie et
du cérat, furent près de trois semaines à se cautériser. Le sieur Pichard, depuis lors, n'éprouva
aucune difficulté à marcher, malgré la perte de
trois tendons extenseurs des orteils ; à la vérité, les deux plus forts restèrent : le propre du
gros orteil et le commun du second orteil.

52ᵉ OBS.—*Choléra algide et cyanique.* (Mort.)
— Le sieur Bouraine, homme de peine, âgé de
25 ans, d'une faible constitution, logé dans
une chambre étroite, dans un quartier bas et
humide, rue de la Tixeranderie, 51, pris de
diarrhée depuis plusieurs jours, n'en continuait
pas moins son travail journalier et de vivre se-

lon ses habitudes, sobre d'ailleurs, vit, le 16 juillet 1852, vers cinq heures du matin, sa diarrhée augmenter considérablement, après son lever. Je ne pus le voir qu'à midi, pour la première fois, n'ayant encore reçu les secours d'aucun homme de l'art, et lorsque j'arrivai, il allait sous lui, sans presque s'en apercevoir ; il avait considérablement vomi toute la matinée et vomissait encore, mais rarement. Les matières rendues étaient liquides, blanches comme de l'eau de riz et chargées de pellicules de même couleur. Des crampes torturaient les mollets ; les yeux étaient enfoncés dans les orbites ; la figure horriblement décomposée, froide et bleuâtre ainsi que les extrémités et les ongles ; la langue, blanche et froide. La peau avait perdu toute son élasticité ; la voix était éteinte ; le pouls insensible ; l'agitation très grande ainsi que l'oppression, et l'intelligence engourdie. Depuis le matin, les urines ne coulaient plus. L'air sortant de la poitrine était froid.

Prescription : Bouteilles d'eau chaude aux pieds, sinapismes très chauds, et en même temps, aux mollets et aux pieds; puis une heure après, au même instant, aux genoux et aux cuisses, afin de produire, s'il était possible, une prompte et puissante réaction ; tisane d'eau de Seltz pure et froide ; un quart de lavement d'eau de son avec quinze gouttes de *laudanum de Rousseau* et six grains d'*oxide blanc de bismuth*, un par heure.

Les vomissemens, la diarrhée et les crampes cessèrent presque subitement, mais plutôt d'eux-mêmes que par l'effet des médicamens. Les autres symptômes cholériques augmentèrent. Sur les quatre heures de l'après-midi, le sieur Bouraine se couvrit d'une sueur froide, gluante, l'intelligence s'anéantit, et il expira, comme asphyxié.

53ᵉ OBS. — *Choléra algide et cyanique, suivi de fièvre typhoïde.* (Guérison.) La demoiselle Crosnier, cuisinière, âgée de 32 ans, d'une bonne constitution, logée quai de la Mégisserie, 10, dans une chambre étroite, mais bien aérée, atteinte de diarrhée depuis deux jours, n'en continuait pas moins son travail et mangeait comme à son ordinaire, lorsque, le 16 juillet 1832, vers deux heures du matin, ses garde-robes augmentèrent considérablement, devinrent liquides, blanches comme de l'eau de riz et chargées de pellicules de même couleur. Une heure après, il survient des vomissemens fréquens, de même nature, et sur les

quatre heures, des crampes dans les mollets.
A cinq heures, je la vis pour la première fois,
et la trouvai allant presque continuellement
du haut et du bas et se plaignant de crampes
très vives dans les mollets, les cuisses, les
lombes et les mains ; elle n'urinait plus, sa
voix était cassée, ses yeux enfoncés dans les
orbites, sa figure très décomposée et froide,
ainsi que les extrémités et la langue qui restait
blanche; elle éprouvait beaucoup d'oppression,
d'anxiété, s'agitait, se retournait souvent dans
son lit et se découvrait continuellement malgré
les observations qu'on lui adressait. Le pouls
était insensible.

Prescription : Bouteilles d'eau chaude aux
pieds, sinapismes très chauds aux mollets,
aux pieds, aux genoux et aux cuisses, successivement et une heure à chaque endroit ; tisane
d'eau de Seltz, coupée avec moitié d'eau sucrée ;
deux quarts de lavement d'eau de son avec
vingt-cinq gouttes de *laudanum de Rousseau*
dans chaque, pris à une heure de distance,
dix grains d'*oxide blanc de bismuth*, un par
heure, vingt sangsues au creux de l'estomac
et des cataplasmes de farine de lin sur les
piqûres.

Je revins à neuf heures et reconnus que

tous les symptômes énoncés persévéraient ; que de plus, il existait une cyanose complète de la face, des mains, des pieds et des ongles, avec perte entière de l'élasticité de la peau. Continuation des mêmes moyens, moins les sang-sues dont les piqûres coulaient encore. Je recommandai d'insister sur les sinapismes.

Vers quatre heures de l'après-midi, les vomissemens et les crampes avaient disparu, la diarrhée, le froid et la cyanose étaient diminués, l'agitation moins grande et la soif moins ardente. Continuation de là même tisane, des cataplasmes de farine de lin sur le ventre, des lavemens d'eau de son, avec cinq gouttes de *laudanum de Rousseau* seulement, des bouteilles et des sinapismes.

Le 17, au matin, la malade était mieux, le froid et la cyanose avaient disparu, ainsi que l'oppression ; l'agitation était bien moins grande, mais point de pouls ni d'urine. Même tisane, lavemens émolliens, cataplasmes de farine de lin sur le ventre, quelques sinapismes de temps à autre sur les extrémités inférieures, diète absolue.

Le 18, retour du pouls, chaleur complète par tout le corps, plus d'oppression. La malade se trouve assez bien. Diète absolue, même tisane, mêmes lavemens, mêmes cataplasmes sur le ventre.

Le 19, le mieux se soutient. Le 20, retour des urines. Mêmes prescriptions.

Le 21, la malade vomit de temps en temps des matières vertes, bilieuses et huileuses. Il survient des selles brunes, fétides, et la langue est rouge et sèche. Même tisane, lavemens d'eau de son et d'amidon, quinze sangsues sur le ventre, des cataplasmes de farine de lin sur les piqûres; diète sévère.

Le 22, vomissemens moins fréquens, même diarrhée, langue plus humide, mais rouge. Même médication, hoquet fréquent et très incommode, délire toute la nuit.

Le 23, encore les mêmes vomissemens et le hoquet. Large vésicatoire au creux de l'estomac. Mêmes prescriptions.

Le 24, cessation du hoquet et des vomissemens. Même prescription. Léger délire pendant la nuit.

Le 25, œil fixe, immobile, pouls petit, concentré et très fréquent, pupilles très contractées, face rouge animée, conjonctives injectées, forces musculaires anéanties, écoulement involontaire des urines, délire. Dix sangsues derrière les oreilles. Mêmes prescriptions.

Le 26, apparition de taches rouges autour des poignets, sans amendement dans les autres symptômes. Tisane de guimauve, bue chaude, lavemens émolliens, diète sévère.

Le 27, éruption rouge partout le corps, diète sévère, tisane émolliente, bue chaude. Le 28, les taches diminuent de rougeur, même état ; mêmes prescriptions.

Le 29, disparition des taches rouges, la peau devient d'un jaune foncé, délire. Mêmes prescriptions.

Le 30 , délire, abattement considérable. Larges vésicatoires aux mollets ; pour tisane, limonade sucrée ; diète absolue.

Le 31 , les vésicatoires ont bien pris, l'intelligence de la malade renaît. Elle regarde autour d'elle , reconnaît son monde. Mêmes prescriptions.

Le 1er août, on panse les vésicatoires avec la poirée et le beurre. Diète sévère ; tisane de fleurs de guimauve, adoucie avec du sirop de gomme.

Le 2 août, la demoiselle Crosnier va de mieux en mieux. On lui donne quelques cuillerées de bouillon coupé, puis on en augmente la quantité de jour en jour. La convalescence a été assez longue ; mais enfin le rétablissement n'a rien laissé à désirer.

54ᵉ obs. — *Choléra algide et cyanique.* (Mort.) — Le sieur Bouclet, marchand boucher, âgé d'environ 36 ans, d'une bonne constitution, logé sainement et proprement, rue des Arcis, 11, quartier bas et humide, était atteint de diarrhée depuis deux ou trois jours, avec malaises dans les membres, coliques et bouillonnemens dans le ventre. Il me fit mander le 17 juillet 1832, au soir ; je lui conseillai de poser douze sangsues à l'anus, de garder le repos au lit, d'observer une tisane d'eau de riz et de prendre des demi-lavemens d'eau de son, d'amidon et de tête de pavot. Il mit en usage cette médication le soir même et la nuit.

Le 18, vers cinq heures du matin, se trouvant bien, malgré ma défense et les prières de sa femme, il descendit couper sa viande et préparer son étal. Ce travail le fatigua beaucoup. Sa diarrhée, calmée pendant la nuit, revint à plusieurs reprises dans la matinée, et à huit heures il tomba faible, sans connaissance, au milieu de son étal, en vomissant abondamment. On le coucha de suite, et en moins d'une demi-heure il alla si souvent à la garde-robe et en vomissemens, qu'il n'était plus reconnaissable. Sa figure était toute décomposée, jaune olive, ses yeux caves et sa voix anéantie.

Des crampes vives arrivèrent presque aussitôt dans les mollets, et le froid à la figure et aux pieds. L'oppression était très grande ; les urines se supprimèrent ; la langue, blanche, devint froide, et l'air sortant de la poitrine était également froid.

De suite, on posa des bouteilles d'eau chaude aux pieds ; des sinapismes aux mollets, aux pieds, aux genoux et aux cuisses, une heure à chaque endroit ; quinze sangsues au creux de l'estomac et des cataplasmes de farine de lin sur les piqûres. On donna six grains *d'oxide blanc de bismuth,* un par heure, deux quarts de lavement d'eau de son avec vingt-cinq gouttes de *laudanum de Rousseau* dans chaque, à une heure de distance ; pour boisson, de l'eau sucrée, froide, coupée avec moitié d'eau de Seltz, et de temps à autre, quelques petits morceaux de glace dans la bouche. Vers midi, la cyanose arriva ainsi que la perte de l'élasticité de lapeau.

Dans l'après-midi, les vomissemens et la diarrhée cessèrent, mais les autres symptômes cholériques restèrent. Pendant la nuit, je fis con-

tinuer les sinapismes avec beaucoup d'opiniâtreté.

Le 19, à une heure du matin, la chaleur reparut, l'oppression diminua, la cyanose s'effaça. Le malade se trouvait beaucoup mieux :
il n'avait ni diarrhée, ni vomissemens. Pendant toute la journée, on continua la tisane
d'eau sucrée, coupée avec de l'eau de Seltz,
boisson que le malade buvait avec plaisir, et de
temps à autre, on posa quelques sinapismes.
Le soir, on sentait un peu le pouls et je conçus
l'espoir de sauver le malade, le mieux s'étant
soutenu jusqu'au 20, à deux heures du matin,
quand tout à coup le froid revint, ainsi que la
cyanose et l'étouffement. La voix ne pouvait
plus être entendue; le malade s'agitait, ne voulait plus rester en place, et son intelligence,
restée bonne jusque-là, s'engourdit, et le sieur
Bouclet mourut, comme asphyxié, à 5 heures
du matin.

55e OBS. — *Choléra algide et cyanique,
suivi de fièvre typhoïde.* (Mort.) — La dame
Porteblé, âgée de 58 ans, d'une forte constitution, logée dans une chambre étroite, dans
un quartier bas et humide, rue de Marivaux,
21, prise de coliques et de bouillonnemens

dans le ventre, avec malaises des membres, n'y fit que peu d'attention, lorsque, le 18 juillet 1832, elle vit sa diarrhée augmenter, devenir liquide, blanche comme de l'eau de riz et remplie de pellicules de même couleur, puis, survenir des vomissemens fréquens de même nature et des crampes dans les mollets et les mains.

En peu d'instans, les urines se supprimèrent, la face se décomposa, les yeux se cavèrent promptement, les pieds, les mains et la face devinrent comme marbrés, froids, ainsi que la langue qui resta blanche. La voix s'altéra profondément, le pouls cessa de battre, l'oppression devint extrême. La cyanose s'empara des pieds, des mains et des ongles, la peau perdit son élasticité, et la poitrine ne renvoyait plus qu'un air froid.

Prescription: Deux quarts de lavement d'eau de son avec vingt-cinq gouttes de *laudanum de Rousseau* dans chaque, et à une heure de distance, sinapismes très chauds aux mollets, aux pieds, aux genoux et aux cuisses, successivement et une heure à chaque place, quinze sangsues au creux de l'estomac et des cataplasmes de farine de lin sur les piqûres, six grains d'*oxide blanc de bismuth*, un par heure, bouteilles d'eau chaude aux pieds et sous les mains, tisane d'eau sucrée à la glace, coupée avec moitié d'eau de Seltz. On mit tous ces moyens en usage pendant la nuit.

Le 19, les vomissemens étaient supprimés, la diarrhée diminuée et le froid des extrémités moins grand. Persévérance des autres symptômes cholériques, agitation extrême, la malade ne peut rester en place. Continuation des sinapismes aux extrémités inférieures, la même boisson, des cataplasmes de farine de lin sur le ventre, des lavemens légèrement opiacés et la diète.

Le 20, la chaleur est revenue, la cyanose et l'oppression disparues, la face est moins altérée, la voix meilleure, mais le pouls est encore insensible. Mêmes prescriptions que la veille.

Le 21, il y a beaucoup de mieux : le pouls est rétabli, l'agitation n'existe plus. Mêmes prescriptions, excepté les sinapismes.

Le 22, la nuit a été assez bonne, les urines sont revenues. Mêmes prescriptions.

Le 23, la malade est absorbée, sa figure est rouge et animée, son pouls fréquent et petit. Elle est couchée sur le dos, dans un état de prostration extrême; ses yeux sont rouges, fixes, immobiles, et ses pupilles fortement contractées. Elle répond avec lenteur aux questions qu'on lui adresse ; sa langue est rouge à sa pointe. *Prescription* : Six sangsues derrière chaque oreille, tisane de fleurs de guimauve, lavemens émolliens.

Le 24, l'état de la malade est encore plus grave. L'assoupissement est plus profond, elle urine involontairement sous elle. Une éruption rouge commence à paraître autour des poignets. Même tisane, bue chaude, diète sévère.

Le 25, l'éruption rouge a gagné tout le corps, la congestion cérébrale est plus forte. Il y a beaucoup de délire. Larges vésicatoires aux mollets. Mêmes prescriptions.

Le 26, les vésicatoires ont pris convenablement. L'éruption rouge a disparu, la peau est devenue toute jaune. Il survient une diarrhée brune très fétide ; la malade s'affaisse, ses traits se décomposent, l'intelligence est tout à fait détruite, et le 27, sur les cinq heures du matin, la dame Porteblé cessa d'exister.

56ᵉ OBS. — *Choléra algide et cyanique.* (Guérison.) — La dame Baillé, âgée de 24 ans, d'une bonne constitution, couturière,

logée dans une chambre étroite, peu aérée,
dans un quartier bas et humide, rue Courtalon,
2, prise de diarrhée depuis deux jours avec
coliques et bouillonnemens dans le ventre,
fut, le 19 juillet 1832, atteinte de vomissemens fréquens, de matières liquides, blanchâtres. Lorsque j'arrivai auprès d'elle, elle
allait continuellement du haut et du bas ; elle
éprouvait des crampes vives dans les mollets
et les mains, sa figure était décomposée, ses
yeux caves. Un froid de glace s'était emparé de
la face, des pieds, des mains et de la langue
dont la couleur restait blanche ; elle n'urinait
plus, ne se faisait entendre qu'avec peine, tant
sa voix était faible ; éprouvait une grande oppression, et son pouls ne battait plus. Déjà la
cyanose commencait à s'emparer des extrémités,
l'agitation était très grande et la peau perdait
son élasticité.

Prescription : Bouteilles d'eau chaude aux
pieds, sinapismes très chauds aux mollets,
aux pieds, aux genoux et aux cuisses, successivement et une heure à chaque endroit. Deux
quarts de lavement d'eau de son, avec quinze
gouttes de *laudanum de Rousseau* dans chaque,
à une heure de distance ; douze sangsues au
creux de l'estomac, des cataplasmes de farine

de lin sur les piqûres, tisane d'eau sucrée, froide, avec moitié d'eau de Seltz, et six grains d'*oxide blanc de bismuth*, un par heure.

Le 20, les vomissemens, la diarrhée et les crampes ont disparu, l'oppression est moins grande; la cyanose effacée, et la chaleur commence à renaître. *Prescription* : Même tisane, diète absolue, lavemens d'eau de son, cataplasmes de farine de lin sur le ventre, sinapismes aux extrémités, répétés de temps à autre.

Le 21, rétablissement de la chaleur et du pouls, qui commence à battre, quoique faiblement. Mieux bien prononcé. Mêmes prescriptions, excepté les sinapismes.

Le 22, rétablissement des urines. Tous les symptômes cholériques ont disparu. Mêmes prescriptions, continuées le 23 et le 24.

Le 25, il revient un peu de diarrhée brune. Lavement d'eau de son, de têtes de pavot et d'amidon. Mêmes prescriptions.

Le 26, cessation de la diarrhée. Mêmes prescriptions.

Le 27, la malade réclame un peu de nourriture. Je lui fis donner quelques cuillerées de bouillon coupé qui passa bien. On augmenta la nourriture de jour en jour, et au bout de trois semaines, la dame Baillé fut complétement rétablie.

57e OBS. — *Choléra algide et cyanique.* (Mort.) — La dame Lamarre, âgée de 72 ans, d'une forte constitution, sans état, logée dans une chambre peu aérée, dans un quartier bas et humide, rue de la Tannerie, 4, atteinte, le 19 juillet 1832, de diarrhée avec coliques et malaises dans les membres, vit, le 20, sa diarrhée augmenter, après avoir mangé, puis survenir des vomissemens fréquens, d'abord, de matières alimentaires, ensuite liquides, blanchâtres comme de l'eau de riz, et des crampes très vives dans les mollets. Les urines s'arrêtèrent, le pouls cessa de battre et sa voix s'éteignit.

Lorsque j'arrivai auprès d'elle, sa figure était horriblement décomposée, ses yeux caves, la face et les extrémités refroidies, ainsi que la langue dont la couleur restait blanche.

L'oppression était extrême, l'air qui sortait de sa poitrine, froid, la peau sans élasticité, et les pieds, les mains, la figure et les ongles d'un bleu violet. *Prescription :* Bouteilles d'eau chaude aux pieds, sinapismes aux mollets, aux pieds, aux genoux et aux cuisses, successivement et une heure à chaque place. Tisane, eau sucrée froide à la glace avec eau de Seltz, six grains d'*oxide blanc de bismuth*, un par heure, deux quarts de lavement d'eau de son avec vingt-cinq gouttes de *laudanum de Rousseau*, à une heure de distance, vingt sangsues au creux de l'estomac et des cataplasmes de farine de lin sur les piqûres. On continua tous ces moyens pendant le soir et toute la nuit sans aucun amendement et la malade expira, comme asphyxiée, vers cinq heures du matin.

58ᵉ OBS. — *Choléra algide et cyanique.* (Guérison.) — Le sieur Fialon, âgé de 50 ans, d'une forte constitution, maître maçon, logé sainement dans une chambre grande et aérée, mais dans un quartier bas et humide, Marché-Saint-Jacques, fut, dans la journée du 21 juillet 1832, pris de diarrhée à son travail, qu'il continua. La diarrhée devint plus fréquente, et malgré cela il prit des alimens et revint le soir chez lui, très fatigué et abattu ; puis, il lui survint des vomissemens et des crampes dans les mollets. Lorsque j'arrivai, je le trouvai allant continuellement du haut et du bas, sans pouls, la voix éteinte, les urines supprimées, la peau sans élasticité, éprouvant

(342)

une grande gêne de poitrine. Ses yeux étaient caves, sa figure décomposée et froide, ainsi que les extrémités et la langue dont la couleur était blanche. La cyanose commençait à s'emparer des extrémités de la face.

Je lui fis mettre promptement des bouteilles d'eau chaude aux pieds, des sinapismes très chauds aux mollets, aux pieds, aux genoux et aux cuisses, successivement et une heure à chaque endroit; donner six grains d'*oxide blanc de bismuth*, un par heure, un quart de lavement d'eau de son avec vingt-cinq gouttes de *laudanum de Rousseau*, pour tisane, de l'eau sucrée froide, coupée avec moité d'eau de Seltz; poser quinze sangsues au creux de l'estomac et des cataplasmes de farine de lin sur les piqûres. On mit tous ces moyens en usage toute la nuit, et sur ma recommandation, on insista fortement sur les sinapismes.

Le 22, les vomissemens, les crampes et la diarrhée étaient complétement supprimés, la chaleur était revenue, il n'y avait plus de cyanose ni d'oppression, la figure du malade n'était plus reconnaissable, tant il allait mieux. *Prescription :* Cataplasmes de farine de lin sur le ventre, lavemens émolliens, même tisane, mais quelques sinapismes de temps à autre. Diète sévère.

Le 23, le pouls est bien rétabli, le malade se trouve on ne peut mieux. Mêmes prescriptions, moins les sinapismes.

Le 24, retour des urines. Le 25 et le 26, je tins le malade à la diète et aux mêmes médicamens, puis je lui fis accorder un peu de bouillon. Chaque jour, la nourriture fut augmentée, et le sieur Fialon s'est très bien rétabli, quoique lentement.

59ᵉ OBS. — *Choléra algide et cyanique, suivi de fièvre typhoïde.* (Guérison.) — La demoiselle Massié, âgée de 28 ans, blanchisseuse, d'une faible constitution, logée dans une chambre très étroite, dans un quartier bas et humide, mal aéré, rue Geoffroy-Langevin, 23, fut prise de diarrhée avec coliques et bouillonnemens dans le ventre, le 19 juillet 1832; elle continua le 20; mais la malade n'y opposa aucun médicament et travailla comme d'habitude. Le 21, la diarrhée augmenta considérablement, devint liquide, blanche et chargée de pellicules blanchâtres. Bientôt après, il survint des vomissemens de même nature et des crampes dans les mollets, les mains et les avant-bras.

Lorsque j'arrivai auprès de la malade, sur les onze heures du matin, voici dans quel état elle était : vomissemens fréquens, selles involontaires, de nature ci-dessus indiquée, crampes vives, horrible décomposition de la figure, excavation profonde des orbites, peau de la face jaune et terreuse, refroidissement des pieds, des mains, de la figure et de la langue qui restait blanche, suppression des urines, absence complète du pouls, altération profonde de la voix, oppression très grande, cyanose des pieds, des mains et des ongles, perte de l'élasticité de la peau, air expiré froid.

Prescription : Deux quarts de lavement d'eau de son avec vingt-cinq gouttes de *laudanum de Rousseau* dans chaque et à une heure de distance, six grains d'*oxide blanc de bismuth*, un par heure, bouteilles d'eau chaude aux pieds; sinapismes très chauds aux mollets, aux pieds, aux genoux et aux cuisses, successivement et une heure à chaque place, avec ordre exprès de les renouveler ensuite, en commençant par le lieu où ils avaient d'abord été posés; quinze sangsues au creux de l'estomac et des cataplasmes de farine de lin sur les piqûres; tisane d'eau sucrée à la glace, coupée avec de l'eau de Seltz.

Le soir, à huit heures, cessation des vomissemens, continuation de la diarrhée et de tous les autres symptômes. La malade est très agitée, on ne peut la tenir en place par la raison ; on est forcé de l'y maintenir; l'intelligence est très engourdie. La malade paraît peu reconnaître les personnes qui l'environnent. Continuation des mêmes prescriptions pendant toute la nuit, moins l'oxide blanc de bismuth et les sinapismes, seulement un quart de lavement avec quinze gouttes de *laudanum de Rousseau*. Je laissai la malade, sans l'espoir de la retrouver en vie le lendemain.

Le 22, au matin, elle vivait encore. Son état s'était un peu amélioré, les vomissemens n'avaient pas reparu et la diarrhée était presque arrêtée. Les autres symptômes continuaient toujours ; mais je crus m'apercevoir qu'ils avaient moins de violence; que la respiration était moins opprimée. Cette persévérante lutte de la vie avec la mort et cette prolongation me donnèrent quelques lueurs d'espérance. Continuation des mêmes moyens et surtout des sinapismes que je recommandai avec beaucoup d'instance. Vers les huit heures du soir, la cyanose des extrémités diminua, la figure reprit un peu d'action, la chaleur commençait à se faire sentir à la face et aux extrémités, mais pas encore de pouls. Mêmes prescriptions pendant la nuit.

Le 23, rétablissement complet de la chaleur, disparition de la cyanose et de la perte de l'élasticité de la peau, respiration beaucoup plus libre; le pouls commence à se faire sentir, mais encore très faiblement. *Prescription :* Cataplasmes de farine de lin sur le ventre, lavemens d'eau de son et d'amidon, parcequ'il revenait encore de la diarrhée de temps en temps, même tisane d'eau de Seltz, coupée avec de l'eau sucrée, plus de glace dans la boisson, diète sévère.

Le 24, la malade est beaucoup mieux, son intelligence est bonne, elle sent qu'elle va bien, que sa vie est hors de danger. Elle n'a plus cet abattement qui ressemble à de la stupidité; son pouls est plus développé. Mêmes prescriptions que la veille.

Le 25, la demoiselle Massié est couverte d'une sueur chaude abondante. Mêmes prescriptions. Le soir, retour volontaire des urines. Mêmes prescriptions. Cette amélioration continua le 26 et le 27. Les mollets se couvrent de phlyctènes, et sous l'épiderme déchiré, on aperçoit des plaques blanches et grisâtres comme si la peau était frappée de gangrène. En effet, plus tard il se détacha des mollets des portions de peau scarifiée qui laissèrent des plaies dont la cicatrisation fut très longue.

Le 28, l'état de la malade n'était pas aussi bon, ses yeux étaient fixes et immobiles, ses pupilles contractées, son intelligence obtuse, elle ne s'occupait plus de ce qui se passait autour d'elle. La face était rouge, animée, et les urines coulaient involontairement sous elle. *Préscription :* Douze sangsues derrière les oreilles, larges vésicatoires aux mollets, diète sévère, tisane de fleurs de guimauve, bue chaude, et lavemens d'eau de son.

Le 29, les vésicatoires ont bien pris et par leur présence déterminèrent plus promptement la chute des petites escarres dont j'ai parlé plus haut. On pansa avec de la poirée et du beurre. Mêmes prescriptions que la veille.

Le 30, vomissemens verdâtres, éruption de taches rouges autour des poignets, puis successivement à la face, à la poitrine et par tout le corps. Mêmes prescriptions jusqu'au lendemain. Cette éruption persévère le 30, le 31 et le 1er août. Dès lors, elle s'effaça et disparut

complétement le 2 et laissa toute la surface
du corps fortement colorée en jaune. Je tins
encore la malade à la diète, à la tisane émolliente, aux lavemens d'eau de son, les 3, 4, 5
et 6 août. Puis, je lui fis donner quelques cuillerées de bouillon de poulet qui passa difficilement, ensuite du bouillon de bœuf, coupé
avec celui de poulet, dont, chaque jour,
j'augmentai peu à peu la dose. La demoiselle
Massié a fini par se rétablir, mais après une
très longue convalescence, parceque l'estomac
eut, pendant au moins deux mois, beaucoup
de peine à digérer.

60ᵉ ᴏʙs. — *Choléra algide et cyanique.* (Guérison.) — La dame Lelièvre, âgée de 77 ans,
d'une forte constitution, habituée au travail
des champs, arrivée depuis quelques jours à
Paris pour voir son fils malade, et logée dans une
chambre étroite, peu aérée, dans un quartier
bas et humide, rue Saint-Jacques-la-Boucherie,
54, fut prise de diarrhée, le 1ᵉʳ août 1832, avec
coliques et bouillonnemens dans le ventre.
Elle mangea et n'opposa rien à son mal. Le 2, il
survint des vomissemens très fréquens de matières liquides, blanchâtres, et des crampes
dans les mollets et les mains. La face se dé-

(349)

composa, les yeux se cavèrent, les urines et le pouls s'arrêtèrent, la voix s'éteignit, le froid et la cyanose s'emparèrent des mains, des pieds, des ongles et de la face; la langue, de couleur blanche, devint également froide, la peau perdit toute son élasticité, l'oppression était très grande.

Prescription : Bouteilles d'eau chaude aux pieds, sinapismes très chauds aux mollets, aux pieds, aux genoux et aux cuisses, successivement et une heure à chaque endroit. Deux quarts de lavement d'eau de son avec vingt-cinq gouttes de *laudanum de Rousseau* dans chaque, douze sangsues au creux de l'estomac, six grains d'*oxide blanc de bismuth*, un par heure; pour tisane, eau sucrée froide à la glace avec de l'eau de Seltz. On mit ces moyens en usage toute la journée. Le soir, les vomissemens et les crampes avaient disparu, mais les autres symptômes persévéraient. Pendant la nuit, on donna encore un quart de lavement avec quinze gouttes de *laudanum*; on continua les sinapismes avec beaucoup d'opiniâtreté et le 3, au matin, la chaleur commença à renaître, la cyanose à s'en aller, ainsi que l'oppression; la figure était moins décomposée, mais pas encore de pouls. Mêmes prescriptions, excepté l'oxide blanc de bismuth. Des lavemens d'eau de son sans opium.

Le 4, la chaleur est bien rétablie ; la cyanose n'existe plus ; le pouls commence à se faire sentir. *Prescription :* Même tisane, lavemens émolliens, cataplasmes de farine de lin sur le ventre, encore quelques sinapismes de temps à autre, pour soutenir la chaleur.

Le 5, le pouls est bien rétabli , la respiration libre, et les urines commencent à couler. La malade est beaucoup mieux. *Prescription :* Même tisane, lavemens émolliens, cataplasmes de farine de lin sur le ventre, diète absolue. Le mieux continue ; même régime les 6, 7 et 8.

Le 9, on accorde à la malade un peu de bouillon coupé. De jour en jour, la nourriture fut augmentée et la dame Lelièvre s'est parfaitement rétablie, en retournant à la campagne, dans son pays habituel.

61ᵉ ᴏʙꜱ. — *Choléra algide et cyanique.* (Guérison.)—La demoiselle Berger, âgée de 19 ans, d'une bonne constitution, modiste, arrivée de Tours à Paris depuis huit jours, et logée chez ses parens, dans une chambre étroite et peu aérée, dans un quartier bas, humide et malsain, rue de la Savonnerie, 16 , fut prise de diarrhée avec coliques et bouillonnemens dans le ventre, le 13 août 1832. Ces accidens continuèrent le 14, sans qu'on y opposât le moindre remède ; le 15, les selles devinrent plus abondantes, liquides et blanches.

Bientôt il survint des vomissemens de même nature, puis des crampes dans les mollets et les avant-bras. Lorsque j'arrivai auprès de la malade, elle poussait des gémissemens sourds, se tordait dans son lit, allait du haut et du bas très fréquemment. Les urines étaient supprimées, la voix très faible ; la face, les pieds et les mains, froids, ainsi que la langue dont la couleur restait blanche. Le pouls ne battait plus ; l'oppression était très grande ; la figure décomposée et les yeux enfoncés dans les orbites.

Prescription : Bouteilles d'eau chaude aux pieds ; sinapismes bien chauds aux mollets, aux genoux et aux cuisses, successivement et une heure à chaque place ; quinze sangsues au creux de l'estomac et des cataplasmes de farine de lin sur les piqûres ; deux quarts de lavement d'eau de son avec vingt gouttes de *laudanum de Rousseau*, à une heure de distance, et six grains d'*oxide blanc de bismuth*, un par heure, dans une cuillerée de tisane sucrée, eau de Seltz, coupée avec de l'eau sucrée à la glace, pour boisson.

Dans l'après-midi, lorsque je revins, la malade était très agitée, se tourmentait, se remuait continuellement dans son lit. Tous les symptômes cholériques continuaient, et en sus, la cyanose s'était emparée de la face, des pieds, des mains et des ongles, et la peau avait perdu son élasticité. Continuation des mêmes moyens et surtout des sinapismes bien chauds sur lesquels j'insistai fortement pour la nuit.

Le 16, au matin, la chaleur est rétablie partout le corps; la cyanose n'existe plus; il y a moins d'oppression. Les vomissemens et les crampes ont cessé pendant la nuit, mais le pouls est encore absent. Même tisane, diète sévère, cataplasmes de farine de lin sur le ventre, lavemens d'eau de son et d'amidon, sinapismes aux extrémités inférieures, répétés de temps à autre.

Le 17, le pouls et la chaleur sont bien rétablis; il n'y a plus d'oppression; la figure de la malade est moins fatiguée; les mollets se couvrent de phlyctènes. Mêmes prescriptions, excepté les sinapismes.

Le 18, la peau des mollets paraît cautérisée en quelques endroits, et plus tard, il tomba des lambeaux de peau scarifiée.

Je fis panser les plaies avec du cérat. Elles

furent bien long-temps à se cicatriser. Le soir,
les urines reparurent. Mêmes prescriptions. Le
19, le 20, le 21 et le 22, l'état de la malade alla
de mieux en mieux. Je la tins au même régime
et à la même médication.

Le 23, je lui fis donner quelques cuillerées
de bouillon coupé, et j'en augmentai de jour
en jour la quantité. La demoiselle Berger s'est
très bien rétablie, mais ses digestions furent
difficiles pendant au moins six semaines à deux
mois.

62ᵉ OBS. — *Choléra algide et cyanique, suivi
de fièvre typhoïde.* (Mort.) — La dame Bouraine, âgée de 60 ans, d'une bonne constitution, sans état, logée rue de la Tixeranderie,
61, quartier bas et humide, dans une chambre
étroite, mais bien aérée, fut prise, vers le 21
août 1832, de diarrhée ressemblant àdes râclures de boyaux, et de coliques et bouillonnemens dans le ventre, avec lassitude dans les
membres. Le 22, au soir, je fus appelé; il
n'existait pas d'autres symptômes de la maladie,
que ceux énoncés plus haut ; mais la face était
altérée, et la nature des selles me faisait craindre une attaque de choléra. J'ordonnai douze
sangsues sur le bas-ventre et des cataplasmes

23

de farine de lin sur les piqûres ; un quart de lavement d'eau de son avec quinze gouttes de *laudanum de Rousseau ;* le repos absolu ; de l'eau de riz très légère pour tisane. On ne mit pas les sangsues ; on ne donna pas les lavemens opiacés ; on se contenta seulement de faire boire de la tisane prescrite.

Le 23, à deux heures du matin, on vint me chercher. Je trouvai la malade dans un état déplorable. Des selles, liquides comme de l'eau de riz, coulaient abondamment et involontairement; des vomissemens de matières blanchâtres, aqueuses, rejetées avec efforts, étaient souvent répétés ; les mollets torturés par des crampes très douloureuses ; la face profondément altérée. Les yeux étaient caves, la voix éteinte, la peau livide, la langue froide et blanche, les urines supprimées, le pouls insensible, la peau sans élasticité, la figure, les pieds et les mains d'un froid de glace et cyanosés ainsi que les ongles, et l'oppression précordiale extrême.

Je fis donner, de suite, un quart de lavement d'eau de son avec quinze gouttes de *laudanum de Rousseau,* poser quinze sangsues au creux de l'estomac et des cataplasmes de farine de lin sur les piqûres, donner six grains d'*oxide blanc de bismuth,* un par heure, une tisane d'eau sucrée, froide, coupée avec moitié d'eau de Seltz, poser des sinapismes aux mollets, aux pieds, aux genoux et aux cuisses, successivement et une heure à chaque endroit, et des bouteilles d'eau chaude aux pieds.

Sur les 7 heures du matin, les vomissemens, la diarrhée et les crampes étaient arrêtés, mais les autres symptômes cholériques persévérèrent. On continua les sinapismes, les cataplasmes de farine de lin, bien chauds, sur le ventre, jour et nuit, la même tisane, mais à la glace, que le malade buvait avec beaucoup de plaisir.

Le 24, au matin, l'oppression était diminuée, la cyanose avait disparu, mais le froid et l'absence du pouls existaient toujours. Même tisane, lavemens émolliens, cataplasmes sur le ventre.

Le 25, de bonne heure, rétablissement de la chaleur et du pouls. La malade se trouve beaucoup mieux; elle est contente et espère sa guérison. Même tisane, sans glace, mêmes lavemens, mêmes cataplasmes sur le ventre, le 26. Le 27, retour des urines. Le 28, l'état de la malade va en s'améliorant. Mêmes prescriptions que le 25 et diète sévère. Le 29, on accorde quelques cuillerées de bouillon coupé qui passe bien. Mêmes prescriptions. Le 30, l'état de la malade n'est pas aussi satisfaisant, l'intelligence

s'engourdit, les yeux deviennent fixes, les pupilles se contractent, les conjonctives s'injec-
tent en rouge violet, la figure devient rouge,
les forces s'anéantissent. La malade répond avec
peine aux questions qu'on lui adresse ; vomissemens de matières verdâtres, trois ou quatre fois
dans la journée. Les urines coulent involontairement sous la malade, par régurgitation,
quand on ne vide pas la vessie par la sonde.
Douze sangsues derrière les oreilles, larges vésicatoires aux mollets, même tisane, cataplasmes sur le ventre, diète absolue.

Le 31, les vésicatoires ont pris comme il
faut, les sangsues ont un peu dégagé la tête,
l'intelligence est meilleure, même tisane, diète
sévère.

Le 1er septembre, il paraît des taches rouges
autour des poignets. Tisane de fleurs de guimauve bue chaude, diète sévère, pansement
des vésicatoires avec la poirée et le beurre.

Le 2, les taches rouges ont envahi la figure,
la poitrine et tout le reste du corps. Mêmes
prescriptions.

Le 3, elles s'affaissent, mêmes prescriptions,
délire assoupissant.

Le 4, il n'existe plus de taches rouges, la
peau est jaune par tout le corps, l'affaissement

et l'assoupissement sont considérables, on ne peut plus se faire comprendre de la malade ; elle est étrangère à tout ce qui se passe autour d'elle, sa figure s'affaisse, et elle succombe dans la nuit du 4 au 5.

63e OBS. — *Choléra algide et cyanique, suivi de fièvre typhoïde, sans éruption.* (Guérison.) — La dame Simon, âgée de 40 ans, d'une bonne constitution, accouchée depuis 15 jours et nourrice depuis ce temps, logée sainement, dans une chambre spacieuse et bien aérée, rue des Arcis, 25, quartier bas et humide, fut, le 27 août, prise de diarrhée avec coliques et bouillonnemens dans le ventre. Lorsque j'arrivai auprès d'elle, le 28 août 1832, elle vomissait et allait du bas très fréquemment ; les matières rendues étaient liquides, blanchâtres, semblables à de l'eau de riz, chargées de pellicules blanches ; sa figure était très décomposée, ses yeux enfoncés dans les orbites. Des crampes vives lui torturaient les mollets, elle n'urinait plus, le pouls était presque insensible, la voix éteinte, la face, les mains et les pieds froids, ainsi que la langue dont la couleur restait blanche. La malade éprouvait beaucoup d'oppression, ses seins étaient flasques et ne contenaient plus de lait. Suppression des lochies.

Prescription : Cessation de l'allaitement, bouteilles d'eau chaude aux pieds, deux quarts de lavement d'eau de son avec vingt-cinq gouttes de *laudanum de Rousseau* dans chaque et pris à une heure de distance, six grains d'*oxide blanc de bismuth*, un par heure, quinze sangsues au creux de l'estomac et des cataplasmes de farine de lin sur les piqûres, sinapismes très chauds aux mollets, aux pieds, aux genoux et aux cuisses, successivement et une heure à chaque endroit, tisane d'eau de Seltz, coupée avec moitié d'eau sucrée. (Il était neuf heures du matin lors de ma première visite.) Je revins vers trois heures de l'après-midi ; les vomissemens et la diarrhée ainsi que les crampes étaient supprimés ; mais les autres symptômes cholériques continuaient, et en outre il était survenu une grande agitation, la cyanose s'était emparée de la face, des pieds, des mains et des ongles, et la peau avait perdu toute son élasticité. Continuation des mêmes médicamens, excepté de l'oxide blanc de bismuth, des lavemens opiacés et des sangsues. Je fis insister fortement sur l'application continuellement renouvelée des sinapismes.

Le 29, la malade était mieux, la cyanose avait disparu, l'étouffement était moindre, la peau commençait à reprendre son élasticité et la chaleur à se faire sentir. Pendant la nuit, il était bien revenu quelques selles, mais peu fréquentes. *Prescription* : Lavemens d'eau de son et d'amidon, même tisane, cataplasmes de farine de lin sur le ventre, sinapismes renouvelés encore de temps à autre sur les extrémités inférieures, diète sévère.

Le 30, la chaleur est revenue par tout le corps, le pouls commence à se faire sentir, quoique faiblement, il n'y a presque plus d'oppression, mais la diarrhée, bien diminuée, continue cependant. Mêmes prescriptions.

Le 31, l'état de la malade va en s'améliorant, plus de diarrhée. Mêmes prescriptions. Le soir, retour des urines.

Le 1er septembre, continuation du mieux, les seins se gonflent, la fièvre de lait se déclare. Tisane de fleurs de guimauve, bue chaude. La fièvre parcourt ses périodes habituelles.

Le 2, la malade est très bien. Mêmes prescriptions, diète sévère. Le 3, même état, mêmes prescriptions. J'espérais que la dame Simon allait franchement entrer en convalescence; mais le 4, elle tomba dans une grande prostration, ses yeux devinrent fixes et les pupilles immobiles et fortement contractées, la face rouge, animée, l'intelligence s'engourdit. Elle n'urinait plus que sous elle et involontairement. *Prescription :* Douze sangsues derrière les oreilles, diète sévère, même tisane, mêmes lavemens et cataplasmes.

Le 5, la malade est à peu près dans le même état, seulement, l'intelligence paraît un peu moins engourdie. Larges vésicatoires aux mollets, mêmes prescriptions que la veille, excepté les sangsues.

Le 6, l'intelligence est encore meilleure. Il n'y a pas d'éruption cutanée, mais la peau est d'un jaune foncé par tout le corps. Les vésicatoires ont bien pris, ils sont pansés avec de la poirée et du beurre. De ce moment, la malade alla de mieux en mieux. Je la tins encore à la diète, les 7, 8 et 9 ; puis, lui fis donner quelques cuillerées de bouillon coupé. De jour en jour la nourriture fut augmentée et la dame Simon s'est parfaitement rétablie, mais après une convalescence d'au moins un mois, l'estomac n'ayant repris que très lentement ses fonctions digestives.

64ᵉ ᴏʙs. — *Choléra algide et cyanique.*
(Mort.) — Le sieur Coteret, âgé de 73 ans,
concierge du Marché Saint-Jacques, d'une
faible constitution, logé dans une chambre très
étroite, au rez–de-chaussée, dans un quartier
bas et humide, éprouvait depuis plusieurs jours
de la diarrhée, lorsque, le 4 septembre 1832,
ses garderobes augmentèrent considérablement, devinrent blanches et aqueuses. Bientôt
après, il survint des crampes dans les mollets,
les urines se supprimèrent, le pouls cessa de
battre; il survint beaucoup d'oppression, la
voix s'éteignit, et en peu de temps la figure,
la langue et les extrémités se refroidirent complétement, mais il n'y eut point de vomissemens; perte d'élasticité de la peau.

Prescription : Un quart de lavement d'eau
de son matin et soir, avec vingt-cinq gouttes
de *laudanum de Rousseau*; pour tisane, eau
sucrée, froide, avec eau de Seltz; bouteilles
d'eau chaude aux pieds, sinapismes très chauds
aux mollets, aux pieds, aux genoux et aux
cuisses, une heure à chaque endroit.

Le 5, continuation des mêmes symptômes
cholériques et, en outre, apparition de la
cyanose à la face, qui se décomposa horriblement, aux extrémités et aux ongles. Continua-

tion des mêmes moyens pendant tout le jour et la nuit, et surtout des sinapismes. L'intelligence du malade, qui était toujours restée bonne, s'engourdit peu après minuit, et le 6, vers six heures du matin, le malade succomba, comme asphyxié, sans avoir éprouvé un seul vomissement.

65ᵉ ᴏʙs. — *Choléra algide et cyanique.* (Guérison.) — La demoiselle Touilleau, âgée de 9 ans, d'une faible constitution, logée dans une chambre étroite, sans air, dans un quartier bas et humide et mal aéré, rue Saint-Jacques-la-Boucherie, impasse du Chat-Blanc, arrivée depuis peu de la province (Vendôme), fut prise de diarrhée abondante, liquide, blanchâtre comme de l'eau de riz et chargée de pellicules de même couleur.

Comme on ne parlait plus de choléra, ses parens y firent peu d'attention, lorsque, le 20 décembre, cette diarrhée augmenta d'une manière étonnante ; l'enfant perdit ses forces, s'alita. Puis, dans la soirée, il survint des vomissemens liquides, albumineux, et des crampes dans les mollets. On vint me chercher, et lorsque j'arrivai auprès de cette jeune fille, elle était dans un état déplorable. Sa figure,

ses extrémités et ses ongles étaient d'un bleu
violet et étaient froids, ainsi que la langue qui
restait blanche. L'air qui sortait de sa poitrine
était également froid. Elle n'urinait plus, respirait avec beaucoup de peine, son pouls
était éteint, sa peau n'avait plus d'élasticité,
sa face était horriblement décomposée, ses
yeux caves, et sa voix éteinte.

Prescription : Bouteilles d'eau chaude aux
pieds, six grains d'*oxide blanc de bismuth,*
un par heure, un quart de lavement d'eau de
son avec quinze gouttes de *laudanum de Rousseau,* sinapismes très chauds aux mollets, aux
pieds, aux genoux et aux cuisses, successivement, et une heure à chaque endroit, tisane
de fleurs de guimauve, sucrée et bue chaude,
huit sangsues au creux de l'estomac et des cataplasmes de farine de lin sur les piqûres.

Le 21, au matin, cessation des vomissemens
et des crampes, diminution bien notable de la
diarrhée et de la cyanose et moins d'oppression. Continuation de la diète, de la même
tisane, des lavemens avec quelques gouttes de
laudanum, des cataplasmes de farine de lin
sur le ventre et des sinapismes.

Le 22, la petite malade est mieux, la cyanose
et la diarrhée sont complétement disparues, la

chaleur est rétablie par tout le corps, la face est moins décomposée, et le pouls commence à se faire sentir, quoique très faiblement. Mêmes prescriptions, excepté les lavemens opiacés. Retour des urines.

Le 23, le pouls est bien rétabli, le mieux continue à se prononcer franchement. Mêmes prescriptions, moins les sinapismes. La malade va de mieux en mieux. Je la conservai à la diète et à la même médication, les 24, 25 et 26, puis, je lui fis prendre quelques cuillerées de bouillon de bœuf, coupé avec moitié d'eau, une toutes les heures; il passa bien. J'en fis augmenter tous les jours la quantité, mais avec beaucoup de ménagement, et la convalescence, quoique longue, a conduit la jeune Touilleau à un entier rétablissement.

66ᵉ obs. — *Choléra algide et cyanique.* (Mort.) — Le sieur Lacombe fils, âgé de 19 ans, d'une bonne constitution, charbonnier, logé dans une chambre étroite, peu aérée, dans un quartier bas et humide, malsain, rue de la Vieille-Tannerie, 2, fut pris, dans la journée du 25 décembre 1832, de diarrhée. Il continua son travail, à manger et à boire du vin.

Le soir, vers cinq heures, il rentra chez ses

parens, très fatigué et glacé de froid. Il monta
à sa chambre et se coucha. Sur les sept heures,
sa mère alla le voir et regarda sa maladie
comme un indisposition fort légère, disait-elle.
Elle me fit demander; arrivé un instant après,
je trouvai le malade dans un état déplorable;
il allait continuellement du haut et du bas,
les matières rendues étaient liquides, blanchâtres comme de l'eau de riz et chargées de
pellicules blanches. Des crampes vives lui torturaient les mollets, il n'urinait plus, son pouls
et sa voix étaient éteints; il éprouvait beaucoup
d'oppression, sa figure, ses extrémités et sa
langue étaient froides, celle-ci conservait une
couleur blanche. La cyanose s'était emparée de
la face, des extrémités et des ongles. La peau
avait perdu son élasticité et l'air qui sortait de
sa poitrine était froid. Ses yeux étaient caves
et sa figure horriblement décomposée.

Prescription : Bouteilles d'eau chaude aux
pieds, six grains d'*oxide blanc de bismuth,* un
par heure, dans une cuillerée de tisane chaude
de fleurs de guimauve, sinapismes aux mollets, aux pieds, aux genoux et aux cuisses,
vingt sangsues sur le ventre et des cataplasmes
de farine de lin sur les piqûres, deux quarts
de lavement d'eau de son avec vingt-cinq gout-

tes de *laudanum de Rousseau*, à une heure de distance.

Je revins deux heures après et rien n'avait encore été fait, tant les parens étaient négligens et insoucians. (Auvergnats, charbonniers.) Je leur adressai de vives réprimandes. Alors , on s'ébranla, on exécuta mes prescriptions tant bien que mal ; mais l'état du malade étant devenu des plus graves, il succomba le 26, à six heures du matin, sans que la médication ait produit la moindre amélioration dans les symptômes cholériques qui s'étaient annoncés d'une manière effrayante.

67ᵉ OBS. — *Choléra algide et cyanique.* (Mort.) — La dame Dupuis, âgée de 50 ans, d'une faible constitution , culotière , logée dans une chambre peu grande, dans un quartier bas et humide, rue des Arcis, 16, fut prise de diarrhée avec coliques et bouillonnemens dans le ventre , le 25 septembre 1832. Elle continua son travail et ne porta aucun remède à son indisposition. Les 25 et 26 , elle mangea selon son habitude, lorsque, le 27 septembre, même mois, sa diarrhée augmenta considérablement et fut bientôt suivie de vomissemens et de crampes dans les mollets avec refroidissement de la figure, des extrémités et de la langue qui resta blanche. Décomposition de la face, excavation des yeux, cessation des urines et du pouls, accompagnée d'une grande oppression précordiale et d'une extinction de voix.

Prescription : Bouteilles d'eau chaude aux pieds, sinapismes aux mollets, aux pieds, aux genoux et aux cuisses, successivement et une heure à chaque place, six grains d'*oxide blanc de bismuth*, un par heure; un quart de lavement d'eau de son avec vingt gouttes de *laudanum de Rousseau* dans chaque, tisane de fleurs de violette, infusée, bue chaude et en petite quantité, douze sangsues au creux de l'estomac et un cataplasme de farine de lin sur les piqûres.

Le 28, les vomissemens, les crampes, la diarrhée et l'oppression avaient disparu, la chaleur et le pouls s'étaient rétablis, la malade était couverte d'une sueur chaude et abondante, elle était très bien; il ne manquait plus à l'appel que les urines. Je me croyais dès lors maître de la maladie. *Prescription :* Même tisane, lavemens émolliens, cataplasmes sur le ventre et diète sévère.

Dans la soirée, retour du froid, disparition

du pouls, décomposition extraordinaire de la face, grande agitation, soif ardente, cyanose de la face, des extrémités et des ongles, extinction totale de la voix, perte de l'élasticité de toute la peau. *Prescription* : Sinapismes très chauds et continuellement répétés d'heure en heure sur les extrémités supérieures et inférieures. Même tisane, cataplasmes sur le ventre, le tout sans aucune amélioration. La dame Dupuis expira, comme asphyxiée, vers le milieu de la nuit du 28 au 29 décembre 1832.

68ᵉ obs. — *Choléra algide et cyanique, suivi de fièvre typhoïde sans éruption.* (Guérison.) Le jeune Pilet, enfant de six ans, logé dans une chambre peu aérée, étroite, dans un quartier bas et humide, rue de la Haumerie, 3, avait du dévoiement chargé de pellicules blanches, grisâtres comme des râclures de boyaux, depuis plusieurs jours, quand, le 7 octobre 1833, il survint des vomissemens fréquens, liquides, aqueux, semblables à de l'eau de riz. A mon arrivée, je trouvai le petit malade très abattu, vomissant très souvent et allant presque continuellement à la garderobe et involontairement sous lui ; il n'urinait presque plus, sa figure était très décomposée, ses yeux caves, son teint terreux, sa voix éteinte, son pouls insensible. Il s'agitait continuellement dans son lit, et éprouvait beaucoup d'oppression et de difficulté à respirer, sa langue, de couleur blanche, était froide ainsi que sa face et ses extrémités. Ses mollets étaient le siége de crampes bien prononcées.

Prescription : Bouteilles d'eau chaude aux pieds, un quart de lavement d'eau de son avec dix gouttes de *laudanum de Rousseau*, quatre grains d'*oxide blanc de bismuth*, un par heure dans une cuillerée d'eau sucrée, sinapismes aux mollets, aux pieds, aux genoux, aux cuisses et aux avant-bras, une demi-heure à chaque endroit, huit sangsues au creux de l'estomac et des cataplasmes de farine de lin sur les piqûres. Pour tisane : eau sucrée froide, coupée avec moitié d'eau de Seltz.

Le soir, les vomissemens et les selles avaient diminué, ainsi que les crampes qui paraissaient même arrêtées. Les autres symptômes persévéraient, et en outre, la face, les extrémités et les ongles avaient pris une couleur d'un bleu violet et la peau avait perdu toute son élasticité. Continuation des mêmes moyens pendant toute la nuit, et surtout des sinapismes sur lesquels j'insistai fortement.

24

Le 8, le petit malade était moins mal, il n'y avait plus de crampes, de diarrhée ni de vomissemens, il y avait moins d'oppression. La cyanose était presque disparue et un peu de chaleur commençait à se manifester aux extrémités et à la face, mais pas encore de pouls. *Prescription :* Continuation des sinapismes, de la même tisane, de la diète, des cataplasmes de farine de lin sur le ventre, lavemens d'eau de son seulement.

Le 9, le malade est beaucoup mieux, plus de cyanose, plus d'oppression, retour complet de la chaleur et du pouls qui ne bat encore que faiblement. Bouteilles d'eau chaude aux pieds, et les autres prescriptions, excepté les sinapismes.

Le 10, il se trouva bien. Retour des urines. Mêmes prescriptions. Le 11 et le 12, le mieux continue. Mêmes prescriptions. Le 13, le malade a eu du délire pendant la nuit. Le matin, il est abattu, couché sur le dos, les membres en résolution. Ses yeux sont fixes, immobiles, les pupilles contractées, la face animée, les joues rouges alternativement. Le pouls est petit et fréquent. Il ne s'occupe plus de ce qui se passe autour de lui. Trois sangsues derrière chaque oreille, tisane de fleurs de violette, bue chaude. Il survient de légers vomissemens de matières verdâtres, et les urines coulent involontairement. Cataplasmes sur le ventre. Le 14, même état. Vésicatoires très larges à chaque mollet. Mêmes prescriptions, excepté les sangsues.

Le 15, l'intelligence du malade est meilleure, il regarde autour de lui, reconnaît sa mère. Les vésicatoires ont bien pris. On les panse avec de la poirée et du beurre. Les 16 et 17, le malade alla de mieux en mieux. Toute sa peau devint jaune. Mêmes prescriptions.

Le 18, je fis donner quelques cuillerées de bouillon, il passa bien. J'en fis augmenter la quantité chaque jour, et le jeune Pilet s'est très bien rétabli, quoique lentement.

69ᵉ OBS. — *Choléra algide et cyanique.* (Guérison.) — Le sieur Mathé, âgé de 19 ans, maçon, chez M. Mathé, son frère, logé dans une chambre très étroite, sans air, dans un quartier bas et humide, rue Saint-Julien-le-Pauvre, 8, fut pris de diarrhée, dans la journée du 5 octobre 1833, avec coliques et brisement des membres. Il continua son travail, mangea et but à son ordinaire du vin au détail. Dans la nuit du 5 au 6, sa diarrhée augmenta considérablement, et dans la matinée du 6, il survint des vomissemens et des crampes. Lorsque j'arrivai auprès de lui , sur les dix heures, il rendait souvent du haut et du bas des matières liquides aqueuses et blanches comme de l'eau de riz. Il éprouvait des crampes vives dans les mollets, sa figure était horriblement décomposée, ses yeux enfoncés dans les orbites, ses urines supprimées, son pouls et sa voix éteints, sa respiration très gênée, sa langue blanche et froide, sa face et ses extrémités froides et de couleur bleu violacé, avec perte complète de l'élasticité de la peau.

Prescription : Bouteilles d'eau chaude aux pieds , deux quarts de lavement d'eau de son avec vingt gouttes de *laudanum de Rousseau* dans chaque , six grains d'*oxide blanc de bismuth*, un par heure dans une cuillerée d'eau sucrée. Tisane : eau sucrée froide, coupée avec moitié d'eau de Seltz , sinapismes très chauds aux mollets, aux pieds, aux genoux et aux cuisses , successivement et une heure à chaque endroit; quinze sangsues au creux de l'estomac et des cataplasmes de farine de lin sur les piqûres.

On mit de suite cette médication à exécution. Le soir, je revins voir le malade; alors, il ne vomissait plus, n'avait plus de crampes; mais la diarrhée continuait ainsi que les autres symptômes et il y avait une grande agitation. On continua les mêmes remèdes, excepté l'oxide blanc de bismuth.

Le 7, au matin, le malade était mieux et il étouffait moins, son pouls se faisait sentir faiblement, la chaleur n'existait que bien peu et malgré cela la cyanose persévérait. Alors, je fis une saignée du bras, le sang tiré était très noir et épais, il n'en sortit qu'environ huit onces. Le lendemain il n'y avait dans le vase qu'un caillot noir sans sérosité. Après la saignée, le malade respira mieux, la cyanose disparut dans la journée. Je fis encore continuer les sinapismes de temps à autre, la diète, la même tisane, les cataplasmes de farine de lin sur le ventre et les lavemens d'eau de son.

Le 8, retour des urines, rétablissement parfait de la chaleur et du pouls, enfin le malade est beaucoup mieux. Mêmes prescriptions, excepté les sinapismes. Les 9, 10 et 11, je tins le malade à la diète et aux mêmes prescriptions que le 8.

Le 12, je lui accordai quelques cuillerées de bouillon. On en augmenta tous les jours la dose, et après environ trois semaines de convalescence, ce jeune homme fut tout à fait rétabli.

NOTES

SUR LE CHOLÉRA ALGIDE ET CYANIQUE.

—

Le sexe masculin a fourni, malades,   30
et le sexe féminin,   39
La constitution forte a donné, malades,   44
et la constitution faible, seulement   25
La classe aisée, malades,   14
La classe ouvrière et pauvre,   55
Les divers âges ont donné :
au dessous d'un an, malade,   1
  de   1 an à 20 ans,   10
  de 20 à 40 ans,   34
  de 40 à 60 ans,   15
  de 60 à 80 ans,   8
  de 80 à 100 ans,   1
Les personnes sobres ont fourni 58 malades,
celles adonnées aux boissons alcoholiques, 16.

Salubrité.

Les personnes logées dans des chambres étroites, ont donné, malades,   59

Celles logées dans des chambres grandes, 10
—   dans des chambres aérées, 11
—   dans des chambres peu aérées, 58
dans des quartiers bas. et humides,   66
—   élevés et secs,   3-

Le sexe féminin a donné plus de malades que le sexe masculin.

La constitution faible a donné moitié moins de malades que la constitution forte.

La classe ouvrière, quatre fois autant que la classe aisée.

L'âge de 20 ans à 40, a donné autant que tous les autres âges de la vie.

Les personnes sobres ont fourni cinq fois autant de malades que les personnes adonnées aux boissons alcoholiques.

Les quartiers malsains ont produit les 66/69ᵉ des malades.

Symptômes.

Sur 69 cholériques, 44 ont présenté des coliques et des bouillonnemens dans le ventre, au début de la maladie.

Sur 69 malades, 66 ont été atteints de diarrhée avant l'invasion positive du choléra et 3 seulement ont contracté le choléra d'emblée ou

quelques heures après l'apparition de la diarrhée.

Vomissemens.

Sur 69 cholériques, les vomissemens n'ont
manqué qu'une seule fois et sur les 68 chez lesquels ils ont existé, toujours les matières rendues étaient blanchâtres.

Diarrhée.

Sur 69 malades, elle a existé	69 fois.
Elle a été blanchâtre	66 fois.
— brunâtre,	2 fois.
— jaunâtre,	1 fois.

Et j'ai rencontré dans les vomissemens et les
matières rendues par bas, sur 69 malades, seulement des pellicules blanches, 43 fois.

Chez les 26 autres malades, les matières rendues ne contenaient pas de ces pellicules ; elles
étaient seulement blanchâtres chez 23
— brunâtres, chez 2
— et jaunâtres, chez 1

Dans tous les cas, lorsque le canal digestif
s'était débarrassé des alimens qu'il contenait, les
matières rendues par haut et par bas étaient
constamment liquides.

Crampes.

Sur 69 malades , les crampes ont existé 68 fois.

Elles n'ont manqué que   1 fois.
et encore chez un enfant de 11 mois, dont le système musculaire était peu développé.

Elles ont existé, sur 68 malades :

dans les pieds ,	4 fois.
dans les mollets ,	65 fois.
dans les cuisses ,	11 fois.
dans les membres supérieurs ,	22 fois.
dans les lombes ,	1 fois.

Symptômes de la voix.

Faiblesse, extinction de la voix, sur 69 malades ,   69 fois.

Symptômes de la face.

Rétraction , enfoncement des globes oculaires dans les orbites, sur 69 malades, 69 fois.

Décomposition, cadavérisation de la figure, sur 69 malades ,   69 fois.

Urines.

Suppression des urines, sur 69 malades ,   69 fois.

Froid.

Les extrémités et la face se sont refroidies ,

sur 69 cas,   69 fois.

Pouls.

Fut éteint, insensible, sur 69 cas,   69 fois.

Langue.

Resta blanche pendant le choléra, sur 69 cas,
                                        69 fois.
Devint froide, sur 69 cas,   66 fois.
Resta chaude,   3 fois.

Air froid.

L'air sortit froid de la poitrine, sur 69 cas,
                                        34 fois.

Oppression, difficulté de respirer.

Sur 69 malades,   69 fois.

Agitation.

Rejet continuel des couvertures, sur 69 cas,
                                        40 fois.

Cyanose.

Les extrémités, la face et quelquefois le corps
entier, ont été cyanosés, sur 69 cas,   69 fois.

Perte de l'élasticité de la peau.

La peau perdit son élasticité, sur 69 malades,   69 fois.

Accidens consécutifs au choléra.

Hoquet. — 4 fois sur 69 malades, morts, 2

Fièvre typhoïde. — 12 fois sur 69 malades, morts, 3

Gastrite aiguë. — 1 fois sur 69 malades, mort, »

Abcès aux jambes. — 1 fois sur 69 malades, mort, »

Abcès dans l'oreille. — 1 fois sur 69 malades, mort, »

Pleurésie. — 1 fois sur 69 malades, mort, »

Pneumonie. — 1 fois sur 69 malades, m., 1

Maladies antérieures.

Sur 69 malades, étaient atteints :
de catarrhe chronique de poitrine, 3
de vessie, 1
d'hépatite aiguë, 1

Une femme était enceinte et deux en couches.

Les malades atteints de catarrhes et d'hépatite ont guéri.

La femme enceinte a succombé et les deux

en couches ont guéri ; chez ces deux dernières, les lochies ont été supprimées.

Sur 69 malades, il y avait cinq nourrices. Chez toutes, la sécrétion du lait a été supprimée ; les seins se sont affaissés. Toutes les cinq ont été obligées de cesser d'allaiter ; chez une seule, la sécrétion du lait ne s'est rétablie qu'après le choléra, et n'a pu continuer de donner à téter qu'après les accidens cholériques passés. Chez toutes, la fièvre de lait s'est bien développée et a été d'un grand secours pour arriver à la guérison du choléra. Toutes ont guéri.

Causes premières : — Inconnues.

Causes secondaires.

Insalubrité. — Sur 69 malades,	66 fois.
Diarrhée négligée. — Sur 69 mal.	66 fois.
Ecart de régime. —	4 fois.
Excès de boissons alcoholiques.	6 fois.
Arrivé depuis peu à Paris.	5 fois.
Refroidissement subit.	1 fois.
Fatigues.	14 fois.
Causes morales.	3 fois.
Excès de plaisirs vénériens.	2 fois.
Abus de fruits rouges acides.	2 fois.

Chez tous les malades de cette section, l'intelligence est restée bonne jusqu'aux derniers momens.

Symptômes constans dans le choléra algide et cyanique.

1° Diarrhée blanche.

2° Vomissemens blanchâtres.

3° Crampes.

4° Extinction de la voix.

5° Enfoncement des yeux dans les orbites.

6° Décomposition et cadavérisation de la face.

7° Suppression des urines.

8° Froid de la face et des extrémités

9° Extinction du pouls.

10° Langue froide.

11° Oppression, difficulté de respirer.

12° Cyanose plus ou moins complète.

13° Perte de l'élasticité de la peau.

Symptômes presque constans.

1° Pellicules blanches dans les matières rendues du haut et du bas.

2° Air froid sortant de la poitrine.

3° Grande agitation.

Traitement.

En temps froid, tisane émolliente, bue chaude, sur 69 malades,   43 fois.

— Tisane légèrement excitante, diaphorétique, sur 69 malades,   2 fois.

En temps chaud, tisane d'eau sucrée froide, coupée avec de l'eau de Seltz et à la glace, sur 69 malades, je l'ai mise en usage   24 fois.

Chez 69 malades, j'ai constamment fait poser des bouteilles d'eau chaude aux pieds, et quelquefois sous les mains et le long des côtés, et à leur défaut, des briques chaudes.

J'ai, aux 69 malades, fait constamment administrer des quarts de lavement d'eau de son avec addition de *laudanum de Rousseau*, de dix à trente gouttes d'une seule fois, et sur ces 69 malades, j'ai été obligé d'y revenir cinquante-deux fois pour arrêter la diarrhée, et je n'ai jamais porté le laudanum à plus de soixante-quinze gouttes en trois fois, chez le même malade, dans les vingt-quatre heures. Les doses variaient suivant l'âge des sujets.

Chez 31, la diarrhée a été arrêtée par le *laudanum de Rousseau.*

Chez 25, elle a été seulement diminuée, et chez 15, elle n'a pas cessé.

Chez 69 malades, j'ai mis en usage, l'*oxide blanc de bismuth*, soixante-huit fois; administré chez chaque malade six grains, un par heure, dans une cuillerée de tisane sucrée. Je n'ai été forcé d'y revenir que six fois en doublant la dose.

Chez les enfans, je n'en ai administré que trois à quatre grains.

Dans un seul cas, je ne l'ai pas mis en usage, parce que le malade ne vomissait pas; 57 fois sur 68, ce médicament a arrêté les vomissemens, 3 fois il les a seulement diminués et 9 fois il a été sans effet.

Quatorze fois, ils sont revenus après avoir été supprimés, et dans ce cas, ils avaient perdu leur couleur blanche. Ils étaient verdâtres.

Crampes.

Sur 69 malades, j'ai employé soixante-neuf fois des sinapismes délayés à l'eau bouillante et bien chauds.

69 fois aux mollets, aux pieds, aux genoux et aux cuisses;

2 fois aux lombes;

3 fois sur le ventre ,

9 fois aux avant-bras.

Sur 69 malades , au moyen des sinapismes , j'ai fait cesser les crampes quarante-huit fois , onze fois il sont été sans action et dix fois elles ont cessé long-temps après l'usage de ce moyen, sans qu'on puisse lui en attribuer le mérite.

Sur 69 malades , ils ont rétabli assez promptement la chaleur abolie, cinquante-deux fois; l'ont réveillée un peu, cinq fois, et ont été sans action, douze fois.

Sur 69 malades, ils ont fait disparaître la cyanose cinquante-deux fois et ont été sans action sur elle, dix-sept fois.

Sur 69 malades, l'action des sinapismes a déterminé six fois des escarres aux mollets, et une seule fois sur le dos des pieds. Ces escarres ont été long-temps à se cicatriser.

Après avoir rétabli la chaleur sur 52 malades, le froid est revenu chez 22 de ces mêmes malades.

Et la cyanose est également revenue chez 13 malades, après avoir disparu.

Sur 69 malades, les sinapismes en ramenant la chaleur, en chassant la cyanose, ont contribué à rappeler le pouls chez 39 malades, qui ont guéri.

Saignée générale.

Je ne l'ai mise en usage que trois fois, une fois lorsque le pouls et la chaleur étaient éteints, et n'ai retiré qu'une cuillerée au plus de sang noir et épais comme du résinet brûlé. Deux fois, lorsque la chaleur et le pouls commençaient à se réveiller, et que les malades éprouvaient beaucoup d'étouffement, et elles ont contribué puissamment à faire disparaître l'oppression.

Chez ces deux derniers, le sang consistait, le lendemain, en un caillot noir sans sérosité.

Saignée locale par les sangsues.

Sur les 69 malades, j'ai employé soixante-deux fois les saugsues au creux de l'estomac et quelques unes sur le bas-ventre. Dans presque tous les cas, l'écoulement du sang a fait disparaître ou diminué notablement l'oppression.

Chez 39, cette oppression n'est pas revenue, et chez 23, elle est revenue et a encore augmenté davantage.

Chez les 7 autres-malades, je n'ai pas jugé à propos d'appliquer de sangsues, parcequ'ils étaient presque morts lorsque j'arrivai auprès d'eux, ou qu'ils étaient trop épuisés pour supporter des évacuations sanguines.

25

Sur 69 malades, le pouls est revenu 49 fois, mais cependant, de ces 49, 39 seulement ont guéri.

Guérison. — Sur 69 malades,   39

Morts. — Sur 69,   30

Sur 69 malades, les urines sont revenues chez   43

Le second jour de l'invasion, chez	2
Le troisième jour, chez	7
Le quatrième jour, chez	20
Le cinquième jour, chez	12
Le sixième jour, chez	1
Le septième jour, chez	1
Total égal.	43

Tous les malades ont observé une diète très sévère, jusqu'à ce que tous les symptômes cholériques aient bien disparu.

Sur 39 guérisons, la convalescence a été fort longue chez 32 et courte chez 7 seulement.

Sur 69 malades atteints du choléra algide et cyanique, je n'en ai perdu que 30.

18 ont péri dans la première période, sans
que la cyanose ait disparu.

8 après la disparition et la réapparition de
la cyanose.

3 de la fièvre typhoïde.

1 d'une pneumonie latente.

30

Chez tous les malades, l'intelligence est
restée bonne jusqu'aux derniers momens.

Trois fois sur quatre, le hoquet a été supprimé par de larges vésicatoires à la base de
la poitrine, et de l'acétate de morphine, à la
dose d'un demi-grain, par la méthode endermique. Une seule fois, ces moyens réunis ont
échoué.

Dans les cas où les vomissemens étaient
rebelles à l'*oxide blanc de bismuth*, ou
que, de retour après la première suppression
par l'oxide blanc de bimuth, je ne pouvais
plus l'administrer à cause de l'irritation secondaire des voies digestives, j'ai employé
avec avantage les emplâtres de poix de Bourgogne saupoudrés de quarante grains de tartre
stibié, cinq fois et trois fois de larges vésicatoires à l'épigastre.

Une seule fois, j'ai fait frictionner les mollets avec du vinaigre pur et chaud, pour

apaiser les crampes; mais il a été sans action et je n'ai recueilli que le désavantage de refroidir le malade en introduisant de l'air froid dans le lit, tandis que les sinapismes bien chauds à l'eau pure avaient le double avantage d'agir comme irritant et échauffant.

NOTES GÉNÉRALES.

—

Dans les quatre sections que nous avons passées en revue, le nombre des malades s'élève à 376.

Pour les hommes, à   165

Pour les femmes, à   211

L'épidémie paraît avoir sévi sur les femmes, plus que sur les hommes.

Sur 249 individus atteints de la cholérine, aucun n'a succombé. Cette première période de la maladie était peu grave et cédait facilement aux secours de la médecine.

Sur 127 individus atteints du choléra, la mortalité n'a été que de 45, 82 ont dû leur salut aux secours de l'art; c'est environ deux tiers ou mieux trois cinquièmes.

Dans la guérison du choléra, on ne peut en attribuer le mérite à la nature, car il est un fait certain, c'est que tous les individus restés seuls dans leur chambre, sans secours, ont succombé sans exception. Aucun n'a guéri par les seuls efforts de la nature , comme il arrive souvent en d'autres maladies.

Dans les 127 observations de choléra, le nombre des hommes est de 62 et celui des femmes de 65. Ainsi, la différence est à peu près nulle , mais la mortalité a été plus grande chez les femmes.

Chez les hommes, elle s'est élevée, à   20
Chez les femmes, à   25

Ainsi, elle a été d'un cinquième en plus chez les femmes.

Les femmes, douées de moins de force que les hommes , résistaient moins à l'action destructive de ce terrible fléau.

Sur 376 individus atteints de l'épidémie et consignés dans ce mémoire, la maladie paraît avoir exercé ses ravages de préférence sur la classe pauvre que sur la classe aisée. La première fournit 272 personnes et la seconde seulement 104. La différence est de plus de moitié.

On peut également faire la même observation sur la salubrité des habitations.

Sur 376 malades, 351 habitaient des lieux bas, humides et mal aérés, tandis que ceux qui se trouvaient dans des lieux secs et aérés, ne s'élèvent qu'à 25.

Abstraction faite des cholérines, le choléra ne paraît pas s'être attaché aux personnes d'une constitution faible, mais bien de préférence aux individus forts, puisque la première classe ne donne que 48 malades, tandis que la seconde en fournit 79.

Quoi qu'on en ait dit, l'épidémie n'a pas eu de préférence pour les individus adonnés aux boissons alcoholiques, car sur 127 malades, les personnes adonnées au vin et à l'eau-de-vie ne se trouvaient qu'au nombre de 16, tandis que celui des personnes sobres ou réputées telles, s'élève à 111.

Les âges qui paraissent avoir été le plus violemment attaqués par le choléra, sont ceux de 20 à 40 ans, ensuite ceux de 1 an à 20, puis ceux de 40 à 60, de 60 à 80 ; au dessous d'un an et de 80 à 100, ont fourni le même nombre.

En voici le tableau :

Au dessous d'un an,	1
de 1 à 20 ans,	27
de 20 à 40 ans,	59
de 40 à 60 ans,	24
de 60 à 80 ans,	15
de 80 à 100 ans,	1

Causes secondaires , accidentelles.

Les causes secondaires, accidentelles, qui paraissent avoir agi le plus puissamment sur le développement de l'épidémie, c'est assurément et sans contredit les habitations dans des lieux étroits, peu aérés, dans des quartiers bas et humides, la diarrhée négligée, les fatigues, les écarts de régime et l'abus des boissons alcoholiques.

Le tableau suivant présentera à l'œil ces diverses causes.

Sur 376 malades

Cholériques et atteints de cholérine.

Habitant dans des quartiers bas et humides, dans des chambres étroites, mal aérées , 351

Habitant dans des quartiers élevés, secs, dans des chambres grandes, aérées , 25

Cholériques.

Diarrhée précédant l'invasion positive du choléra, et négligée, sur 127, 102

Grandes fatigues, sur 127 cholériques, 27

Usage abusif des boissons alcoholiques, sur 127 cholériques , 16

Ecarts de régime, sur 127 cholériques, 11
Arrivés à Paris, depuis peu de jours, sur
127 cholériques, 7
Causes morales, sur 127 cholériques, 4
Abus des fruits acides, sur 127 chol. 3
Excès des plaisirs vénériens, sur 127 chol. 2
Refroidissement subit, sur 127 chol. 2
Purgatif intempestif, sur 127 chol. 1

Symptômes.

Sur 376 malades atteints de la cholérine et du choléra, j'ai constamment observé qu'ils se plaignaient de malaises dans les membres.

Sur 376 malades, j'ai rencontré les coliques et les bouillonnemens dans le ventre, 328 fois.

Sur 376 malades, le plus grand nombre a été atteint de diarrhée abondante, 354 fois. La diarrhée a été liquide et blanchâtre 361 fois.

Les symptômes suivans n'appartiennent plus qu'au choléra, la cholérine n'y est pour rien.

Sur 127 cholériques, la diarrhée a précédé l'invasion positive du choléra, 109 fois. et sur 127 cholériques, j'ai observé le choléra d'emblée, 18 fois.

J'appelle choléra d'emblée, toutes les fois que la diarrhée n'a précédé les autres symptômes cholériques, que de peu d'instans, ou même que de quelques heures.

Je n'ai rencontré, sur 127 cholériques, la diarrhée brunâtre que 12 fois.
et des pellicules blanchâtres dans les selles, sur 127 malades, que 77 fois.

Vomissemens.

Sur 127 cholériques, j'ai observé les vomissemens 125 fois.

Ils étaient blanchâtres, 115 fois.
— jaunâtres, 2 fois.
— verdâtres, 9 fois.
— brunâtres, 4 fois.
et chargés de pellicules blanchâtres, 77 fois.

Crampes.

Sur 127 cholériques, les crampes ont existé, soit dans les mollets, soit dans les pieds, soit dans les cuisses, les mains, les bras, les avant-bras et dans les muscles du tronc, 115 fois.

Voix.

Sur 127 cholériques, la voix n'a été altérée, éteinte que 103 fois.
Mais ce symptôme variait suivant la gravité du choléra.

Dans le choléra simple, sur 26 malades, elle
ne l'a été que deux fois, ci   2 fois.

Dans le choléra algide, sur 32 cas, 32 fois.

Dans le choléra algide et cyanique, sur 69
malades, elle l'a été   69 fois.

Figure.

La figure a été décomposée, sur 127 cas,
          126 fois.

Les yeux ont été enfoncés dans les orbites,
sur 127 malades,   125 fois.

Urines.

Les urines, sur 127 malades, ont été supprimées   124 fois.

Elles ont continué de couler, dans le cas de
choléra simple, seulement   3 fois.

Froid.

Le froid s'est emparé de la face et des extrémités, sur 127 malades,   115 fois.

Ce n'est que dans le choléra simple que ces
diverses parties en ont été exemptes.

Pouls.

Sur 127 cholériques, le pouls a cessé de battre chez   101

Chez les 26 autres, quoique conservé, il était cependant très affaibli. Dans le choléra simple, il n'a manqué que 2 fois, 30 fois dans le choléra algide et 69 fois dans le choléra algide et cyanique.

Langue.

Dans tous les cas, la langue a toujours été blanche, excepté seulement chez trois malades du choléra simple.

Sur 127 malades, je l'ai trouvée froide, seulement dans 93 fois.

Dans le choléra simple, elle ne s'est refroidie que 3 fois, elle n'a été froide que 24 fois dans le choléra algide et 66 fois dans le choléra algide et cyanique.

Air.

Sur 127 malades, je n'ai observé que l'air expiré était froid que 36 fois.
Jamais dans le choléra simple, 2 fois seulement dans le choléra algide et 34 fois dans le choléra algide et cyanique.

Oppression.

Sur 127 malades atteints du choléra, l'oppression a existé 125 fois.

(397)

Les deux qui en ont été exempts, étaient atteints du choléra simple.

Agitation.

Sur 127 malades du choléra, je ne l'ai observée que   57 fois.

Dans le choléra simple,   3 fois.

—   algide,   14 fois.

—   algide et cyanique, 40 fois.

Ce symptôme se faisait d'autant plus observer, que les malades étaient atteints de choléra
grave.

Hoquet.

Le hoquet ne s'est présenté, sur 127, que
                               4 fois.

Dans le choléra simple,   1 fois.

Dans le choléra algide,   1 fois.

Dans le choléra algide et cyanique, 2 fois.

Élasticité de la peau.

Sur 127 malades, la peau a perdu son élasticité,   100 fois.

Dans le choléra simple,   4 fois.

—   algide,   27 fois.

—   algide et cyanique, 69 fois.

Cyanose.

Sur 127 malades, la cyanose ne s'est présentée que   69 fois.
Le choléra simple et le choléra algide en ont
été exempts.

Intelligence.

L'intelligence s'est conservée bonne chez
presque tous les cholériques que j'ai traités, et
ce, jusqu'aux derniers momens. Le peu d'exception ne mérite pas d'être noté.

*Circonstances antécédentes au choléra, et qui
auraient pu en faire redouter les suites.*

Allaitement, sur 127 malades,   7 fois.
Sur ces sept nourrices, toutes ont vu leur
lait se supprimer, toutes ont eu la fièvre de
lait, et une seule a pu continuer à nourrir son
enfant, parcequ'elle avait été peu affaiblie par
la maladie, quoique cependant elle fût atteinte
de choléra algide et cyanique.

*Maladies existant, avant le choléra, chez di-
vers individus, et circonstances aggravantes.*

Hypertrophie du cœur. — Seulement dans le

choléra algide,   1 fois.
Le malade a succombé.

   Grossesse de cinq mois.   1 fois.
La malade a succombé sans accoucher.

   Paraplégie.   1 fois.
Le malade a guéri, mais la paraplégie est restée.

   En couches.   2 fois.
Les deux malades ont guéri.

   Phthisie pulmonaire.   1
Le malade est décédé.

   Catarrhe chronique de vessie.   1
Le malade a guéri du choléra, mais plus tard, il a succombé au catarrhe de vessie.

   Catarrhe pulmonaire chronique.   3
Les trois malades ont guéri. Le choléra a emporté avec lui le catarrhe une seule fois, et deux fois le catarrhe a survécu.

   Hépatite aiguë.   1
Le malade a guéri.

Maladies accompagnant ou suivant le choléra, avant le rétablissement des malades.

   Inflammation cérébrale.   2
Un seul a succombé.

   Gastro-entérite aiguë.   1
Le malade n'a pas succombé.

Abcès aux jambes, à la suite de fièvre typhoïde dans le choléra. — Guéri,   1

Abcès d'oreille.   2

L'un des malades, après avoir échappé au
choléra, a succombé à cette seconde maladie,
environ un mois après.

Abcès sous le menton. — Guéri,   1

Furoncles, au dos, aux fesses et aux cuisses,
en grande quantité. — Guéri.   1

Pneumonie.   2

L'un a guéri, l'autre est mort.

Pleurésie.   1

Le malade a guéri.

Gangrène des piqûres de sangsues, chez 6
et dans la fièvre typhoïde seulement.

Gangrène de la peau des mollets ou des
pieds, chez   7

par suite de l'application des sinapismes.

Sur 127 cholériques, la fièvre typhoïde s'est
déclarée   15 fois.

Morts.   3

Traitement.

CHOLÉRINE. — 249 malades.

Chez tous les malades atteints de la cholérine,
j'ai mis en usage avec un succès constant :

1° La tisane de riz, celle de fleurs de guimauve, bue chaude pendant les temps froids ; mais pendant les chaleurs, l'eau sucrée, froide, gommée, coupée avec moitié d'eau de Seltz.

2° Les lavemens d'eau de son et d'amidon avec addition de dix à trente gouttes de laudanum de Rousseau, suivant l'âge des sujets et la violence de la diarrhée.

3° Les sangsues appliquées sur le bas-ventre, de douze à trente, suivant l'âge des malades, et constamment des cataplasmes de farine de lin sur les piqûres.

4° Une diète sévère pendant quatre ou cinq jours et le repos absolu au lit.

Dans le Choléra.

Sur 127 malades, j'ai employé, dans les temps froids, la tisane émolliente, bue chaude et en petite quantité,   84 fois.

Une tisane légèrement excitante et diaphorétique,   2 fois.

Seulement dans le choléra cyanique.

Et en temps chaud, j'ai fait boire aux malades une tisane froide à la glace, coupée avec de l'eau de Seltz,   41 fois.

Avant l'administration de l'oxide blanc de bismuth, les boissons, chaudes ou froides, étaient également vomies ; mais après que ce

26

médicament avait supprimé les vomissemens, les malades buvaient, en temps froid, la tisane chaude avec plaisir ; mais en temps chaud, ils ne pouvaient la supporter et préféraient les boissons froides.

Moyen de réchauffer les malades.

Sur 127 cholériques, j'ai fait mettre des bouteilles pleines d'eau chaude ou des briques chaudes aux pieds ou autour des malades,
115 fois.

Douze fois, je ne les ai pas mises en usage parceque les malades n'étaient pas refroidis, et ces douze malades appartenaient à la classe des choléras simples.

Sur 127 malades, j'ai mis cent vingt fois les sinapismes en usage, et par leur puissante action, la chaleur s'est réveillée, et rétablie
86 fois.

Le moyen le plus efficace, pour rétablir la chaleur, était, sans contredit, les sinapismes, bien chauds et délayés à l'eau bouillante. Ils avaient deux actions : l'une, comme simples corps chauds, communiquant du calorique aux corps sur lesquels on les appliquait ; l'autre, comme excitant très énergique du système nerveux.

La chaleur commençait par se réveiller faiblement ; puis, en soutenant l'excitation par les sinapismes continuellement répétés, elle s'étendait par tout le corps et revenait plus prononcée, à mesure que la circulation se réveillait et que le battement des artères se rétablissait.

Dès que la chaleur avait reparu et que la circulation s'exécutait, alors la cyanose disparaissait. Ainsi, le meilleur moyen de la faire disparaître, était celui qui rappelait la chaleur, ramenait la circulation ; et sans contredit, le plus puissant remède, pour arriver à ce but, était les sinapismes.

J'ai constamment fait appliquer les sinapismes bien chauds et délayés à l'eau bouillante. Jamais je ne me suis servi de vinaigre, parceque j'avais remarqué, antérieurement au choléra, que mêlé à la moutarde, il en affaiblissait la force au lieu de l'augmenter, comme on le pense vulgairement. Toujours, j'ai mis en usage la moutarde noire du commerce, parce qu'elle a une action plus énergique que la jaune.

J'ai fait promener les sinapismes sur les extrémités inférieures, les pieds, les mollets, les genoux, les cuisses, les avant-bras, le ventre et les lombes. Toujours à deux endroits à la fois, en même temps, et une heure à chaque place. Lorsqu'ils avaient parcouru tous les lieux déjà désignés, et que la chaleur n'était pas rétablie, je recommençais par les endroits où ils avaient été premièrement appliqués, en leur faisant parcourir les mêmes parties et le même temps que la première fois, c'est-à-dire une heure. Je ne me lassais pas, et les mettais en usage avec beaucoup d'opiniâtreté, et ce n'est qu'à une persévérance infinie dans ce puissant moyen d'exciter, que j'ai été redevable de la guérison de plusieurs malades, regardée comme désespérée. Non seulement, ils étaient, à mon avis, et d'après mon expérience, le meilleur moyen de rappeler la chaleur; mais encore de faire cesser les douleurs horribles, occasionées par la présence des crampes.

Chez les enfans, j'avais la précaution de ne les laisser que vingt à trente minutes à chaque place, dans la crainte de cautériser leur peau, beaucoup plus délicate que celle des grandes personnes. Chez quelques malades, j'ai été forcé de les continuer pendant vingt-quatre à trente-six heures, en les changeant continuellement de place.

Cyanose.

La cyanose, ou couleur bleuâtre de la peau, occasionée par la stase du sang noir dans le système capillaire, était plus ou moins étendue. Tantôt, elle n'occupait que les pieds et les mains, tantôt la face et les extrémités, et dans un petit nombre de cas, toute la surface du corps. Dans cette dernière circonstance, les dangers du malade était bien plus grands et l'on avaient peu de chance de le rappeler à la santé.

Les sinapismes, comme nous l'avons déjà dit, était le moyen le plus puissant de faire disparaître ce symptôme redoutable. En rappelant la chaleur, la cyanose disparaissait, l'oppression diminuait, la figure se ranimait et la voix reprenait plus de ton.

Crampes.

Je n'ai pas trouvé de meilleur moyen de supprimer les crampes, que les sinapismes.

Les frictions avaient l'inconvénient de refroidir les malades, et de ne presque jamais mettre fin aux crampes; tandis qué les sinapismes bien chauds, non seulement rétablissaient la chaleur, mais encore arrêtaient promptement les crampes.

Sur 109 malades, atteints de crampes, l'application des sinapismes aux mollets, les a fait cesser 81 fois.

Sur 127 cholériques, l'action des sinapismes, en réveillant celle du système nerveux, en rappelant la chaleur, a contribué puissamment à rétablir le pouls chez 82 cholériques, qui ont guéri.

L'action des sinapismes a été tellement forte, que six fois ils ont déterminé des escarres aux mollets et une fois aux pieds.

Traitement de la diarrhée, par l'opium.

L'opium a toujours été pour moi, pendant le choléra, le plus puissant moyen pour supprimer la diarrhée ; sur 376 malades, je l'ai employé trois cent soixante-quatorze fois, et la diarrhée a été arrêtée trois cent huit fois, et diminuée quarante-huit fois. Ainsi ce médicament a été rarement impuissant.

La préparation opiacée que j'ai adoptée de préférence, est le laudanum de Rousseau, parcequ'elle ne contient aucune substance étrangère excitante. Je l'ai constamment mise en usage pour arrêter la diarrhée, à la dose de 10 à 30 gouttes dans un quart de lavement d'eau de son. Rarement j'ai poussé les doses à cinquante gouttes en deux quarts de lavement et rarement la diarrhée a survécu à l'action de ce médicament. J'en augmentais ou diminuais les doses suivant l'âge des individus ou la violence de la diarrhée. J'ai constamment adopté l'eau de son en lavement, parceque cette décoction n'est point mucilagineuse et permet plus facilement au laudanum de se mêler à elle, et aux intestins de l'absorber plus promptement, que joint aux liquides mucilagineux, comme l'eau de graine de lin et de guimauve. Par ce moyen, l'action de l'opium sur l'intestin était beaucoup plus active.

Traitement des vomissemens, par l'oxide blanc de bismuth.

Sur 127 malades, j'ai employé l'oxide blanc de bismuth cent dix-huit fois, pour supprimer les vomissemens, et son action a été efficace sur 84 malades, qui ont vu leurs vomissemens arrêtés et sur 25, qui les ont vus diminuer d'une manière très notable.

J'ai constamment employé l'oxide blanc de bismuth pour supprimer les vomissemens, et à la dose de six grains, un par heure, dans une cuillerée de tisane ou d'eau sucrée. Rarement j'ai été obligé d'y recourir deux fois à la dose

de six grains. Le plus souvent, ils se sont arrêtés au troisième ou quatrième grain. Ce
moyen a rarement échoué et est presque toujours venu à bout de supprimer ou de diminuer les vomissemens. Les quantités mises
en usage, ont été petites, et ce médicament n'a
jamais déterminé d'inflammation de l'estomac;
car de ce que deux malades seulement sur 127,
ont présenté des symptômes de gastrite aigüe,
après le choléra, je ne pense pas qu'on puisse
attribuer ces deux maladies consécutives à
l'action iritante de l'oxide blanc de bismuth,
sur la membrane muqueuse de l'estomac.

Selon moi, l'oxide blanc de bismuth peut
être regardé comme un des meilleurs moyens
de supprimer les vomissemens et d'aider puissamment à la guérison du choléra, puisque je
base mon opinion sur un grand nombre de
faits entièrement favorables.

Lorsque le laudanum avait supprimé la diarrhée et l'oxide blanc de bismuth les vomissemens, les boissons passant, sans que l'estomac
les repoussât et que les intestins s'en débaras-
sassent, j'ai observé que les tisanes, en rap-
portant une grande quantité de sérosité dans
le sang, dont il avait été dépouillé par les
selles et les vomissemens nombreux, j'ai ob-

servé, dis-je, que la circulation s'effectuait mieux et que la cyanose disparaissait promptement : second moyen après l'action des sinapismes pour arriver à ce but.

Air froid sortant de la poitrine.

J'ai observé que jamais les malades n'expiraient d'air froid, dans les cas de choléra simple, rarement dans le choléra algide, mais assez fréquemment dans le choléra algide et cyanique. J'ai toujours regardé ce symptôme, comme d'un mauvais augure. Peu de malades expirant de l'air froid, ont survécu au choléra.

De la Saignée.

Je n'ai pratiqué la saignée générale, que trois fois. La première, sur une femme de 40 ans, atteinte du choléra cyanique, dans la période du froid, pour essayer de détruire l'oppression qui était intolérable ; mais je n'ai pu tirer de sang, à peine en est-il sorti une cuillerée, qui était noir et comme brûlé.

La seconde, sur un jeune garçon de 9 ans, dans la période du froid et dans un cas de choléra bleu. Il est sorti environ quatre onces de sang épais, presque sans sérosité, et le malade a été soulagé de son oppression qui le menaçait d'une suffocation imminente.

(410)

La troisième, chez un jeune homme de 19 ans, lorsque la chaleur était rétablie et que la cyanose et l'étouffement ne voulaient pas disparaître, quoique la circulation eût également ment repris son cours. Il sortit environ huit onces de sang avec beaucoup de difficulté; et le lendemain, il formait un caillot noir sans sérosité. Le malade a éprouvé de cette saignée un soulagement bien notable, et la cyanose a disparu ensuite.

J'ai mis en usage la saignée locale, un grand nombre de fois, c'est-à-dire,   149 fois.

Dans la cholérine, et dans le choléra, sur 127 malades,   113 fois.

Je l'ai toujours pratiquée au moyen de sang-sues appliquées sur le ventre dans la cholérine, et au creux de l'estomac dans le choléra, dans l'intention de détruire ou au moins de diminuer l'oppression, et, dans tous les cas, j'ai remarqué que l'oppression diminuait et même souvent disparaissait sous l'influence de cette saignée, quand les piqûres de sangsues versaient beaucoup de sang ; je secondais toujours la saignée des piqûres, par des cataplasmes de farine de lin, chauds, appliqués aussitôt après la chute de ces annélides.

J'ai observé que, aussitôt après la chute des

sangsues, les piqûres versaient peu de sang, mais qu'il coulait beaucoup plus abondamment, dès que les sinapismes avaient ramené la chaleur, et que, dans ce cas, la respiration devenait plus facile et la circulation se rétablissait beaucoup plus promptement, lorsque le système capillaire était dégagé. La persévérance du froid et la cyanose empêchaient constamment les piqûres de verser du sang. Cette circonstance était fâcheuse et d'un très mauvais augure.

La saignée générale était presque toujours impossible pendant la violence du choléra; le sang ne voulait pas s'échapper de la veine, où il ne circulait presque plus.

La saignée locale par les sangsues, a produit des effets beaucoup plus heureux; elle a presque constamment diminué l'oppression. J'ai reconnu l'avantage de les faire appliquer au-dessous du cœur, ou au creux de l'estomac, siége de l'oppression.

Diète.

Chez tous les malades atteints de cholérine et de choléra, j'ai toujours mis en usage la diète dans les premiers jours, et dans tous les cas, après la disparition des symptômes cholériques. Quand la maladie ne se compliquait pas d'une autre maladie secondaire, le traitement était fort simple : je n'employais, jusqu'à ce que la convalescence fût bien établie, que des cataplasmes de farine de lin sur le ventre, la diète, les lavemens émolliens, la tisane émolliente, soit d'infusion de fleurs de guimauve ou de violette, soit d'eau gommée et sucrée, coupée avec moitié d'eau de Seltz.

Retour des urines.

Dans la cholérine, les urines, quoique rares, n'ont jamais été supprimées.

Dans le choléra, sur 127 malades, elles ont été supprimées 124 fois, et n'ont reparu que chez 85, quoique 79 seulement aient été rappelés à la santé, les trois autres qui ont également guéri, n'ont pas vu leurs urines se supprimer. Les urines se sont rétablies constamment du deux au septième jour; mais le plus souvent, du troisième au cinquième jour. Le retour de la sécrétion urinaire, était d'un bon augure, et annonçait la cessation de tous les symptômes cholériques; et à moins qu'il ne survînt la fièvre typhoïde ou quelque inflammation locale, très forte, on pouvait regarder la guérison comme certaine. Quand l'écoulement se faisait librement et volontairement, pour ramener les urines, je n'ai jamais mis en usage de remèdes particuliers, que les tisanes ci-dessus mentionnées.

Hoquet.

Je n'ai opposé au hoquet que les vésicatoires à la base de la poitrine. Sur trois cas, ils ont réussi deux fois à le supprimer, à l'aide de l'acétate de morphine, par la méthode endermique : un quart de grain matin et soir, sur chaque partie dénudée. Une seule fois, il a cédé à la glace pilée, et placée dans une vessie, sur le creux de l'estomac.

Plusieurs fois, lorsque les vomissemens reparaissaient après le rétablissement de la chaleur, j'ai mis avec succès en usage de larges vésicatoires sur le creux de l'estomac, ou des emplâtres de poix de Bourgogne, saupoudrés de trente à quarante grains de tartre stibié.

Nourrices, fièvre de lait.

Chez sept nourrices, atteintes de fièvre de lait, aucune n'a succombé, cette maladie secondaire aussitôt après les symptômes cholériques arrêtés ou fortement amendés, a tou-

jours été d'un heureux effet sur l'économie.
Une seule de ces nourrices a été prise de maladie secondaire; toutes les autres ont guéri
promptement.

Digestion.

Chez presque tous les malades du choléra,
la convalescence a été fort longue, la digestion
très pénible, et ce n'est qu'après plusieurs mois
que l'estomae a repris entièrement et très franchement ses fonctions digestives, même dans la
cholérine.

Régime en entrant en convalescence et pendant la convalescence.

Lorsque les malades commençaient à désirer
des alimens, il fallait prendre les plus grandes
précautions pour ne pas irriter l'estomac. Si
en convalescence j'ai pu éviter les rechutes ou
les inflammations gastro-intestinales, je pense
que je l'ai dû à la grande sévérité que j'ap-
portais dans l'alimentation.

Le premier jour, je ne donnais qu'une seule
cuillerée de bouillon coupé avec une cuillerée
d'eau, toutes les deux heures. S'il passait avec
peine, je n'en augmentais pas la dose le second
jour, mais s'il passait bien, je donnais :

Le deuxième jour, une cuillerée de bouillon coupé avec moitié d'eau, toutes les heures.

Le troisième jour, deux cuillerées de bouillon coupé avec une cuillerée d'eau, toutes les heures.

Le quatrième, trois cuillerées de bouillon par heure, mêlée à une cuillerée d'eau, etc., et ce n'était qu'avec beaucoup de ménagement que j'arrivais à faire prendre aux malades de très légers potages de semouille, aussi n'ai-je pas eu d'indigestion, ni d'autres accidens résultant d'une nourriture trop abondante à déplorer chez les cholériques qui furent confiés à mes soins.

Chez le plus grand nombre, la convalescence a été fort longue.

C'est dans l'ensemble de ces divers moyens, combinés, mis en action avec une grande activité, une tenacité impassible, que j'ai puisé mes élémens de guérison. Je surveillais avec la plus scrupuleuse attention l'administration des médicamens; souvent je les administrais moi-même. Je revenais souvent auprès des malades dans les momens les plus urgens, pour m'assurer par moi-même si l'on exécutait bien et fidèlement ce que j'avais prescrit. J'ai vu jusqu'à douze fois, en vingt-quatre heures, certains malades. Je pense donc qu'en publiant le résultat de mes efforts, de mon travail, sans autres réflexions, que celles qui ressortent naturellement des faits, dégagés de toute théorie, j'aurai rendu un véritable service à l'humanité, en donnant à l'art de guérir, des faits et rien autre chose que des faits.

Fièvre typhoïde.

La fièvre typhoïde s'est présentée, sur cent vingt-sept cas de choléra, seulement 15 fois. Jamais dans la section des choléras simples, trois fois dans la section des choléras algides et douze fois dans celle des choléras algides et cyaniques.

Choléra simple, vingt-six malades, fièvre typhoïde.   o

Choléra algide, trente-deux malades , fièvre typhoïde   3 fois.

Choléra algide et cyanique, soixante-neuf malades , fièvre typhoïde   12 fois.
                                                         ——
                                                         15

Ainsi, elle a été bien plus fréquente dans le choléra cyanique , que dans le choléra algide sans cyanose.

Dans le premier, elle n'a été que d'un dixième et dans le second d'un sixième.

Je pense que l'on doit trouver la cause de cette différence dans l'engourdissement des organes, par la présence plus ou moins prolongée de sang noir dans les organes parenchymateux, et de son action délétère sur la vie de ces mêmes organes.

Cette maladie, survenue chez les cholériques, avait pour symptômes les plus fréquens :

1° Vomissemens de matières verdâtres, bilieuses.

2° Coma plus ou moins profond.

3° Délire, sans perte complète de l'intelligence, les fonctions intellectuelles étant seulement engourdies; car en parlant fort aux malades, on fixait leur attention, et ils répondaient juste.

4° Immobilité de tout le corps, faiblesse musculaire, coucher sur le dos.

5° Figure rouge, animée.

6° OEil fixe, conjonctives injectées.

7° Air hébété.

8° Pupilles resserrées fortement et peu sensibles à la lumière.

9° Ecoulement involontaire des urines.

10° Eruption rouge, 12 fois sur 15.

11° Durée de l'éruption, 2 à 3 jours.

12° Apparition, d'abord aux poignets, puis successivement au cou, à la face et sur tout le corps.

27

13° Langue rouge, sèche pendant la fièvre typhoïde.

14° Ictère de toute la superficie du corps, après la disparition de la fièvre typhoïde.

15° Gangrène des piqûres de sangsues.

16° Hoquet dans quelques cas.

17° Yeux chassieux dans quelques cas.

18° Dents fuligineuses dans quelques cas.

Traitement.

Diète absolue.

Sangsues derrière les oreilles.

Vésicatoires aux mollets.

Tisane froide, avec eau de Seltz, limonade de citron, et ce, avant l'éruption rouge.

Pendant l'éruption, tisane émolliente, chaude.

Après l'éruption disparue, eau de Seltz avec l'eau sucrée froide.

Une seule fois sur 15, un vésicatoire à la nuque.

Une seule fois, j'ai mis en usage les bains d'affusion sur la tête, parceque le délire continuait après la disparition de l'éruption et se prolongeait beaucoup plus long-temps que d'habitude. La malade a guéri.

Quand les vomissemens s'opiniâtraient à ne pas vouloir disparaître : Vésicatoires très larges au creux de l'estomac, ou emplâtre de poix de Bourgogne, saupoudré d'émétique.

Losque les malades urinaient sous eux, c'était toujours par régurgitation , parceque la vessie était pleine.

L'application des sangsues derrière les oreilles , produisait toujours un changement favorable dans l'état cérébral du malade.

Les vomissemens secondaires, qui survenaient quelques jours après la disparition du choléra, annonçaient presque constamment l'arrivée de la fièvre typhoïde.

Tableau indiquant combien de temps les malades ont parcouru , depuis l'invasion de la maladie jusqu'à la guérison.

Guéris au bout de 10 jours ,	9
— au bout de 20 jours,	23
— au bout de 30 jours,	29
— au bout de 40 jours,	18
— au bout de 50 jours,	2
— au bout de 60 jours,	»
— au bout de 70 jours,	»
— au bout de 80 jours,	»
— au bout de 90 jours,	1
Total.	82

Ainsi le plus grand nombre des malades, 70 sur 82, les 7/8ᵉ ont eu besoin de 20 à 50 jours pour arriver à une guérison parfaite.

Tableau indiquant la mortalité d'après les âges.

Au-dessous d'un an,	1, Guéri	0, Mort	1
De 1 an à 10,	15 —	12 —	3
De 11 ans à 20,	10 —	6 —	4
De 21 ans à 30,	29 —	22 —	7
De 31 an à 40,	31 —	23 —	8
De 41 an à 50,	11 —	7 —	4
De 51 ans à 60,	14 —	6 —	8
De 61 ans à 70,	9 —	4 —	5
De 71 ans à 80,	6 —	2 —	4
De 81 ans à 90,	1 —	0 —	1
	127 —	82 —	45

Au-dessous d'un an, un seul malade a succombé.

De 1 an à 10 ans, 15 malades ; décédé un cinquième.

De 11 ans à 20 ans, sur 10 malades, décédé un tiers.

De 21 ans à 30 ans, sur 29 malades, décédé un quart.

De 31 ans à 40 ans, sur 31 malades, décédé un quart.

(421)

De 41 ans à 50 ans, sur 11 malades, décédé un tiers.

De 51 ans à 60 ans, sur 14 malades, décédé les trois quarts.

De 61 ans à 70 ans, sur 9 malades, décédé plus de moitié.

De 71 ans à 80 , sur 6 malades, décédé les deux tiers.

De 81 ans à 90 ans, 1 malade , décédé.

Ainsi, plus on était avancé en âge, moins il y avait de chance de guérison.

Différence entre les sexes, pour la mortalité.

Hommes, 62 malades, morts, 20
Femmes, 65 malades, morts, 25
——— ———
127   45

Le nombre est à peu près égal chez les deux sexes. Le nombre des femmes décédées est d'un cinquième en plus de celui des hommes, ce que 25 est à 20.

Sur 127 malades, je n'en ai perdu que 45 ; ainsi, c'est environ 1 sur 3.

Tableau renfermant tous les malades atteints de la cholérine, du choléra simple, du choléra algide et du choléra cyanique ; indiquant l'invasion de l'épidémie, son accroissement, son summum d'intensité, sa décroissance, ses récrudescences et sa terminaison.

1832			
29 mars	1 mal.	25 avril	10 mal.
30 mars	1 mal.	26 avril	5 mal.
31 mars	5 mal.	27 avril	2 mal.
1 avril	4 mal.	28 avril	3 mal.
2 avril	4 mal.	29 avril	2 mal.
3 avril	4 mal.	30 avril	2 mal.
4 avril	14 mal.	1 mai	2 mal.
5 avril	11 mal.	2 mai	3 mal.
6 avril	8 mal.	3 mai	2 mal.
7 avril	20 mal.	4 mai	1 mal.
8 avril	19 mal.	5 mai	3 mal.
9 avril	23 mal.	6 mai	1 mal.
10 avril	18 mal.	8 mai	1 mal.
11 avril	12 mal.	9 mai	1 mal.
12 avril	14 mal.	12 mai	1 mal.
13 avril	10 mal.	16 mai	2 mal.
14 avril	7 mal.	19 mai	1 mal.
15 avril	16 mal.	9 juin	1 mal.
16 avril	13 mal.	12 juin	1 mal.
17 avril	16 mal.	6 juillet	1 mal.
18 avril	6 mal.	8 juil.	1 mal.
19 avril	4 mal.	9 juil.	2 mal.
20 avril	10 mal.	11 juil.	2 mal.
21 avril	1 mal.	13 juil.	4 mal.
22 avril	5 mal.	14 juil.	3 mal.
23 avril	1 mal.	15 juil.	4 mal.
24 avril	5 mal.	16 juil.	6 mal.
		17 juil.	6 mal.

18 juil.	7 mal.	
19 juil.	7 mal.	
20 juil.	5 mal.	
21 juil.	3 mal.	
27 juil.	1 mal.	
29 juil.	1 mal.	
2 août	1 mal.	
10 août	3 mal.	
15 août	1 mal.	
18 août	1 mal.	
19 août	1 mal.	
20 août	1 mal.	
23 août	2 mal.	
28 août	1 mal.	
30 août	1 mal.	
4 sept.	1 mal.	
20 déc.	1 mal.	
25 déc.	1 mal.	
27 déc.	1 mal.	

1833		
8 avril	1 mal.	
23 juin	1 mal.	
17 sept.	1 mal.	
21 sept.	1 mal.	
6 oct.	1 mal.	
7 oct.	1 mal.	

Quoique ce dernier tableau n'indique strictement que les malades à qui j'ai donné des

soins, cependant, comme j'habite dans un quartier très-populeux, et que j'ai la clientelle la
plus nombreuse de ce quartier, il est en petit,
un tableau exact de l'épidémie.

CONTAGION.

Cholérine. — 1re SECTION.

249 personnes ont été atteintes de la cholérine. Ces malades étaient répartis dans 211
ménages ; sur ce nombre, 177 n'ont eu qu'un
seul malade dans chaque. Aucune autre personne n'a été atteinte de cholérine, quoique habitant avec les malades et les soignant
jour et nuit.

34 ménages seulement ont eu plusieurs malades atteints de cholérine.

Si l'on pouvait, de ces trente-quatre cas de
plusieurs malades, tirer un argument en faveur de la contagion, comment expliquer la

$$(424)$$

non-contagion dans 177 autres, qui mettaient
tous les habitans de la même chambre, qui
donnaient des soins aux malades, dans les
mêmes circonstances défavorables, en les ex-
posant tous également à la contagion.

Choléra simple. — 2ᵉ SECTION.

26 malades composent cette section, dis-
tribués dans 25 ménages, dont 24 ne présen-
tèrent qu'un seul cholérique chaque ; tous
ceux qui leur donnaient des soins et qui habitaient avec eux, ne furent pas atteints par l'é-
pidémie.

Un seul ménage eut deux cholériques, il y
avait cinq personnes occupées à donner des
soins au premier malade, une seule d'entr'elles
devint cholérique, et les quatre autres n'é-
prouvèrent aucune incommodité. Ce fait ne
peut être invoqué en faveur de la contagion,
lorsque 24 autres faits viennent s'opposer à
lui.

Choléra algide. — 3ᵉ SECTION.

Dans cette section, il existe 32 malades, ré-
pandus dans 29 ménages ; 27 ménages n'ont
présenté qu'un seul malade chaque, aucune

des personnes occupées à les soigner, n'a été atteinte, et le 28ᵉ ménage a eu deux cholériques, et encore, ils ont été atteints en même temps; le 29ᵉ ménage a eu trois malades; tous les trois ont été pris successivement. On ne peut encore ici rien conclure en faveur de la contagion, puisque sur deux cas qui pourraient être favorables à cette opinion, on peut leur en opposer 28 contraires, qui étaient dans les mêmes conditions, sans rien éprouver.

Choléra algide et cyanique. — 4ᵉ SECTION.

Cette section renferme 69 malades, répartis dans 66 ménages; sur 66 ménages, 64 n'ont eu que chacun un cholérique; et tous les divers membres de ces 64 familles n'ont éprouvé aucune atteinte de choléra; le 65ᵉ a eu deux cholériques et le 66ᵉ en a eu trois. Dans l'un, les deux malades (mari et femme) ont été pris ensemble, dans le même local et dans le même lit. Dans l'autre cas, les trois malades ont été pris successivement, mais dans des chambres différentes (c'était dans un hôtel garni). Ici, comme dans les autres sections, tout prouve la non-contagion du choléra. Sept nourrices ont été atteintes du choléra, en alaitant leurs enfans, et cependant, aucun d'eux n'a eu le choléra, quoiqu'ils eussent tous tété leurs mères, déjà cholériques. Cinq d'entr'eux ont continué à se bien porter. Deux ont été malades, suite du sevrage seulement.

La lecture de ces faits énoncés simplement, prouve plus en faveur de la non-contagion du choléra, que tous les raisonnemens possibles.

Le choléra n'était nullement contagieux par contact immédiat, puisque l'on pouvait impunément toucher et soigner les malades, sans craindre de le contracter.

Influence morale.

L'influence morale aggravait beaucoup la position des individus atteints légèrement. La terreur anéantissait, pour ainsi dire, toutes leurs forces, et en les débilitant, les prédisposaient à contracter plus facilement la maladie, quand surtout ils habitaient des lieux insalubres, auprès de malades atteints du choléra.

Le médecin pouvait opérer, dans leur esprit, une puissante action morale, quand, devant tout le monde, en arrivant auprès d'un cho-

lérique, il le touchait, le maniait, et rassurait
ainsi les assistans, non seulement par ses pa-
roles, mais encore par ses actions.

FIN.

PARIS. — IMPRIMERIE DE E. J. BAILLY ET Cie, PLACE SORBONNE, 2.

* 9 7 8 2 3 2 9 1 0 9 9 2 3 *